中国社会转型研究书系

万振凡　万　心◎著

血吸虫病与鄱阳湖区
生态环境变迁：
1900—2010

中国社会科学出版社

图书在版编目（CIP）数据

血吸虫病与鄱阳湖区生态环境变迁：1900~2010 / 万振凡，万心著 . —北京：中国社会科学出版社，2015.9

（中国社会转型研究书系）

ISBN 978-7-5161-6153-1

Ⅰ.①血…　Ⅱ.①万…　②万…　Ⅲ.①血吸虫病—关系—鄱阳湖—生态环境—研究—1900~2010　Ⅳ.①R532.21

中国版本图书馆 CIP 数据核字（2015）第 107045 号

出 版 人	赵剑英	
责任编辑	喻　苗	
责任校对	任晓晓	
责任印制	王　超	

出　　版	中国社会科学出版社	
社　　址	北京鼓楼西大街甲 158 号	
邮　　编	100720	
网　　址	http://www.csspw.cn	
发 行 部	010-84083685	
门 市 部	010-84029450	
经　　销	新华书店及其他书店	

印　　刷	北京君升印刷有限公司	
装　　订	廊坊市广阳区广增装订厂	
版　　次	2015 年 9 月第 1 版	
印　　次	2015 年 9 月第 1 次印刷	

开　　本	710×1000　1/16	
印　　张	16.75	
插　　页	2	
字　　数	266 千字	
定　　价	58.00 元	

目　录

绪　论

　　血吸虫病是 20 世纪中国危害性最大的传染病之一，曾在南方各省广泛流行。以血吸虫病流行最严重的环鄱阳湖区域为例，新中国成立前 50 年间疫区遍及 35 个县、市，夺去 31 万多人的生命，毁灭村庄 1300 多个，2.3 万户全家死绝。新中国成立后毛泽东发出"一定要消灭血吸虫病"的号召，环鄱阳湖地区人民在党和政府的领导下，同过去没有办法对付的血吸虫病进行了艰苦卓绝的斗争，取得了举世瞩目的成就。1958 年 6 月 30 日，毛泽东欣闻余江县在全国首先消灭了血吸虫病，夜不能寐，浮想联翩，写下了著名的《送瘟神》诗二首，产生了深远的影响。但由于种种原因，进入 21 世纪以来，江西等省湖沼地区，血吸虫病迅速反弹。据 2003 年 11 月 26 日《人民日报》报道，全国新发现钉螺面积达 1151 万平方米，血吸虫病人数达 100 万以上。如果任其在新世纪蔓延，必将严重危及我国人民的健康和繁荣，值得我们高度关注。

　　环鄱阳湖地区的生态环境为血吸虫的滋生创造了条件，血吸虫主要是通过疫水等环境因素传染到人和畜，血吸虫病的流行又改变了环鄱阳湖地区的环境面貌，使湖区"绿水青山枉自多"，"千村薜荔人遗矢，万户萧疏鬼唱歌"。在医学欠发达条件下，湖区人民"天连五岭银锄落，地动三河铁臂摇"，也主要是通过围湖造田、开新填旧、除草灭螺、管水管粪便等改变环境的办法，阻断血吸虫病传播。整个 20 世纪，围绕鄱阳湖区域这一特定环境，人与血吸虫之间反复较量。① 其中蕴含着重要的学术价值与社会文化意义。但它至今尚未受到史学界的重视，

---

　　① 目前，学界关于"鄱阳湖区域"的范围有多种界定，本书所谓"鄱阳湖区域"，是指鄱阳湖水系地表经流地区，包括鄱阳湖周边县市及其集聚水系赣江、抚河、信江、饶河、修水流经县市。

未见系统而深入的成果问世。庆幸的是，自20世纪80年代以来，国内外已有不少与本书课题相关的研究成果发表。

一 本课题国内外研究现状述评及研究意义

就疾病史而言，我国台湾及海外成果主要有梁其姿关于明清时期天花病的研究；张剑光关于中国历史上疫情的研究；杜正胜关于医疗社会史、文化史的研究；[英]剑桥大学关于人类疾病史的研究；[英]罗杰·库特关于医疗社会史的研究；[美]查尔斯·荣森伯格关于传染病史的研究；尤其是[美]邓海伦探讨了明末发生在山西、北直隶、山东、南直隶和浙江瘟疫的疫情及其影响等。我国主要成果有余新忠关于清代瘟疫问题的研究；李玉尚关于1817—1821年霍乱流行问题的研究；杨念群关于医疗空间政治问题的研究；杜家骥有关清朝天花病的研究；余新忠、杨念群、常建华、范家伟等关于中国医疗社会史研究理论、方法的探索。尤其是曹树基、李玉尚关于近代山西、云南、广东和福建等地鼠疫问题的研究。但关于血吸虫疾病史的研究成果则极为少见。

就环境史而言，海外成果主要有我国台湾学者刘翠溶关于自然与人类互动关系的研究；[美]唐纳德·沃斯特对20世纪30年代美国南部大平原沙尘暴历史的研究；[英]克莱夫·庞廷关于环境变迁与伟大文明衰落的研究；[日]岸根卓郎关于环境对人类社会发展作用的研究。我国的主要成果有邹逸麟、蓝勇等对黄淮海等区域环境变迁史的研究；李根蟠、史念海、王建革从农史的视角对中国环境变迁史的研究；李文海、夏明方等关于自然灾害与环境变迁的研究；包茂宏、王利华、梅雪芹等对环境史研究的内容、理论、方法和取向的研究。尤其是许怀林对鄱阳湖生态环境变迁史的研究等。但从血吸虫病的视角研究环境变迁史的成果基本上是空白。

总之，现有研究成果，并没有充分注意20世纪鄱阳湖区域血吸虫传播、防治及其造成的环境问题，但其研究方法和结论，对本书课题的选题和完成提供了坚实的学术基础和广阔的学术视野。

本课题拟通过实地调查和进一步发掘档案资料，在前人研究成果的基础上，以具体而充实的研究改变长期以来血吸虫疾病史、医疗史研究较为薄弱的局面，为我国处于起步阶段的疾病史、医疗史研究提供血吸虫病方面的可靠资料与坚实的基础。

以往研究环境史的成果,大多关注人类、社会、自然灾害与环境变迁的关系,很少从血吸虫这样一个微小的生物及其造成的环境问题切入。本书尝试从血吸虫病史的视角,重点探讨血吸虫病传播、防治与鄱阳湖区环境之间的互动关系,为目前中国环境史研究提供一种新鲜的样式和个案。

从现实看,在血吸虫病、SARS、甲型 H1N1 流感等疫情此起彼伏的今天,全面而深入地研究 20 世纪环鄱阳湖区域血吸虫病流行与社会、环境之间的关系及其防控经验教训,对于目前我们建设生态文明社会,更有效地抑制流行病的蔓延,建设鄱阳湖生态经济区,有积极的理论意义和实践意义。

二 研究内容和思路

(一) 主要内容

1. 虫—人—环境构成的"生态系统"。主要探讨以下问题:血吸虫的生命周期及其对生态环境的需求;血吸虫的"中间宿主":钉螺;钉螺宜生和扩散的环境条件;疫水:血吸虫病流行的条件;感染血吸虫病的主要途径:人或动物与有螺水体接触;血吸虫的"终宿主":人或牛等哺乳动物的身体;湖区湿地生态系统与钉螺滋生;环湖地区自然环境要素(气候、水系、土壤、草滩等)对血吸虫病流行的影响;水灾与血吸虫病流行;环湖地区自然环境决定的生产、生活方式与血吸虫病传播。

2. 民国以前湖区"生态系统"基本平衡和稳定。民国以前血吸虫病在鄱阳湖地区的流行史。民国以前血吸虫病在鄱阳湖地区没有大规模流行的原因。血吸虫对湖区人口增长及人类开发鄱阳湖地区资源的抑制。"虫—人—环境生态系统"的稳定与鄱阳湖地区自然环境的维持。"虫—人—环境生态系统"原生态状态分析与评价。

3. 民国鄱阳湖区血吸虫病流行及其对生态环境的破坏。民国时期环湖地区血吸虫病流行的原因分析。传染源、疫水和疫区的分布。非疫区向疫区转变的类型分析。血吸虫对土、草、田、地的污染。人畜杂处、人粪尿肥田、水中洗刷粪桶等习俗与水源污染。血吸虫病对环湖地区村镇布局、人口密度、人口迁徙的影响。绝户村、寡妇村、棺材地的出现。疫区向周边、城镇扩散。

4. 民国时期环湖地区血吸虫病危害及应对。民国环湖地区各县血吸虫病流行特点。血吸虫病对"六生"（生命、生育、生长、生活、生趣、生产）的危害。血吸虫病对人口结构的影响："三多四少"（侏儒多、寡妇多、病人多，婴孩少、老年少、人口少、劳动力少）。民国时期政府与民间对血吸虫病的认识与防治。

5. 20 世纪 50—70 年代"消灭血吸虫病"的成效与环境代价。"消灭血吸虫病"运动中的政府、专业人员、普通群众与病人。对病人、病畜的治疗。围湖造田。变水田为旱地。填旧开新。铲除、火烧杂草。喷洒灭虫药。管粪管水。灭虫运动成效：改变了钉螺滋生环境，控制了血吸虫病流行，疫区面积缩小。灭虫运动存在的问题：带来了河湖淤塞、植被破坏、水域污染、生物资源剧减等问题。

6. 20 世纪 80—90 年代血吸虫病的反复、防治与环境变迁。70—90 年代环湖地区血吸虫病的反复。从山江湖工程到《鄱阳湖区农业开发综合治理血吸虫病"八五"规划》。药物灭螺与水体污染。农业、水利工程灭螺与 1998 年洪灾。江湖堤岸、草地的整治灭螺与植被破坏。江湖洲滩垦种与水土流失。

7. 新世纪环湖地区血防面临新的环境问题。"退田还湖，移民建镇"与血吸虫病回升。三峡建坝后对血吸虫病流行的影响。城市化、人口流动与血吸虫病扩散。气候变暖引起的湖区环境变化与血吸虫病防治。未来大洪灾时有可能导致大面积的疫情回升。湖区资源开发、环境保护与消灭血吸虫病的矛盾。

8. 未来战略。生态血防、科技血防、法制血防、社会血防。预防疫苗研制的历史与前景。血吸虫病防治与鄱阳湖生态经济区建设专题研究。

（二）研究思路

本课题以鄱阳湖区域民国以来由血吸虫病导致的环境变迁为出发点，把虫与人的关系置于民国以来鄱阳湖区域特定的自然环境和地域社会的场景之中，通过对本区域近一个世纪血吸虫、人与环境彼此轮动的细致展现，以考察人、虫关系的演变以及由此带来的区域生态环境变迁。基本按时间顺序，沿着"环境滋生虫"、"虫以环境为媒介危害人"、"人通过改变环境防治虫"的思路，围绕由血吸虫、人和鄱阳湖区自然环境所组成的"生态圈"而展开研究，着力剖析这个"生态圈"变迁的"机制"和规律，总结其经验教训，旨在为当代保护鄱阳湖自然环境和建设鄱阳湖生态经济区提供思路和借鉴。

因为本课题的研究难度较高，所以必须采取多学科综合的研究方法。首先要运用历史学的研究方法，充分搜集、分析和考证地方性文献资料，并通过实地调查以弥补文献资料的不足，在此基础上，全面梳理各阶段血吸虫、人和鄱阳湖区自然环境的相互关系和相互作用；运用地理学和计算机科学的研究方法，着力研究 20 世纪鄱阳湖区的自然环境及其演变特征；综合运用疾病史学、环境史学、生态学、社会学等多学科的研究方法，深挖由虫、人和环境所组成的鄱阳湖"生态圈"演变的内在"机制"。通过以上诸方法，理解鄱阳湖区人、虫、环境关系变迁的原因和规律。

三　本课题研究的重点与难点

本课题研究重点在于再现与揭示民国以来血吸虫、人和鄱阳湖区生态环境相互关系的发展历程；湖区血吸虫和人类相互博弈在不同历史阶段的表现形式与特点；以及这种博弈在民国以来社会背景下对湖区生态环境变迁造成的影响及其经验教训。

难点则在于，第一，资料的缺乏与整理。由于研究经费及条件的限制，目前仅进行了为数不多的实地考察与调研，这与本课题所要达到的预期效果还有较大的差距。存于各县图书馆、档案馆及民间的大量地方文献尚急需抢救、整理和研究。同时，还应努力留住许多老人、病人的历史、历史记忆和仍在发生的故事。第二，理论的升华与完善。在坚持历史学的视角、取向及分析方法的同时，积极地把地理学、计算机科学、疾病史学、环境史学、生态学、社会学的理论方法有机地结合起来，形成较为符合鄱阳湖区历史实际的人、虫、生态环境关系的理论。

四　主要观点

1. 由鄱阳湖地区的气候、水系、草洲、钉螺、血吸虫、人等构成了一个特殊的生态环境系统。大致来说这一生态系统在过去 100 年中经历了三个演变阶段：一是民国以前大致为原生态阶段，基本维持了血吸虫、人和环境的平衡。二是民国年间为次生态阶段，由于水灾、人口流动等多种因素，血吸虫在生态系统中取得优势，血吸虫病得以广泛流行，湖区生态环境质量严重破坏，人类受到严重危害。三是新中国成立以后为演生阶段，此时在生态系统中人逐渐占据了主导地位，基本上消灭了血吸虫病，但也带来了严重的环境问题。因此，治虫、开发湖区资源与保护环境相结合是未来建设鄱阳湖生态经济区所必须坚持的方向。

2. 在民国以前，由于科学不发达，人们对血吸虫病认识不清，听天由命，由钉螺、血吸虫、人等构成的生态环境系统基本上处于原生态状态，虫、人与环境基本维持平衡。这种生态系统对抑制血吸虫病在鄱阳湖地区的流行、对湖区人口过度增长及维持湖区自然环境发挥了良好的生态调节功能。尽管如此，"虫—人—环境生态系统"的原生态状态并不是最理想的生态环境状态，因为它不能充分发挥鄱阳湖区生态效益、经济效益和社会效益。

3. 民国时期由于水灾、战争、人口流动等因素加入，在虫—人—环境构成的"生态圈"中，血吸虫在生态系统中取得明显优势，造成环湖地区血吸虫病大规模流行。一方面，由于血吸虫病流行，使湖区自然生态系统大致保持了原生态状态。但另一方面，对人类来说，湖区却成了"绿水青山枉自多，华佗无奈小虫何"的恶劣生态环境。血吸虫对湖区环境造成严重污染和破坏，传染源、疫水和疫区比比皆是，土、草、田、地受到严重污染；血吸虫也严重危害人类的生命、生育、生长、生活、生趣和生产，绝户村、寡妇村、棺材地纷纷出现。湖区成了"千村薜荔人遗矢，万户萧疏鬼唱歌"的人间地狱。

4. 20 世纪 50—70 年代，在人、虫、环境构成的生态系统中，人逐渐占据了主导地位。在党和政府的领导下，湖区人民取得了防治血吸虫病的初步胜利。余江、武宁等县消灭了血吸虫病，九江、湖口、德安等县基本消灭了血吸虫病，疫区和有螺面积大幅度减少，大量病人、病畜得到根治。但是，随着湖区人类生态环境优化，自然生态系统却遭到严重破坏：生物多样性减少，鱼、草等资源锐减，水土流失严重等等。

5. 当时人们都希望快一点消灭血吸虫病，但实践证明，湖区的血防工作具有长期性和艰巨性。血防工作实际上是人和钉螺、环境之间的博弈。人与虫的斗争，关键的是环境。血吸虫、钉螺在湖区有良好的生存条件，适应性很强，几乎无时无处不在，依赖湖区环境比较容易地危害人类。它决定了在防治技术没有取得突破性进展的情况下，人类主要通过改变湖区环境来防治血吸虫病。由于环境复杂，改变环境是一个系统工程，不可能在一夜之间完成。所以人与虫的斗争是一场持久战。

6. 20 世纪 80—90 年代，从山江湖工程到《鄱阳湖区农业开发综合治理血吸虫病"八五"规划》，江西省政府制定并实施了多个治理血吸虫病的规划，投入了大量的人力、物力和财力。但效果并不理想，在这 20 年中湖区血吸虫病反复流行。这是因为生态系统具有保持或恢复自身结构的能力。它警示人们，即使是在社会经济高度发展的将来，如果条件适宜，血吸虫病也有大规模流行的可能。

7. 从环境史的角度看，传统的消灭血吸虫病办法，付出了沉重的环境代价，得不偿失。药物灭螺的做法，由于鄱阳湖面积很大，湖区河流众多，地形复杂，加上长江水倒流，药杀效果有限，而且在药灭钉螺的同时，会污染水质，药杀水中大部分生物，导致湖区渔业等资源锐减。放火烧草的灭螺方法也有问题，比如草洲上的芦苇、藜蒿等，是一笔宝贵的财富，烧了非常可惜。围湖造田，填埋旧湖旧塘，铲除江河湖岸的杂草，对消灭钉螺、控制血吸虫病流行的确发挥了作用，但也带来水土流失、河道堵塞、湖泊面积缩小等问题。所以，阻断血吸虫病传播必须另辟蹊径。

8. 因此，在鄱阳湖生态经济区建设的过程中，必须注重生态效益、经济效益、社会效益的有机结合，要把优化生态环境与防治血吸虫病结合起来，这就必须实施"生态血防、科技血防、法制血防、社会血防"战略，尤其要重视预防疫苗的研制。

五　资料来源

1. 档案馆资料。江西省档案馆和湖区各县档案馆馆藏《血防档案》；民国及新中国成立后中央与江西各级政府关于血吸虫病防治的指示、规划、工作计划、汇报材料、工作总结等。

2. 方志。《江西省地貌志》、《江西省医药志》、《江西省环保志》、《江西省卫生志》、《江西省血防志》、《余江血防志》以及湖区各县县志、各乡镇志等。

3. 资料汇编。《鄱阳湖区自然和社会经济历史资料选》、《江西省防治血吸虫病资料汇编（1952—1958）》、《江西卫生防疫资料汇编》、《防治血吸虫经验汇编》等。另外还有江西省及各县市的地方党史、文史资料，如《江西省血吸虫病防治》（《江西党史资料》第 37 辑）、《送瘟神纪实》（《江西文史资料》第 43 辑）、《九江文史资料》、《余干文史资料》等。

4. 报刊、报告文学、笔记小说、文集、日记、族谱。报刊如《江西日报》、《江西卫生报》、《健康报》、《人民日报》等。报告文学如《春满余江》、《蓝田春秋》、《跨越死亡地带》等，对于探寻血吸虫病的流行史及当地环境变迁等大有裨益。

5. 实地调查资料。由于时间与空间等条件的允许，笔者曾到湖区各疫区县市进行实地调查，通过实地调查取得了具体翔实的相关资料。

6. 著作论文类。《中华五千年生态文化》、《500 年环境变迁与社会应对丛书》、《鼠疫：战争与和平——中国的环境与社会变迁（1230—1960 年）》、《清代江南的瘟疫与社会》、《瘟疫与人——传染病对人类历史的冲击》、《鄱阳湖国家自然保护区研究》、《中国历史上的社会与环境》及《环境史学与环境问题》等。

第一章

虫—人—环境构成的"生态系统"

血吸虫病是环境病，只有满足一定的环境条件，才有血吸虫病的流行。适宜的生态环境为血吸虫滋生蔓延创造了条件，血吸虫也只有通过钉螺、疫水等环境条件才能危害人类，而血吸虫病的流行，又会严重恶化疫区的生态环境，使之成为"绿水青山枉自多，华佗无奈小虫何"，"千村薜荔人遗矢，万户萧疏鬼唱歌"的人间地狱；在一定的历史条件下，人类只有通过消灭钉螺、改变血吸虫的生存环境的办法，才能从根本上阻断血吸虫病的传播。因此，血吸虫同其唯一的中间宿主钉螺、终宿主人、畜及其生存环境之间构成了一个生态系统，它们之间的互相"博弈"，制约着疫区生态环境变迁。

第一节　血吸虫的生命周期及其对生态环境的需求

血吸虫病流行传播过程涉及血吸虫各个不同生活阶段对环境要求、中间宿主和终宿主对环境要求等多种因素，只有生态环境条件同时能够满足血吸虫及其寄生宿主的要求，血吸虫病才能流行传播。血吸虫的滋生蔓延、血吸虫病的流行传播与该地区生态环境条件有密切关系。

一　血吸虫及其生命周期

现代医学研究表明：血吸虫病是由血吸虫寄生在人和动物的身体里所引起的传染性疾病。血吸虫有雌有雄，因为它们寄生在人或牲畜的血管里，身上有吸盘，吸着在血管壁上，吸食血液，所以叫作血吸虫。血吸虫的一生包括虫卵、毛蚴、尾蚴、童虫、成虫 5 个生长阶段。[①]

虫卵：人的肉眼是看不见虫卵的，必须用显微镜才能观察到。从人、畜粪便排出的虫卵都是已经成熟了的虫卵，呈椭圆形，淡黄色，卵壳很薄，里边藏着一只浑身长毛的幼虫，在等适宜的机会钻出来。如果虫卵落入水中，则孵出毛蚴。虫卵孵化的最适宜温度为 25℃—30℃。温度为 18℃时，虫卵在湿粪内可存活 85 天。当气温在 0℃—3℃时，虫卵可以生活 25 天，12℃—18℃时，能生活 7 天，气温高到 26℃—33℃时，就只能活 40 小时。气温越高虫卵的寿命也就越短。在自然环境下，混合在粪便里的虫卵，在夏天只要有 1 个星期就会完全死光，在冬天有 3 个星期也可以全部死光。[②]

毛蚴：毛蚴呈长椭圆形，体表有纤毛，可借此纤毛在水中游动，遇到钉螺便钻入其体内。毛蚴在水里用眼细看，可以看见一个极小的白色物，全身长着颤毛，上下左右活泼地游动着。在显微镜下可以看清楚它的身体构造，它的身体前端有一对头腺，能分泌出一种起溶化作用的物质，所以它能钻进钉螺的体内。毛蚴在温度 11℃—25℃水温条件下，一般可存活 15—94 小时。[③] 它必须在这个时间内钻进钉螺的体内，才能继续发育，繁殖成为数众多的尾蚴来害人，如果找不到钉螺做中间宿主，94 小时以内，它就要死在水里。

尾蚴：随着粪便排出的虫卵，如果不是在粪内加进大量的水，或把粪倒进水里是不能孵化的。毛蚴在水里遇到钉螺，就钻进它的身体，寄生在钉螺的肝脏里。毛蚴在钉螺体内发育成尾蚴的时间，夏季约需一个半月，冬季需 5—6 个月。[④] 毛蚴侵入钉螺后，经过母胞蚴、子胞蚴两代的无性繁殖，最后变为成千上万条的尾蚴。尾蚴在水中从钉螺体内逸出，当水温为 20℃—25℃时尾蚴逸出最多。逸出的尾蚴常常分布在水面。尾蚴的活力及寿命与水温有关，温度越高尾蚴活力越强，死亡也越快。水温在 20℃—25℃时尾蚴可以活 48 小时，水温在 55℃时尾蚴 1 分

① 邓宗禹：《怎样消灭血吸虫病》，人民卫生出版社 1956 年版，第 6 页。
② 同上书，第 8 页。
③ 江西省科学院微生物研究所血吸虫研究室：《血吸虫病防治 238 问》，江西科技出版社 2010 年版，第 11 页。
④ 上海寄生虫病研究所：《血吸虫病的防治》，科学出版社 1989 年版，第 6—8 页。

钟即死亡。① 毛蚴不在钉螺体内经过这一段变化，就不能长成为尾蚴。血吸虫在发育过程中间必须在钉螺体内寄居这一段时间，才能完成它的发育。所以钉螺被称为血吸虫的唯一"中间宿主"。

尾蚴离开了螺体，能在水里活跃地游泳，当它遇到"终宿主"——人或牛等哺乳动物时，它就乘机钻入其皮肤，尾蚴进入皮肤后即转变为童虫。② 童虫寄生在终宿主的肝脏、肠系静脉等部位，摄食宿主体内营养，发育成成虫。血吸虫自尾蚴侵入终宿主体内到成虫成熟产卵约需 24 天。成虫寿命一般为 4—5 年，但也有报道最长年限为 47 年。③ 成虫发育成熟后雌雄合抱，交配产卵，虫卵发育几天后，里面就有一只毛茸茸的毛蚴，能分泌毒素，破坏人体组织，引起局部的溃烂，最后虫卵就乘机穿过肠壁进到肠管里，随着粪便排出体外，而开始新一轮的生命循环。④

由上述可见，血吸虫对生态环境的需求有四个关键性因素：一是要有人和其他哺乳动物作为血吸虫的终宿主。二要有钉螺作为中间宿主。三是无机环境要素，主要取决于气象要素，关键是气温与水分。四是"终宿主"与疫水接触而发生感染。其中最重要的生态环节是钉螺，离开了钉螺，血吸虫的幼虫就不能生活。一个没有钉螺滋生的地区，即使有传染源传播虫卵，由于虫卵孵化出的毛蚴，遇不到钉螺这个唯一中间寄生宿主，毛蚴就不可能发育成尾蚴。人们在这个地区接触任何水体，都不会遇到尾蚴，因之就不可能感染血吸虫病。

二　血吸虫的"终宿主"：人或哺乳动物

人或哺乳动物的身体在血吸虫的生活史中，有两个功能，一是作为血吸虫的终宿主，为血吸虫提供由尾蚴到童虫、成虫、虫卵的生长发育场所。二是感染了血吸虫的人或哺乳动物排出含有血吸虫虫卵的粪便，是血吸虫病的传染源。因此，人或哺乳动物也成为血吸虫病传播的重要

---

① 胡广汉编：《血吸虫病防治 160 问》，人民军医出版社 1999 年版，第 5—6 页。

② 江西省科学院微生物研究所血吸虫病防治研究室：《血吸虫病防治 238 问》，江西科技出版社 2010 年版，第 12 页。

③ 同上书，第 29—30 页。

④ 邓宗禹：《怎样消灭血吸虫病》，人民卫生出版社 1956 年版，第 11—12 页。

生态环境因素。

　　人和哺乳动物对血吸虫病都没有先天性免疫力。不分男女老幼、种族，凡是接触含有血吸虫尾蚴疫水的人，都有可能感染血吸虫病。接触疫水的次数越多，感染血吸虫病的可能性越大。在湖沼型和一些水网型疫区，男性从事生产劳动，如经常在疫水中捕鱼、捞虾、打草、播种、插秧、耕耘、收获等，接触疫水的机会较多。而妇女较少参加生产，主要是料理家务，接触疫水的机会少于男性，因而女性血吸虫感染率往往低于男性。在山区和某些水乡小镇，男性多从事手工业和副业生产，女性则因经常在疫水中洗衣物，女性感染率往往又高于男性。一般情况下，5岁以下的幼儿接触疫水的机会较少，因而感染率较低；10岁以后因逐渐参加割草、放牧、捕鱼等生产劳动，同时，戏水、游泳者更多，所以血吸虫感染率较高。老年人因身体衰弱，体力减退，在田里或水中的劳动次数大大减少，接触疫水的机会也随之降低，血吸虫感染率较低。就职业而言，渔民、船民、农民等职业人群因生产劳动经常接触疫水，血吸虫感染率高于其他人群。[1]

　　童虫在人的身体内由淋巴管进入血管，随着静脉逐步深入，先到心脏，后随着血流到肺脏、肠系膜静脉、门静脉。童虫从门静脉进入肝脏，在肝内的血管里发育为成虫，以后大多数又走出肝脏逆流经过门静脉回到肠系静脉里寄生下去。但它也可以寄生在人的脑、肺、胃和其他脏器，引起相应的临床症状和体征。血吸虫成熟以后，雌、雄成虫结伴合抱，交配产卵，每条雌虫每天可产卵两三千个。[2]虫卵发育几天后就变成了毛蚴，能分泌毒素，破坏人畜内部组织，引起局部的溃烂，最后虫卵就乘机穿过肠壁进到肠管里，随着粪便排出体外，成为新的传染源。[3]

　　血吸虫病是人、畜都能感染的疾病，接触含有血吸虫尾蚴疫水的哺乳类动物一般也能感染血吸虫病，而且人与动物之间也可相互传染。据研究，能感染血吸虫病并从粪便中排出血吸虫虫卵的哺乳类动物，除人

　　① 胡广汉编：《血吸虫病防治160问》，人民军医出版社1999年版，第10页。
　　② 江西省科学院微生物研究所血吸虫病研究室：《血吸虫病防治238问》，江西科技出版社2010年版，第29—30页。
　　③ 邓宗禹：《怎样消灭血吸虫病》，人民卫生出版社1956年版，第11—12页。

外还有 42 种。患血吸虫病的黄牛、水牛、山羊、绵羊、猪、狗等家畜及野生鼠类、野猫、野兔、野猪等野生动物，是重要的传染源。其中黄牛、水牛、羊、猪等家畜常到有钉螺的水塘或沟渠排便，家畜血吸虫病在整个血吸虫病的流行病学上占着很重要的地位。因为家畜，尤其是牛的排粪量大，每头牛每天要排出 20 公斤左右的粪便，同时又由于牛经常下水洗澡、下田耕作，加上野外放养，故能大范围散布血吸虫虫卵，以致增加了人畜感染血吸虫病的机会，成为血吸虫病的主要传染源之一。在人迹罕至的地方，野生动物中也会有血吸虫病流行，这种地方的存在也可以造成人群中血吸虫病的流行。[①]

粪便中排出的血吸虫卵进入外界环境的途径主要有：血吸虫病疫区居民厕所遮盖不好，一遇上下大雨，厕所内的粪水便流向村前村后的水沟、渠道或池塘内，粪便内的虫卵也随水而流入这些水道，孵化出毛蚴，遇到钉螺便主动钻入其体内。有些地方居民习惯用马桶大小便，常在村庄旁边的河湖、水塘或沟内洗刷马桶，将有血吸虫卵的粪便倒入水体中。农民习惯以人、畜粪便作为农业生产最为重要的有机肥料，常将生粪直接施入水田中，直接将血吸虫卵带入水体中。患病的家畜粪便污染水体，特别是耕牛，洗澡时有一下水就排便的习惯。病人病畜常到草洲或水边拉野粪，患病的野生动物也常到有螺区排便，含有血吸虫卵的粪便进入水道，虫卵孵化成幼虫，河湖沟渠之水便成为疫水。

三 血吸虫的"中间宿主"：钉螺

从血吸虫生活史中，我们可以看到，钉螺对血吸虫的生存，起着极其重要的作用，是血吸虫的唯一"中间宿主"。毛蚴在水里遇到钉螺，繁殖出能够感染人、畜的尾蚴。没有钉螺血吸虫就不能完成它的生活循环，人类也就不会感染血吸虫病。

据研究，钉螺生活有如下规律：钉螺的交配全年都可进行，其中以春季最多，秋季次之，最冷、最热的季节较少交配。钉螺产卵的地点主要为半潮湿的泥土。产卵季节随各地湿度差别而有不同，一般以 4 月、5 月、6 月为高峰。在野外自然环境下，每螺平均产卵数为 40 余个。螺

---

① 陈祜鑫：《血吸虫病的研究与预防》，湖南人民出版社 1964 年版，第 18 页。

卵产出后，孵化时因气温高低而不同。冬季时间较长，春季时间较短。因此，虽然钉螺的产卵期长达7个月以上，但在现场发现幼螺的时间仍较集中，主要在4月、5月、6月、7月。幼螺孵出后，一般要经过3—4个月才能达到成熟阶段。五六月份孵出的幼螺，到九十月份就能发育成长为成螺。在长江流域，钉螺大体上是每年11月到第二年2月过陆上生活，多在湖岸的泥缝里或草根下活动，3月至5月在陆上潮湿的地方生活，6月至10月在水中生活，但它并不是完全浸在水里，常常会爬在露出水面的植物茎叶上，一经风吹雨打，又再落在水中。① 钉螺的寿命一般为1年左右，有的钉螺可存活2年或更久。感染了血吸虫毛蚴的钉螺叫感染性钉螺或称阳性钉螺。毛蚴入侵螺体后，破坏钉螺的消化和生殖等器官，掠夺其体内的营养物质，感染性钉螺的寿命一般不到1年。②

长成的钉螺，喜欢生活在离水极近的岸边或离岸极近的水边，需要气候温暖、雨量充足的环境。含有机物较多的肥沃泥土、杂草丛生的岸边、水流缓慢而较清的河水，都是它所喜欢的地方。钉螺最喜欢的食物是腐烂的水藻，其次是新鲜的水藻或腐烂的草类。钉螺本身的活动范围并不太大，爬行一般不超过20米。但钉螺可随水漂流到很远的地方，也可附着在杂草或其他漂浮物上而漂移、扩散到远处。人们穿的草鞋、牛蹄间隙、打水草、兴修水利时夹带的泥土、移种水生植物和运送鱼苗等也能使钉螺扩散。钉螺扩散后，遇到适宜的环境便"安家落户"，形成新的钉螺滋生地。③

当钉螺过水中生活的时候，如果水里有血吸虫的毛蚴，它就会乘机钻入钉螺的身体。钉螺的毛蚴感染率，在各个流行地区很不相同，同一地区各月的感染率也有很大的差别。在长江流域，适于毛蚴孵化的水温始于四五月，钉螺也从这个时期起开始在水中生活。毛蚴在钉螺体内经过5至7个星期的发育繁殖，到七八月间钉螺的感染率开始增高，这个时期由螺体钻出的尾蚴的数量也是最多的。

---

① 邓宗禹：《怎样消灭血吸虫病》，人民卫生出版社1956年版，第14页。
② 胡广汉编：《血吸虫病防治160问》，人民军医出版社1999年版，第8页。
③ 同上。

四　血吸虫病的传播媒介——疫水

疫水是血吸虫病传播的唯一途径。血吸虫虫卵，在人体内是不能孵化的，随着病人病畜粪便排出的虫卵，如果没有遇到水，也是不能孵化的。活的虫卵到了水里，很快就可以孵出幼虫来。研究表明，最适于虫卵孵化的温度是 25℃—30℃，在这个温度里，只要有 1 至 6 小时，卵中的毛蚴就可以破壳而出。毛蚴只有在水里遇到钉螺，才能钻进钉螺的身体，寄生在它的肝脏里，繁殖出带尾巴的尾蚴。尾蚴必须在水中才能钻出螺体，也只有在水中遇到人或牛等"终宿主"，才能钻入其皮肤。[1]可见水是血吸虫生存的必要生态条件，离开了水，血吸虫就不能生存和发育。

含有血吸虫尾蚴的水体叫作疫水。被血吸虫尾蚴寄生的钉螺在与水接触或进入水中后，在适当的温度和光照下，便可逸出尾蚴。逸出的尾蚴在水中大多数都是静止地悬浮于水面，并可随水漂流到远处。风吹、水位涨落、潮汛等也能使尾蚴扩散。由于钉螺常常在水线上下活动，所以近岸边的水面上尾蚴也最多。温度和光照也会影响尾蚴的逸出。白天尾蚴逸出多，晚上则较少。在自然条件下，一般中午逸出较多，早晨或黄昏次之，夜晚逸出的尾蚴最少。温度在 20℃—25℃ 时最适宜尾蚴逸出。

血吸虫尾蚴在水中对人或哺乳动物的皮肤有极强的黏附力。人或哺乳动物如牛、猪一旦与疫水接触，水中的尾蚴就能迅速地黏附在他们的皮肤上，即使马上离开疫水，已经黏附在皮肤上的尾蚴仍可能进入体内。尾蚴必须在有水的情况下才能钻进皮肤，但水量不需很多，只要皮肤上有一层没有擦干的水膜，尾蚴就能钻皮肤。尽管牛皮、猪皮很厚，尾蚴也同样能轻而易举地钻进去。尾蚴钻进皮肤的速度很快，最快时10 秒钟就能完成。所以，人在疫水中停留的时间虽然很短，但也有被感染的危险。如果饮用疫水，尾蚴也能从口腔黏膜钻入体内。[2]

在有阳性钉螺地区，阳性钉螺会在草丛中的地面活动，也可爬上草

---

① 邓宗禹：《怎样消灭血吸虫病》，人民卫生出版社 1956 年版，第 2—13 页。
② 胡广汉编：《血吸虫病防治 160 问》，人民军医出版社 1999 年版，第 9 页。

茎和草叶。当夜幕降临，露珠在草叶上形成，或雨后草叶上有水滴积留时，阳性钉螺便可逸出尾蚴。这时，在带有露珠或水滴的草叶上或潮湿的泥土上都可能有尾蚴存在。这时，如果人们赤脚或穿凉鞋、草鞋在草丛中，或草丛中的小路上行走和玩耍，就有可能因接触这些含有血吸虫尾蚴的露珠或水滴而感染血吸虫病。[①]

　　病人病畜经常污染的水源、钉螺感染最重、人畜最容易感染血吸虫的地方称作易感地带，一般是人畜常到、感染性钉螺较多的疫水地带。在水网地区，易感地带常常位于居民点附近，如居民因生产、生活常去的洲滩，船民、渔民经常停靠船只的码头，或牛棚及耕牛过河渡水的渡口，或排灌渠道池塘附近。在湖沼地区，易感地带大多是地势低洼、地形复杂、江水或湖水容易倒灌或大雨过后积水不易排出、感染性钉螺密度高、人畜活动频繁的江湖洲滩、湖汊、孤岛或新围堤垸尚未开垦的地段。虽然各种易感地带的地形、地貌不尽相同，但也有其共同特征，即所有易感地带一般都是杂草或芦苇丛生、水来水往的潮湿地方。[②] 当感染性钉螺过水中生活的时候，疫水中会有大量的血吸虫尾蚴。如果这个时候人们因生产和生活需要，和有螺水体接触，就会感染血吸虫病。

五　血吸虫及其宿主对环境要素的基本要求

　　血吸虫及其宿主对环境要素的要求主要涉及适应血吸虫、人、病源动物及钉螺生存的地貌、气候、水文、水力、高程、植被等环境要素，它们是血吸虫"生态环境系统"的组成要素，血吸虫之所以能够危害人类，就是因为这些环境要素为血吸虫的生存、繁殖和感染人类提供了条件。

　　由于人、病源动物作为血吸虫传染源是广谱的，且对生态环境要素要求并不苛刻，伸缩性大，因此终宿主对血吸虫的生存基本不构成威胁。而钉螺是血吸虫的唯一中间宿主，钉螺的数量与空间分布在很大程度上可以决定血吸虫生活史循环过程的能否实现。所谓"有病必有螺、

[①] 胡广汉编：《血吸虫病防治160问》，人民军医出版社1999年版，第12页。
[②] 同上书，第11页。

无螺不传病",在血吸虫病的流行传播中,钉螺起着极其重要的作用。因此,影响钉螺生长发育的生态因子也是影响血吸虫病流行必要的生态条件。钉螺对生态环境要求比较苛刻,研究表明,与钉螺分布及滋生密切相关的生态要素主要有五个方面:

一是气温和水温。血吸虫对水温的基本要求是 10℃ 以上或 37℃ 以下,而钉螺滋生最适合的温度是 20℃—25℃。[1] 钉螺交配的适宜气温为 20℃,30℃ 以上或 10℃ 以下则不适宜,在微生态环境中,单位面积内钉螺密度越高,钉螺相互间接触的机会越多,交配也就越频繁。[2] 钉螺产卵最适宜温度为 20℃—25℃,在此温度上、下均会影响钉螺产卵量。[3] 螺卵发育以及幼螺孵化的时间主要取决于温度,温度在 13℃—23℃ 时,随着温度升高,孵出时间缩短。[4] 环境温度对钉螺的寿命影响显著,钉螺在 40℃ 以上的水中容易死亡,[5] 在室温 22℃ 条件下,钉螺的平均寿命为 16.88 个月,最长的可达 52.2 个月。[6] 在一定范围内,温度升高能使钉螺活动加快,但寿命缩短;温度低则反之。夏天江河湖沟岸边土表钉螺大量减少,多钻入草根下、土缝内、树洞里或瓦屑下,很少活动。遇到下雨天,活动又较频繁。冬季,钉螺暴露在泥土表面的数量显著减少,大多躲在草根、泥缝、碎砖瓦下等处隐蔽起来,不食不动,局部温度稍增高时,钉螺又可恢复活动。

二是水和水位。适量的水分是钉螺生长繁殖的重要条件之一。潮湿或时干时湿的地区,如草滩、芦滩以及河、沟、田、塘的岸边都是适宜钉螺滋生的场所。水线以下虽有钉螺,但是水的深度和积水时间对钉螺生活有一定影响。如在水深 1 米以上的河底及湖田地区常年积水的地

① 龚建章等:《理化因素对日本血吸虫孵化之影响与流行病学之关系》,《中华新医学报》1952 年第 3 期。

② 毛守白:《血吸虫生物学与血吸虫病的防治》,人民卫生出版社 1990 年版,第 624—625 页。

③ 唐国柱:《钉螺产卵与土壤水份的关系》,参见何尚英《血吸虫病研究资料汇编(1980—1985)》,南京大学出版社 1987 年版,第 198 页。

④ 梁幼生:《三峡建坝后长江江苏段水位变化对血吸虫病流行影响的研究》,《中国寄生虫病防治杂志》1999 年第 3 期。

⑤ 上海寄生虫病研究所:《血吸虫病的防治》,科学出版社 1989 年版,第 11 页。

⑥ 何尚英:《血吸虫病研究资料汇编(1980—1985)》,南京大学出版社 1987 年版,第 203—204 页。

带，一般没有钉螺。在直接受潮水冲刷的河、沟岸壁上，钉螺往往不能立足。钉螺在长期干旱的情况下不能生存，在干燥的土面上也不产卵。钉螺卵在干燥的情况下，大多死亡，孵化率也大大减低。[①] 钉螺是一种水陆两栖动物，因此，季节性的水位涨落的岸边或离岸极近的水边，是钉螺理想的生活环境。[②]

三是地貌和植被。阴暗潮湿、杂草丛生的水道、岛屿、内湖、港汊和洲滩等地貌，是钉螺最适宜生活的场所。这些地貌之所以能成为钉螺滋生繁殖之地，关键是这些地方生长着不同的植物群丛。在众多影响钉螺分布的自然因素中，地面植被是影响钉螺生存的必要条件之一。适宜的植被为钉螺提供适宜其生长的微环境。地面植被对钉螺所起的作用有两个：（1）保持土壤潮湿和遮阴，调节温度；（2）有不少草类还是钉螺的食物。[③] 绝大多数的钉螺喜在近水的潮湿泥表和草根附近进行交配，可以说地面植被在一定程度上决定着钉螺分布的格局。

四是水文水力。适当的水力有助于钉螺扩散，幼螺主要浮于水面随水扩散，成螺可以倒悬水面随水迁移，在汛期钉螺可借助水的流动扩散到很远。水文水力还可影响毛蚴对钉螺、尾蚴对哺乳动物的感染能力。水的流速增大可以提高毛蚴感染钉螺的能力，因此，钉螺可以在流速大、毛蚴密度低的地方获得感染。

五是高程。研究表明：血吸虫中间宿主钉螺的分布面积 94.55% 位于 14—17 米高程的洲滩，14 米以下和 18 米以上洲滩基本上没有钉螺。14—14.5 米洲滩的钉螺密度开始上升，14.5—16 米洲滩钉螺密度最高，感染性钉螺主要也集中在 14—17 米高程的洲滩。[④]

总之，血吸虫病流行的生态环境条件包括：第一，要有血吸虫病人、病畜的存在，病人、病畜排出含有血吸虫虫卵的粪便，是血吸虫病

---

① 江西省科学院微生物研究所血吸虫病研究室：《血吸虫病防治238问》，江西科技出版社2010年版，第45页。

② 林涛等：《遥感数据在钉螺生态学和血吸虫病流行病学研究中的应用》，《中国媒介生物学及控制杂志》2003年第6期。

③ 江西省科学院微生物研究所血吸虫病研究室：《血吸虫病防治238问》，江西科技出版社2010年版，第44页。

④ 宁安等：《鄱阳湖洲滩钉螺分布与水位变化的关系》，《中国血吸虫病防治杂志》2003年第6期。

的传染源。第二，水是血吸虫病传播流行的唯一途径，离开了水，血吸虫就不能发育和生存。随病人病畜粪便排出的虫卵，如果没有遇到水，是不能孵化的。活的虫卵到了水里，很快就可以孵出毛蚴。毛蚴只有在水里才能钻进并寄生在钉螺的体内，繁殖出尾蚴。尾蚴必须在水中才能逸出螺体，也只能在水中钻入人、畜体内。含有尾蚴的水体为疫水，人、畜一旦与疫水接触，就有被感染的危险。如果饮用疫水，尾蚴也能从口腔黏膜钻入体内。[①] 阳性钉螺可在潮湿的泥土上或有露珠、水滴的草叶上逸出尾蚴。这时如果人们在草丛中或泥土上行走，也有感染血吸虫的危险。第三，钉螺是血吸虫唯一的"中间宿主"。离开了钉螺，血吸虫的幼虫就不能生活。一个没有钉螺滋生的地区，即使有传染源传播虫卵，但是由于虫卵孵化出的毛蚴得不到寄生宿主，就不可能发育成尾蚴。[②] 人们在这个地区接触任何水体，都不会遇到尾蚴，因此就不可能感染血吸虫病。第四，还要人畜和疫水接触，尾蚴才能乘机钻入人畜的皮肤，在人畜体内寄生，使人畜发病。血吸虫病发生和传播就是上述四大因素相互作用的结果，它们之间构成了一个生态系统。只有这 4 个条件都具备了，血吸虫病才能传染开来。反过来说，这 4 个环节只要消除其中 1 个环节，就可以阻断血吸虫病的传播。

第二节 鄱阳湖地区的生态环境与血吸虫病流行

鄱阳湖位于东经 115°49′—116°46′，北纬 28°24′—29°46′，地处江西省北部，长江中下游南岸，形似葫芦。鄱阳湖与赣江、抚河、信江、饶河、修河五大河流相连接，承纳上述河流来水，经调蓄后由湖口入长江，为一吞吐型、季节性的淡水湖。由于这里流行因素复杂，人、畜同为传染源，有螺面积辽阔，水系发达，水位呈季节性变化，自然地理环境适宜钉螺滋生繁殖，完全具备血吸虫病流行的优越生态条件。

---

① 胡广汉编：《血吸虫病防治 160 问》，人民军医出版社 1999 年版，第 9 页。
② 袁鸿昌：《血吸虫病防治理论与实践》，复旦大学出版社 2003 年版，第 3 页。

一 鄱阳湖地区传染源广谱、钉螺密度高

血吸虫病在鄱阳湖地区早在唐朝就存在。[①] 据 1958 年调查，江西省有 30 个县市为血吸虫病疫区，不少疫区人的感染率极高，如余干之瑞洪镇高达 65.92%、大塘乡 60.73%，上饶市之黄市乡 51.5%，波阳县[②]之角山乡 52%，都昌县之汩山乡 51.67%、李四乡 53.5%、双溪乡 51.4%等，这些疫区乡镇感染率都超过了 50%。[③] 可见，在鄱阳湖地区血吸虫病的传染源非常普遍。血吸虫是人畜互通的寄生虫，在一些长时间无人、畜活动的地区，血吸虫在野生动物之间通过钉螺传播，形成原发性疫源地。鄱阳湖地区血吸虫的终宿主种类较多，除人以外还要有黄牛、水牛、山羊、绵羊、猪、狗等家畜及野生鼠类、野猫、野兔、野猪等 30 多种动物。其中病人、病牛和病猪为主要传染源。据 1987—1988年 3 次对鄱阳湖枯水期洲滩调查，各类疫区洲滩猪粪虫卵数占 99.3%，牛粪虫卵数占 99.8%以上，显示枯水期洲滩粪便污染主要来自家畜。[④]

鄱阳湖优越的地理环境为钉螺滋生与蔓延创造了条件。鄱阳湖区钉螺多生活于气候温暖、土壤肥沃、阴暗潮湿、杂草丛生的地方，呈带状分布在洪水位与枯水位之间季节性淹没的草洲上，湖边、河沟、田地以及湖滩等处的地表和泥土内钉螺也可滋生蔓延。鄱阳湖区有螺面积分布广泛，其中以南昌、新建、进贤、余干、波阳、都昌、星子、永修八县钉螺最多。据 1987 年调查，鄱阳湖区这八县共有有螺的洲滩 615 块，面积达 130 万亩。各类洲滩的活螺密度，以芦洲最高，为 0.85 只每平方尺；草洲次之，为 0.51 只每平方尺；曾经垦种过的荒洲，为 0.40 只每平方尺。[⑤] 各类洲滩中，有螺面积以草洲最大，其次是曾经垦种过的

---

① 王焘：《外台秘要》第 28 卷《五蛊方》，转引自《江西中医药》1956 年第 1 期，第 13 页。

② 波阳县，即今天的鄱阳县，1957—2003 年曾用名。

③ 中共江西省委除七害灭六病总指挥部办公室：《江西省血吸虫病防治资料汇编（1952—1958）》，1959 年编印。

④ 张绍基等：《鄱阳湖区血吸虫病流行因素和流行规律的研究》，《中国血吸虫病防治杂志》1990 年第 1 期。

⑤ 江西省寄生虫病研究所：《鄱阳湖区螺情考察和灭螺措施研究》，1987 年 11 月编印，第 1 页。

荒洲、芦洲。此外草洲上的沟、塘、坑洼及河港、小湖等地也是钉螺滋生的适宜之地。鄱阳湖地区钉螺大量生存与繁殖，为血吸虫提供了众多寄生的中间宿主，因而成为我国血吸虫病的主要分布区。[①]

二　鄱阳湖区疫水分布广泛、血吸虫生存环境适宜

医学原理告诉我们：含有血吸虫虫卵的粪便进入有钉螺存在的水体中，这水便成为疫水，终宿主只要接触疫水就有可能感染血吸虫病。鄱阳湖是我国第一大淡水湖，湖区湖泊众多，河道纵横，水系发达。鄱阳湖纳赣、抚、信、修、饶五大支流，流经区域几乎涵盖江西省大部分县市。由于鄱阳湖区传染源广泛存在，传染源粪便污染水源的情况非常严重，疫水面积极易扩大。鄱阳湖区居民厕所、粪坑、粪缸简陋，在暴雨或涨水期常被水淹没，粪便溢出随水漂流；农民常将生粪直接施入水田中，也有相当一部分人直接将粪便倒入河湖水中或在河中洗刷马桶；感染了血吸虫的家畜和野生动物也随处排粪。含有血吸虫卵的粪便进入水道，在适宜的温度下很快孵出毛蚴，毛蚴在水中活动时，遇到钉螺，钻进钉螺外露的软体部分，然后在钉螺体内发育、繁殖成千上万条尾蚴。尾蚴在钉螺体内发育成熟后，在适宜条件下，便开始不断在水中从钉螺体内分批逸出。人、家畜或野生动物只要与疫水接触，就会感染血吸虫病。由于鄱阳湖区水网密布，四通八达，尤其是在汛期，疫水面积迅速扩大。

鄱阳湖属于亚热带季风气候区，四季分明，春、秋季时间短，夏、冬季时间长。春季因受季风和梅雨的影响，大都温暖湿润。鄱阳湖地区降水主要集中在夏季，每年4月1日以后至7月20日以前是湖区的雨季，雨季降水量596—833毫米，占全年降水量的85%—95%。鄱阳湖的水温多年平均为23℃—24.5℃，尤其是4—10月，水温在16.5℃—30℃。[②] 这种气候和温度条件，有利于钉螺交配、产卵和孵化。

鄱阳湖地区的地形地貌适合钉螺生存。鄱阳湖及其周边地区，地貌

---

① 江西省寄生虫病研究所：《鄱阳湖区螺情考察和灭螺措施研究》，1987年11月编印，第1页。

② 朱海虹：《鄱阳湖水文·生物·沉积·湿地·开发整治》，中国科学技术大学出版社1997年版，第98页。

类型复杂多样，由丘陵岗地、平原、水道、洲滩、岛屿、内湖、汊港组成。其地势有规律地由湖盆向湖滨、冲积平原、阶地、岗地、低丘、高丘变化，逐步过渡到低山和中低山地。湖区地貌可分水道、洲滩、岛屿、内湖和港汊等若干类别。在湖区各类洲滩中，沙滩数量很少，泥滩多于沙滩，草滩数量最多。草滩主要分布在东、南、西部五大水系入湖的三角洲地带，这里植被茂盛，适宜钉螺滋生繁殖。

鄱阳湖具有独特的湿地生态环境。鄱阳湖湿地草类丰富多样，植被类型主要包括湿生草本植物和水生植物。水生维管束植物群落从岸边向湖心随水深的变化呈不规则的 4 个带状分布，即湿生植物带、挺水植物带、浮叶植物带和沉水植物带。浮游植物以蓝藻、硅藻和绿藻为主。湖滩草洲土壤类型主要是草甸土，有较高的自然肥力，极利于草类生长。受洲滩不同高程的影响，湖滩草洲上长着不同的植物群丛，主要包括蓼子草、苔草、芒草、荻草、芦苇、水蓼等。[1] 这种植被条件，既为钉螺提供了最佳的活动场所，又为钉螺提供了丰富的草本植物腐殖质食物。[2]

鄱阳湖水文和水力有"洪水一片，枯水一线"的特点，湖水每年水位有规律地涨落，对血吸虫病的流行与传播起着推波助澜的作用。洪涝灾害发生时，钉螺或借助于水流冲击远距离迁移，或附着水面漂浮物进行漂移，一旦遇到适宜的生存环境，就会安营扎寨，迅速生长繁殖，形成新的钉螺分布区。暴雨季节或洪涝灾害暴发时，泥沙大量沉积，湖区形成新的适合钉螺生长的荒洲，一旦有钉螺迁移到此，也会迅速形成新的钉螺分布区。

鄱阳湖洲滩高程大都在 14—17 米，正处于适宜钉螺滋生繁殖的高程范围之内。鄱阳湖每年 4—9 月份为洪水期，10 月至次年 3 月份为枯水期。湖中康山站 1953 年至 1983 年的平均水位为 15.72 米，历年平均从 4 月份开始湖水淹没海拔高程 14.5—15 米的草洲，5 月份后淹及16—17 米的草洲，10 月份后又渐次退出水面。据考察，湖区 6.3 亿平方米有螺洲滩中，海拔高程 14 米以下的占 33.13%，15—16 米占

---

① 林丹丹等：《鄱阳湖区地理环境与血吸虫病传播》，《中华流行病学杂志》2002 年第2 期。

② 江西省科学院生物资源研究所：《鄱阳湖湖滩草洲资源及其开发利用》，1987 年编印，第 1 页。

45.29%，16 米以上的占 21.58%，在 15—16 米的洲滩上活螺密度最高。[①]

三 湖区的生产、生活方式为血吸虫病传播提供了必要条件

由鄱阳湖地区自然环境决定的湖区人民的生产、生活方式也为血吸虫病传播提供了必要条件。鄱阳湖地区农业生产以水稻为主，每年一至二季，冬季作物则有麦子、油菜、萝卜、红花草等。早稻于 4 月插秧 7 月下旬收割；二季稻紧接早稻收割即犁田插秧至 9—10 月收割；另有一季晚稻于 5 月插秧，8 月中旬收割。麦子一般于 10—11 月播种于旱地，次年 5 月收割；油菜生产亦多，油菜播种时间 10—11 月，多是利用二季稻收割后的冬季水稻田排干水后播种，于次年 4 月收割，刚好接上早稻插秧。副业则以渔业为主，滨湖地区尤其如此。

血吸虫病疫区的经济发展水平，不但可以决定当地的教育、卫生设施等状况，而且可以影响到疫区居民的生产与生活方式。比如随着社会经济的发展，农民掌握科学的血防知识，完全可避免遭受血吸虫感染。再如疫区加大资金投入，广泛普及自来水设施可以大大减少居民生活方面的疫水接触，而"封洲禁牧、以机代牛"则可以大大减少生产方面的疫水接触。另外，随着区域经济的发展、乡村卫生设施的条件的改善、血吸虫滋生环境管理水平的提高，血吸虫病感染风险将会自然降低，以至达到流行的完全阻断。

由于农业生产力发展落后，长期以来湖区农民一直沿用落后的生产工具和古老的耕作方法进行农业生产。直到新中国成立以后南昌县附近农民还是双膝跪在田中两手除草，几乎全身卧在水田中，农民形容这种艰辛的劳动是"跪在田中向天讨饭"。[②] 滨湖地区每年水稻收割时，往往春汛来临，农民得下深水抢割，甚至从脚至腰浸于水中一连几天，导致感染血吸虫病，甚至出现大批急性血吸虫病感染者。长期以来，由于生产力水平制约，湖区人民打草、播种、耕田、耘田、插秧、蓄水、施

---

① 张绍基等：《鄱阳湖区钉螺分布和血吸虫病易感地带的研究》，《中国寄生虫学与寄生虫病杂志》1990 年第 1 期。

② 中共江西省委除七害灭六病总指挥部办公室：《江西省血吸虫病防治资料汇编(1952—1958)》，1959 年编印，第 3 页。

肥、收割等每一个生产环节都离不开双手双脚与疫水接触，极易感染血吸虫病。

鄱阳湖地区农业施肥情况：一般以人畜粪为主要来源，绿肥次之。人粪尿使用一般都是从粪缸或马桶中取出直接下田，未经任何无害化处理，其中也有新粪也有陈粪；畜粪则从畜栏取出一般先经堆置十天半月，在急需用肥时也有很多从畜栏取出直接下田者。滨湖地区则以湖草为肥料来源，每年湖区群众都会组织两次大型的打湖草活动，即打冬草与春草，有时一连十几天才回家。草洲有的在浅水中，有的虽不在水中但十分潮湿。由于感染性钉螺除在水中逸出尾蚴外，也可在潮湿泥面、潮湿植物及草上的露珠中逸放尾蚴，并能感染人群、家畜与野生动物，因此打湖草活动成为湖区人们感染血吸虫病的重要方式之一。

渔业是鄱阳湖区的主要产业之一。渔民在江河湖水及沟渠中捕鱼、捕虾，和疫水接触的机会更多，感染血吸虫病的机会显然也多。有相当一部分渔民，他们拥有自己的船只，吃、住、睡全在船上，粪便自然直接倒入水中，倒了粪的粪桶又在河中洗刷，含有血吸虫卵的粪便污染了江河湖水，也增加了渔民自身感染血吸虫病的机会。

牧业方面，鄱阳湖大部分地区猪牛狗等家畜都是实行野外放养，主要放牧于鄱阳湖草洲草滩上。因此，在湖区的草洲草滩上，成堆牛粪猪粪随处可见。根据部分易感洲滩野粪污染指数的调查结果，发现感染血吸虫的家畜为血吸虫病的主要传染源之一。[1]

鄱阳湖地区长期以来形成的居民生活习惯，往往以被粪便污染的河流或池塘水为生活用水，不仅淘米、洗菜、梳洗、游泳、戏水用河流或池塘的水，甚至有时饮用水也不加区分。这种生活习惯极容易传播血吸虫病。

第三节　鄱阳湖区血吸虫"生态系统"

根据生态学原理，生态系统是指由生物与环境构成的统一整体。这

① 袁鸿昌等：《湖滩地区血吸虫病流行因素与优化控制策略的研究》，《中国血吸虫病防治杂志》1995年第7期。

个系统不仅包括有机生物，而且包括无机环境。生态系统中的生物与环境、生物与生物之间，存在相互作用的关系，它决定生态系统演变的进程。鄱阳湖区之所以会有血吸虫病流行，是因为湖区存在血吸虫"生态系统"，这一系统中的各要素之间存在着复杂的互动关系，这种互动关系对湖区的生态环境变迁又产生着深刻影响。

一 血吸虫"生态系统"的结构要素及其相互关系

由上述可见，血吸虫的滋生蔓延以及血吸虫病的流行传播与该地区生态环境条件有密切关系。显然，鄱阳湖地区存在一个适宜血吸虫滋生繁殖和血吸虫病流行传播的"生态系统"，这一"生态系统"的结构要素大致包括以下几个结构层次。

第一层次：血吸虫；

第二层次：人和其他哺乳动物；

第三层次：钉螺；

第四层次：植被；

第五层次：气候、地貌、水文、水力、高程。

从血吸虫本身看，血吸虫生活史的大部分时间是寄生在宿主体内，在宿主体外的环境中生活的时间很短，直接受环境因子影响的主要是虫卵、毛蚴和尾蚴阶段，一般从几个小时至几十个小时不等，其存活的概率主要取决于水温。这些无机环境条件在鄱阳湖地区都基本可以得到满足。

从血吸虫的终宿主看，血吸虫进入寄生宿主后的生存概率可大大提高。人或哺乳动物对血吸虫病都没有先天性免疫力，血吸虫终宿主是广谱的，种类繁多，分布广泛，几乎所有哺乳类动物都可以成为血吸虫的终宿主。终宿主的生存对温度、高程、水文、植被等生态环境因子，没有特别的要求，对生态环境条件要求比较宽松，一般不会构成血吸虫病流行的制约因子。

从血吸虫的中间宿主钉螺看，它是血吸虫的唯一中间寄主。没有钉螺血吸虫就不能完成它的生命循环，也就不能新生出许多血吸虫尾蚴，而人类也就不会感染血吸虫病。因此，钉螺的数量与空间分布在很大程度上可以决定血吸虫生命循环过程的能否实现，钉螺的空间分布特点决定了易感地带的空间分布特点，从而决定了不同的血吸虫病疫区类型。

从食物链的角度看，水边、草洲上的植被在这一生态系统中起基础性作用，是生产者和第一营养级，它将无机环境中的能量同化，维系着整个生态系统的稳定，它为血吸虫唯一中间寄生宿主钉螺既提供赖以生存的食物，又提供适宜的生存场所。

无机环境因素主要包括地貌、气候、高程、水文、水力等，它们相互联系、相互影响。其中地貌、高程因子可以直接决定水文、水力因子的空间格局和分布类型，并通过热量和水分的再分配影响甚至控制着植被因子。因此，决定大尺度钉螺滋生的空间格局和分布类型的主要地理环境因子，就是大的地貌类型决定的水文水系特征，它决定了一个地理环境有无钉螺和钉螺宏观空间分布格局类型；植被和微地貌地理因子等可以决定小尺度空间钉螺的分布格局，包括钉螺密度高低和钉螺的微观分布格局，其前提条件必须是建立在宏观钉螺格局的基础之上。一句话，钉螺的宏观分布格局与类型取决于地貌与水文条件，微观分布格局受制于植被与土壤条件。钉螺受血吸虫虫卵感染后变成阳性钉螺，阳性钉螺在一定的条件下形成疫水和易感地带，人和哺乳动物接触疫水后就产生了疫情。

其中第一、二、三、四层次为有机环境，第五层次为无机环境。在这一生态系统中，有机环境与无机环境、生物与生物之间存在相互依存和竞争关系。无机环境是这一生态系统的基础，其条件的好坏直接决定血吸虫、钉螺是否具有生态场所。植被和钉螺是低等有机环境，适宜的植被为钉螺滋生繁殖提供条件，而钉螺的存在又为血吸虫提供"中间宿主"，血吸虫通过钉螺和水等无机环境逸出尾蚴感染人畜，在人畜体内完成由幼虫到成虫转变并大量产卵。病人、病畜排出的粪便含有血吸虫虫卵，通过水等无机环境孵化成幼虫，寄生在钉螺体内，由此血吸虫便完成了它的生命循环。有机环境要素之间存在竞争关系，其中血吸虫和人是这一生态环境系统的主动因素，血吸虫、人都在利用鄱阳湖地区自然生态资源和争夺生存空间，虫、人之间竞争不断。有机生物之间的互动，反作用于无机环境，尤其是血吸虫和人类之间的互动深刻影响了生态系统的运转。当各种流行因素具备时，血吸虫病就会大规模流行，并造成人畜大量患病和死亡；当生产力水平和医学水平发展到一定程度时，人类必然会采取措施控制血吸虫甚至消灭血吸虫。在人、虫互动的过程中，无论是虫还是人都必须通过环境因素影响对方，都会在较大程度上引起生态环境的变化。因此，人、虫之争在很大程度上决定着鄱阳湖地区生态环境的演变进程。

二　人—虫博弈与鄱阳湖区域生态环境变迁

在由鄱阳湖地区的气候、水系、草洲、钉螺、血吸虫、人等构成的血吸虫生态环境系统中，虫、人是生态系统的主体，气候、水系、草洲、钉螺等环境要素是客体。每一次虫、人博弈，都会对环境造成影响。当血吸虫占据主导地位时，血吸虫病就会流行，人类就会染病，就会腹大如鼓，骨瘦如柴，就会丧失劳动力，会造成人口大量死亡。钉螺也会受蚴虫感染，成为病螺，会加速死亡。环境则会变成"千村薜荔人遗矢，万户萧疏鬼唱歌"的人间地狱，极不利于人类生存。当人占据生态系统的主动时，就会通过改造环境的办法，来对付血吸虫病，血吸虫就会被控制甚至被消灭。从新中国成立后鄱阳湖地区防治血吸虫病的情况看，这些办法主要包括"开新填旧"、药物灭螺、围垦灭螺、除草灭螺等。这些措施的确达到了控制血吸虫病的目的：有螺面积大幅度减少，大量病人、病畜得到根治，但也带来了水土流失、水质污染、植被破坏、生物多样性减少、鱼草等资源锐减等环境问题。

大致来说随时间的变动，鄱阳湖地区的血吸虫生态环境系统经历了三个演变阶段：一是民国以前大致为原生态阶段，此时，虫对人类没有造成严重的危害，人对虫也认识无知，防治无策，基本维持了血吸虫、人和环境的平衡。二是民国年间为次生态阶段，由于水灾、人口流动等多种因素加入，血吸虫在生态系统中取得优势，血吸虫病得以广泛流行，湖区生态环境质量受到严重破坏，人类受到严重危害。三是新中国成立以后为演生阶段，此时在生态系统中人逐渐占据了主导地位，基本上消灭了血吸虫病，但也带来了严重的环境问题。

在民国以前，由于科学不发达，人们对血吸虫病认识不清，听天由命，由钉螺、血吸虫、人等构成的生态环境系统基本上处于原生态状态，虫、人与环境基本达到平衡。这种生态系统对抑制血吸虫病在鄱阳湖地区的流行、对湖区人口过度增长及维持湖区自然环境发挥了良好的生态调节功能。尽管如此，"虫—人—环境生态系统"的原生态状态并不是最理想的生态环境状态，因为它不能充分发挥鄱阳湖区生态效益、经济效益和社会效益。

20世纪50年代以后，在人、虫、环境构成的生态系统中，人逐渐占据了主导地位。在党和政府的领导下，湖区人民取得了防治血吸虫病的初步胜利。余江、武宁等县消灭了血吸虫病，九江、湖口、德安等县基本消灭了血吸虫病，疫区和有螺面积大幅度减少，大量病人、病畜得到根治。但是，随着湖区人类生态环境优化，自然生态系统却遭到严重破坏：生物多样性减少，鱼、草等资源锐减，水土流失严重等等。从环境史的角度看，传统的消灭血吸虫病办法，付出了沉重的环境代价，得不偿失。药杀灭螺的做法，由于鄱阳湖面积很大，水源多，地形复杂，加上长江水倒流，药杀效果有限，而且在药灭钉螺的同时，会污染水质，药杀水中大部分生物，导致湖区渔业等资源锐减。放火烧草的灭螺方法也有问题，比如草洲上的芦苇、藜蒿等，是一笔宝贵的财富，烧了非常可惜。围湖造田、填埋旧湖旧塘、铲除江河湖岸的杂草，对消灭钉螺、控制血吸虫病流行的确发挥了作用，但也带来水土流失、河道堵塞、湖泊面积缩小等问题。所以，阻断血吸虫病传播必须另辟蹊径。必须注重生态效益、经济效益、社会效益的有机结合，要把优化生态环境与防治血吸虫病结合起来，这就必须实施"生态血防、科技血防、法制血防、社会血防"战略，尤其要重视预防疫苗的研制。

第二章

民国以前湖区"生态系统"
基本平衡和稳定

　　史料表明，鄱阳湖区血吸虫病至少在唐代就有过流行。但总体来看，民国以前，在"人、虫、自然环境"构成的鄱阳湖生态系统中，血吸虫病没有对人类造成像民国年间那样严重的灾难。当时，鄱阳湖区经济主要以农业和渔业为主，由于生产力和医学发展水平低下，人类对血吸虫还缺乏认识，还不可能对自然环境施加太大的干预，更谈不到通过改造环境来消灭血吸虫。人与血吸虫的关系，完全处于"听天由命"状态。明清时期，鄱阳湖生态环境虽然出现了一些失衡现象，但并未受虫、人关系影响，生态系统基本上是按自身规律演化。从这个意义上说，民国以前，在鄱阳湖区人、虫、自然环境构成的生态系统中，各生态要素基本处于平衡和稳定时期。

第一节　虫对人类造成的危害不大

一　鄱阳湖区关于血吸虫病的史料记录

　　血吸虫病在鄱阳湖区流行情况，由于缺乏系统的史料记录，或许已无从还原历史的真相。由于民国以前，人类对血吸虫病缺乏正确认识，还没有血吸虫病的病名，因此直接提到血吸虫病在鄱阳湖区流行情况的史料基本上没有。疑似血吸虫病症状的相关疾病记录，主要有五蛊、水毒、蛊痢、蛊胀、水胀、血蛊、鼓胀、水症、水瘕、单腹胀、石水、水蛊、水注、蛊注等。提及这些病症的史料情况如下：

　　一是专业医书。从专业医书上看，关于江西和鄱阳湖区"蛊毒"的记录有一些。如唐初王焘《外台秘要》引崔氏蛊吐血方云"凡蛊有数种……南有豫章，无村不有"，若材料中所言"蛊"包含血吸虫病，则南昌地区的血吸虫病流行可追溯到唐代初年。① 此后，很少发现有关于江西和鄱阳湖区"蛊"病的记录材料。直到清初江西医家翁藻江在其《医钞类编》中提及："蛊胀者，中实有物，腹形充大，非蛊即血也。其症腹大……男子病此者甚多。"② 同时期的江西省新建县医家喻嘉言在其诊治郭台尹的血蛊医案中指出："郭年来似有老怯意，胸膈不舒，面色萎黄，胸紧肋胀，腹疼，将成血蛊之候也……东南沿海病此者甚多。"③据此，清初血吸虫病也许在南昌、新建一带有过流行。鄱阳湖地区存在血吸虫病有确切记录的是在1909年，当年美国医生兰白悌首次证实九江地区存在血吸虫病人，1910年泰勒在九江检查66个病人，发现16人为血吸虫病人。④ 从上述史料中可初步断定，历史上唐初、清初、清末血吸虫病在鄱阳湖区曾在一定范围流行过。

二是家谱资料。从家谱资料看，清中期以后血吸虫病在鄱阳湖区有一定程度的流行。余江马岗岭南麓的上、下黄村，其世祖于后周世宗时由福建迁入，逐渐发展到几百户人家，号称"上黄府，下黄县，乌钦底金銮殿"。清道光九年（1829年）编著的《下黄村宗谱》记云："吾族盛时，西南有街有市，屠沽具足，店货丰盛，东南有门有巷，巷门之外烟数十户，内二百余家。"清道光前后上、下黄村血吸虫病开始流行，至民国年间变成了著名的"寡妇村"。⑤ 光绪年间余江《西畈吴氏宗谱》记载：该村先祖吴塘因元末避乱定居"西畈"，后又将其孙分居杨家车等村。吴氏谱文记曰："杨溪之景，前临大河，后倚修竹，左湾深潭，右峙湖山，杨柳成荫，溪水长流，土地近为数十亩，万事无虞，居此相聚。"至明末，由一户发展到几十、几百户，说明清初以前此地没有血吸虫病的危害，若有，就难以创家立业，繁衍后代，由渐盛到大盛。清乾隆时各村开始衰落，"杨溪之地竟为名存而实异焉。有心者感

---

① 王焘：《外台秘要》第28卷《五蛊方》，转引自《江西中医药》1956年第1期，第13页。

② 翁藻江：《医钞类编》第9卷，第34页，转引自《江西中医药》1956年第1期，第12页。

③ 喻昌：《郭台尹血蛊将成案》，转引自《江西中医药》1956年第1期，第11页。

④ 江西省卫生志编纂委员会：《江西卫生志》，黄山书社1997年版，第112页。

⑤ 江西省政协文史资料研究会：《江西文史资料——送瘟神纪实》第43辑，江西人民出版社1992年版，第2页。

其衰盛不忍，前人创造之业，尽付之东流，而没其所自也"。至光绪年间则"人丁衰弱已极"。人们不知人丁衰极之原因，而归咎于伤害龙脉，故于光绪二十年（1894年）合族公设禁约："大石岭，细石岭，因开厂卖石，凿矿甚多，伤害来灵大脉，并合族福命有关，以致族间人丁衰弱已极，言之痛心寒胆，故合族公约，以后永远不准再凿此山岭之岩石出卖，倘有不良分子破坏此禁令，合族处罚重办。"[1]从上、下黄村和杨家车村、西畈乡的情况看，各地血吸虫病流行时间大致在清中期以后。

三是访谈材料。访谈材料也说明，清中期以后血吸虫病曾在鄱阳湖区有一定的流行。据新中国成立后回顾性的调查材料，鄱阳湖区各县市血吸虫病流行年代追查情况见表2—1。[2]

表2—1　　　　鄱阳湖地区各县市血吸虫病流行年代追查情况

县别	大概流行年代	调查方式	根据
南昌县	约100年前	访问	据五丰乡严村的调查，有老农说：100年前有700余户，2000多人，至今只有26户120人；76岁的蔡婆婆说，她的祖父也是"泡肚子"死的。
瑞昌县	约90年前	访问	老农说：水路乡龙村清朝同治年间（约1865年）有300多户近2000人口，群众称龙家寨，以后逐渐衰败至1956年剩24户84人且其中大部分得上了血吸虫病。
永修县	约70年前	访问	有70多岁的老农说：当他们还是小孩时亲眼见过不少患大肚病的人死亡。
德安县	约70年前	访问	老农说：洞宵徐大屋村60年前有100户，以后死亡增多，现只有33户。

[1]　江西省政协文史资料研究会：《江西文史资料——送瘟神纪实》第43辑，江西人民出版社1992年版，第2页。
[2]　中共江西省委除七害灭六病总指挥部办公室：《江西省防治血吸虫病资料汇编（1952—1958）》，1959年编印，第5—7页。

续表

县别	大概流行年代	调查方式	根据
星子县	约 60 年前	访问	老农反映：五里乡交通社易胡家湾 50 年前住有胡、郑、易、宋、夏、陈、徐七姓 400 多人，因"大肚病"死人甚多，至 1949 年剩两姓十多人。
九江市	约 60 年前	访问	据流行较早的茅山头 72 岁的老太婆说：茅山头一直是块败人的土地，她 7 岁来到这里，当时住有 48 户 300 多人繁荣的村庄，不久就有了"水蛊病"，人口死亡越来越多，村子衰败下来，以后外来的人也都不断死亡。
都昌县	约 100 年前	访问	据疫区老人的回忆，至少可追溯至清代中叶。①
波阳县	约 100 年前	访问	乐亭乡 84 岁老人说，他父亲就是死于"大肚子病"。童屈村 77 岁老人说，当她到童屈村做童养媳时即有"大肚病"死亡。
余干县	约 100 年前	访问	后湖乡西堰村老人说，此地百年前有 400 多户 1900 多人，盛产茶、麻、棉、稻谷、大豆和其他天然副产品，人民富裕，后因"大肚病"逐渐出现死亡。至今留下 49 户，大多是"大肚病"人。
进贤县	90 年前	访问	据疫区老人回忆，从清咸丰八年（1858 年）以后，官溪村、金坑村、健武村在血吸虫病的危害下开始由盛转衰。②
彭泽县	约 120 年前	访问	据老人回忆推测，血吸虫病流行年限逾百年。③
湖口县	约 60 年前	访问	在湖口，据该县老中医沈棣初听长辈的传说，约 60 年前，在湖口舜德皂湖一带血吸虫病已流行。④

① 都昌县地方志编纂委员会：《都昌县志》，江西人民出版社 2009 年版，第 412 页。
② 进贤县地方志编纂委员会：《进贤县志》，江西人民出版社 1989 年版，第 512 页。
③ 彭泽县地方志编纂委员会：《彭泽县志》，新华出版社 1992 年版，第 400 页。
④ 湖口县政协文史资料研究会：《湖口县文史资料选辑》第 1 辑，1985 年编印。

续表

县别	大概流行年代	调查方式	根据
高安县	约130年前	访问	灰埠乡朱家村68岁的朱切泉老农说：他小时候常常听到他公公说甘、余、漆等村一向出"大肚子"。又华阳乡68岁的刘先行老农说：很早就听前辈说南城、北城、樟许出"大肚病"。
安义县	约130年前	分析民谣	黄洲乡黄堰村民说：百年以前是枝花，密密麻麻上百家。百年之后传病害，人亡家破剩五家。龙津镇民谣：用了堤堰水，泡肚哩泡身体，台山港湾湾，泡肚哩送上乌龟山。
奉新县	约100年前	访问	群众反映百年来一直流传一首歌谣：吃了黎堰水，泡肚泡十里，十里转个弯，泡肚里送上乌龟山。
丰城县	约60年前	访问	据血吸虫病危害最重的白富乡傅家村61岁老农傅元则及64岁杨仙花说，该村宣统元年（1909年）很兴旺，有一百几十户1000余人，劳动力400余个，由于东头高甫的衰败很快蔓延到傅家，因为高甫衰败地多人少又肥沃，傅家人很多至高甫耕田，也跟着败下来。
万年县	约128年前	访问	据白家坂杨家老年群众回忆，100多年前的杨家村发过人瘟，询问当时情况不是十分清楚，唯杨母说，听说吐血而死的人很多。
万安县	约70年前	访问	老农说：韶口乡夏坪村80年前为纵横三四里的大村庄，有歌词说："纵横数里大村庄，天晴下雨又何妨？人寿年丰好风光，鱼米之乡算夏坪"。可是至今仅有32户。

上述三种材料说明，历史上鄱阳湖区血吸虫病曾经有过流行，流行主要集中在三个时间段，一是唐初，二是清初，三是清道光年间以后。

二　民国以前鄱阳湖区血吸虫病对人类的危害不大

认真分析史料，我们基本上可以断定，民国以前鄱阳湖区域血吸虫病虽有流行，但对人类造成的危害远不如民国初年以后的危害大。其理由主要有：

首先从材料本身看：

第一，唐初的医书只是提到了"病此者甚多"，并未对"蛊症"造成的严重危害加以记录。血吸虫病被称为"瘟神"，是人类历史上危害性最大的传染病之一，如果有严重的流行，必将造成人口的大量死亡，给人类留下深刻的灾难记忆。医书资料没有提及"蛊症"造成了人口大量死亡，说明此种"蛊"病可能不是血吸虫病，或者并没有严重流行。清初医家翁藻江和喻嘉言尽管都是江西人，但有专家考证，翁和喻所指"病此者甚多"的地区是东南沿海一带，而不是江西。[①]确诊鄱阳湖地区存在血吸虫病的是 1909 年，已经是民国的前夜。

第二，家谱资料的确可以说明，余江县上、下黄村和杨家车村、西畈乡在清道光、光绪以后出现了人口大规模减少现象，这有可能是由血吸虫病造成的。但类似的家谱记述数量极少，联系到后文提到的清中期鄱阳湖地区人口增加的情况，不排除是某些村落和家族的个别现象，而不是鄱阳湖地区的普遍现象。

第三，访谈材料对血吸虫病流行情况的描述比较翔实具体，对血吸虫病造成的危害描述得比较严重。但访谈材料是回顾性调查材料，其依据大都是当事人根据"听说"、"传说"、"听老人讲"、"民谣"、"回忆"等，是当事人依据这些，回忆 50 至 100 年前的事情，加上当时调查者功利性的调查引导，因此，访谈材料真实性和准确性值得怀疑，还需要进一步考证。也就是说，清道光年间以后鄱阳湖区血吸虫病对人类造成的危害，并不一定像访谈材料所描述的那样严重。

第四，从官方文献来看，民国以前没有发现有关于血吸虫病在鄱阳湖区域流行的记录。《实录》是历代官修的每代皇帝在位时期的大事

---

①　李蔚普：《祖国医学文献中有关血吸虫病的证候和治疗的记载》，《江西中医药》1956年 2 期，第 62 页。

记。"实录"记录的内容包括引起中央政府和地方政府高度重视的政治、军事、经济、灾祥等方面的大事。包括地方官员对事件起因、发展、影响、处理措施等情况的汇报，帝王、中央政府官员对事件处理的指示和意见等。对王朝社会稳定造成较大影响的事件，在《实录》中都能找到。但通查《明实录》、《清实录》，未发现江西地方官员有关于江西血吸虫病流行的奏折，也未见帝王、中央政府官员针对江西血吸虫病有任何指示和意见。这说明，明清时期鄱阳湖区域的血吸虫病并不严重，还未严重到引起官方系统注意的程度。①

　　第五，从民国以前地方志书记录来看，也未发现民国以前有血吸虫病在鄱阳湖区流行的记录。民国以前的地方志包括明清时期修的江西省志和各府、州、县志等，是由地方社会人士编修的全面记载某一时期某一地域的自然、社会、政治、经济、文化等方面情况的书籍文献。明清的地方志都有专门的"祥异"部分，详细记述当时地方发生的天文、地理、动物、植物、气候等方面的异常情况，大凡地震、水旱灾害、疾病流行等都会有记录。但通查明清时期各朝代编修的江西省志和各府、州、县等地方志，均未发现有关于鄱阳湖区域的血吸虫病流行的记录。可证明清时期鄱阳湖区域的血吸虫病亦未严重到引起地方社会关注的程度。②

　　第六，从墓志铭情况看，未见因"血吸虫病"的病逝者。墓志铭是存放于墓中载有死者传记的石刻。墓志铭是叙述逝者的姓名、籍贯、生平事略，对逝者一生进行评价的一种文体。死者在世时无论是持家、德行、学问、技艺、政绩、功业等，都浓缩在墓志铭中，是逝者个人的历史档案。有的墓志铭会提及逝者的死因，据《明清时期江西墓志铭》，均未发现有墓主因"血吸虫病"症状而死亡的记录。③

　　第七，现有研究成果也表明民国以前血吸虫病对人类造成的危害不大。据余新忠《瘟疫下的社会拯救：中国近世重大疫情与社会反应研究》、《清代江南的瘟疫与社会——一项医疗社会史的研究》和张剑光《三千年疫情》等研究成果，近世经常发生、规模较大、对社会影响较

---

① 中华书局 1986 年版的《明实录》和中华书局 1986 年版的《清实录》。
② 据笔者粗略查阅明清各代江西地方志而得。
③ 陈柏泉：《江西出土墓志选编》，江西教育出版社 1991 年版。

为严重的 10 种瘟疫是：鼠疫、天花、麻疹、水痘、霍乱、伤寒、痢疾、烂喉痧、白喉和疟疾等，不包括血吸虫病。[①]

其次，从上述历史上血吸虫病流行三个时间段江西人口发展情况看：

众所周知，血吸虫病是死亡率极高的传染性疾病，血吸虫病肆虐过后，疫区往往人亡村毁，人口大量减少。血吸虫病不仅直接夺去许多人的生命，而且病人往往："男的大肚不生崽，女的大肚不做娘。"[②] 造成极低的人口出生率。因此，考察一个地区血吸虫病的危害程度，人口的增减是一个重要的依据。

第一是唐初。据有关统计资料，隋大业五年（609 年）至唐元和十五年（820 年）的 200 年间，江西总人口增加 3.42 倍。其中增加最快的是鄱阳湖区洪州、饶州、江州、抚州，分别为 6.58 倍、2.56 倍、2.35 倍、2.27 倍。[③] 如果湖区血吸虫病严重的流行，唐初鄱阳湖区人口不可能出现这种迅速增长的情况。

第二是清初。清初鄱阳湖区人口增长非常快。据有关史料，沿湖地区人口由清初 306 万增加到咸丰元年（1851 年）的 634 万，增多 300 余万，[④] 在速度上大大超过省内其他地方。南昌、新建二县都超过 10 万人，是人口最稠密的地方。[⑤] 清初以后鄱阳湖区能够出现人口迅速增加的情况，说明此时血吸虫病对鄱阳湖区没有造成过大的影响。

第三是清道光年间以后。1840—1918 年江西人口发展比较稳定。1840 年为 2443.8 万人，1918 年为 2756 万人，78 年间人口增加 312.2 万人，平均每年增加 40000 人，[⑥] 尽管由于太平天国等因素的影响，人口年增长率较低，但毕竟没有出现像民国年间那样的大规模负增长的情

① 余新忠：《瘟疫下的社会拯救：中国近世重大疫情与社会反应研究》，中国书店出版社 2004 年版；《清代江南的瘟疫与社会——一项医疗社会史的研究》，中国人民大学出版社 2003 年版；张剑光：《三千年疫情》，江西高校出版社 1998 年版等。

② 南昌市地方志编纂委员会：《南昌市志》，方志出版社 1997 年版，第 444 页。

③ 马巨贤：《中国人口》（江西分册），中国财政经济出版社 1989 年版，第 37 页。

④ 许怀林：《江西历史上的经济开发与生态环境互动变迁》，《农业考古》2000 年第 3 期。

⑤ 参见梁方仲《中国历代户口、田地、田赋统计》，上海人民出版社 1980 年版。

⑥ 尹承国：《论 1840—1949 年江西人口发展的几个问题》，《江西财经学院学报》1986 年第 4 期。

况。据有关资料，江西人口 1918 年为 2756 万人，到 1949 年减少为 1310 万人，30 年间人口减少 1000 余万。[①] 尽管民国江西人口减少有多种原因，但血吸虫病流行是重要原因之一，这也可证实清道光以后血吸虫病流行的危害没有民国时期那么大。

第二节　人对虫认识无知、防治无策

在民国以前的湖区的生态系统中，人类对血吸虫还缺乏认识，还不知道什么是血吸虫，人类与血吸虫的关系，完全处于"听天由命"状态。当时，鄱阳湖区人类生产主要以农业和渔业为主，由于生产劳动技术和能力低下，人类还不可能对自然环境施加太大的干预，更谈不到通过改造环境来防治血吸虫病。

一　普通民众对"血吸虫病"缺乏认识，防治"瘟神"的主要措施是求神拜佛

史料记载，民国以前鄱阳湖区人们根本不知道什么是血吸虫病，也不知道怎么防治血吸虫病。清朝时期德安民间把得"大肚子病"或"水鼓病"的原因归之为"风水不好"、"命里注定"。[②] 余江荐头村民众认为得"大肚子病"是由于"风水不好，门楼的方向错位"和"挖官圳，伤了龙脉，从此鸡不啼，狗不吠，荐头村交上了厄运"。[③] 丰城傅家村流传人得"大肚病"是"大肚鬼作怪"，是要发"人瘟"。[④] 余江蓝田畈的人认为得大肚子病是因为人吃了狮子岩的水，狮子岩乃是"仙狮"，因凿岩引水，伤害了它，流出血水，使人得大肚病。既然是

---

① 尹承国：《论 1840—1949 年江西人口发展的几个问题》，《江西财经学院学报》1986 年第 4 期。

② 江西省政协文史资料研究会：《江西文史资料——送瘟神纪实》第 43 辑，江西人民出版社 1992 年版，第 25 页。

③ 同上书，第 64 页。

④ 宜春地区卫生志编纂委员会编：《宜春地区卫生志》，新华出版社 1993 年版，第 143 页。

"仙狮"要人得大肚病，因此神仙也难医。① 此类史料比比皆是，说明人们对血吸虫病缺乏正确认识。

江西民间自古以来就有"信巫不信医"的传统。宋代曾敏行《独醒杂志》称："江西之俗，尚鬼信巫，每有疾病，未尝亲药饵也。"② 这种民俗一直流传至明清时期。由于对血吸虫病缺乏科学认识，在"瘟神"带来的恐怖现象的驱动下，有着"信巫不信医"传统的人们，很自然地沉溺于封建迷信之中。采取的应对方法通常是求神拜佛。一份关于余江疫区的材料提到：当人们看到"狮子岩以下几十个村庄，原来人丁兴旺，土地肥沃，后来由于血吸虫瘟神肆虐，日渐凋零，大片庄稼被毁，良田荒芜"时，"人们不解其故，纷纷求天保佑，求神保佑……在狮子岩以下方圆十几里地，建造了赵家庙、安山庙、下张庙、马岗庙、龙岗庙、胡家洲庙、万民安庙、保安寺等十几座庙宇。大凡有人生了大肚子病，都要到各个庙宇去拜菩萨烧香"。③ 被恐惧和神道势力牵引的人们，纷纷聚集在庙宇中，虔诚地进行各种求神拜佛的仪式，希望借助鬼神驱除瘟神，以保平安。在典型疫区民众应对"瘟神"方法，是举行各种各样的"祭瘟送瘟"活动。这种活动主要有三。

一是"祭港"。在余江县狮子岩地区，人们认为得大肚子病是因为喝了狮子岩的血水、锈水。水属龙王管辖，所以老百姓只有求龙王把坏水冲走，才能保佑万民平安。"祭港"那天，道士在患者家中设坛念经，画符作法，然后赴白塔河狮子岩祭港。"祭港"的队伍由村里某位长者举"三角鱼鳞旗"为先导，肩扛"神铳"（三眼直铳枪）者紧随其后，接着是扛着三牲祭礼的，然后是敲锣打鼓的（8至10人），道士尾随其后。到了狮子岩，白塔河边已停好一条船，祭港人员依次上船。船至河中，道士宣布宰猪杀鸡。宰猪杀鸡者头系红布，上身赤裸，宰杀猪、鸡后，将其血洒在河中，道士喃喃念咒，其他人均跪于船舱。祭毕，又返回患者家中念经作法，据说如此病人便可平安无事。这种风俗

---

① 江西省政协文史资料研究会：《江西文史资料——送瘟神纪实》第43辑，江西人民出版社1992年版，第73页。

② （宋）曾敏行：《独醒杂志》卷2，上海古籍出版社1986年版，第13页。

③ 江西省政协文史资料研究会：《江西文史资料——送瘟神纪实》第43辑，江西人民出版社1992年版，第74页。

从清朝一直延续到民国。①

二是"出神"。在余江蓝田，每年农历十月初六胡家庙都要举行所谓的"出神"活动。届时，人们把庙里的菩萨请出来出游，到各处去驱赶妖魔鬼怪，称为"出神"。"出神"时，"金刚"们抬着胡家庙里的大小菩萨游村串户。神道们走在队伍的前列，他们敲打着所谓的"法器"，口里念念有词，众人吹吹打打。神道们宣称："出神"是"为百姓消灾除难"，否则人们都要遭灾受难，要求各村各户有钱出钱，有力出力。凡是需要"消灾除难"的村或户，都要提前做好准备，当菩萨到达时，立即"进香献贡"。②

三是"叫魂"。在宜春，人们得了大肚子病，被认为是撞上了恶鬼，魂魄被惊散或被摄走，必须把魂魄叫回来病才会好。因此病家都会请和尚道士做法事。和尚道士一般在夜里施行法术，先在病人家里摆好三牲、香烛、纸钱，在法像前念经咒，唱神名。之后，和尚道士带领一两个病人家属及几位敲锣打鼓的人，偃旗息鼓出门，名为"出师"，即和尚道士带领神兵神将去为病人追魂。行至三岔路口，和尚道士口念咒语，令神兵神将四处追查，名为"追魂"。发现路边昆虫之类的小动物，迅速抓住，据说这样就捉住了病人的魂魄。魂魄捉住后，一行人返回，边走边喊病人的名字，"某某，回来呀"，其他人则回答"回来了"，并敲锣打鼓。到病人家里后，道士将捉到的小动物放入小罐中，用红布封住，放在病人床头，称为"归魂"。③和尚道士宣称如此做了，大肚子病就会好。

由上述可见，民国以前民间对付"瘟神"的办法主要是依靠"神汉巫婆"，没有出现像新中国成立后那样为消灭钉螺而大规模改造环境情况，因而对环境没有造成任何影响。现代医学表明，血吸虫病是由于血吸虫寄生在人体之内而引起的传染性疾病，钉螺是血吸虫的中间宿主，血吸虫主要是通过疫水传染到人的。"使用药物杀死人体之内的血

---

① 江西省政协文史资料研究会：《江西文史资料——送瘟神纪实》第43辑，江西人民出版社1992年版，第75页。

② 上饶地区革委会政治部文化组、余江县革委会政治部宣传组：《蓝田春秋》，江西人民出版社1973年版，第28页。

③ 郑晓江：《中国辟邪文化大观》，花城出版社1994年版，第56页。

吸虫"、"消灭钉螺"、"避免与有螺水体接触"是防治血吸虫病的有效办法。从科学的角度看，上述种种"求神拜佛，祭瘟送瘟"活动与有效防治血吸虫病是背道而驰的。它不仅把人们防治血吸虫病引向歧途，而且还会耽误了病人治疗疾病的时间，加剧病人病情。可见，人对血吸虫不会造成任何威胁。

二　传统中医对"血吸虫病"处于"无知"状态，对"瘟神"无可奈何

在血吸虫瘟疫横行时，真正能带给人们生存希望和心灵安慰的是医学，战胜瘟疫最终要靠医学的力量。中国传统中医在许多方面有自己的专长，但也存在不足，尤其是"对于现代公共卫生事业来说，它们缺乏病源理论，因而没有与流行病斗争的有效手段"。[1] 传统中医由于对血吸虫病认识的有限，对血吸虫病防治束手无策，诚如毛泽东诗句所说"华佗无奈小虫何"。

祖国医学文献中没有关于"血吸虫病"病名的记录。记录的五蛊、水毒、蛊痢、蛊胀、水胀、血蛊、鼓胀、水症、水瘕、单腹胀、石水、水蛊、水注、蛊注等病名，其症状包括了血吸虫病的主要症候。但这并不是说中医书里的所有这些病症都是现代的血吸虫病，其中可能包括血吸虫病、肝吸虫病、肺吸虫病、黑热病、部分肠寄生虫病以及性病等。严格来说诊断一个血吸虫病人，必须在显微镜下看到虫卵才能确诊。古代中国医学缺乏显微镜技术，因而不可能准确地诊断血吸虫病。[2]

古代中国医学文献关于"蛊毒"的病原病理理论，有三种代表性观点：一是毒虫说，二是渔盐积热说，三是脾亏气虚说。[3] 如千金方认为"凡蛊毒有数种，皆是变惑之气，人有故造作之，多取虫蛇之类，以器皿盛贮，任其自相啖食，唯有一物独存者，即谓之蛊，便能变惑，随逐酒食，为人患祸"。明末清初江西名医喻嘉言在治疗郭台尹血蛊的

　　① 布莱克：《比较现代化》，上海译文出版社1996年版，第353页。
　　② 张赞臣：《祖国医学对血吸虫病方面的认识》，《江西中医药》1956年第8期，第394页。
　　③ 李蔚普：《祖国医学文献中有关血吸虫病的证候和治疗的记载》，《江西中医药》1956年第2期，第62页。

医案中说："血蛊……所以然者，东海擅渔盐之饶，鱼者甘美之味，多食令人热中……气热则结，而血则不流矣。于是气居血中，血裹气外，蛊蟠腹中，又如附赘，一似妇人受孕者然。"朱丹溪在其医书中云："单腹鼓胀乃脾虚之甚……所谓正气虚不能运行，浊气滞塞于中。"众所周知，血吸虫病病理是血吸虫虫卵入水孵出毛蚴，通过钉螺繁殖成尾蚴，尾蚴进入人或动物的皮肤后，寄生在终宿主的血管、肝脏、肠系静脉等部位而引起的疾病。可见，无论是千金方把"蛊毒"症的病源归于人的"故造作之"，"随逐酒食，为人患祸"，还是喻嘉言归之于食"咸鱼"，还是朱丹溪归之于"脾虚之甚"，显然都没有正确认识血吸虫病的病原病理。

据明清时期江西医人喻嘉言、翁藻江等人的著述，当时江西等地对于"蛊毒"的防治办法大致有杀虫、吐下、逐瘀、逐水、扶正等措施。[①] 所有的这些防治措施，显然都是针对病人本身。现代医学表明，血吸虫病是环境病，传染源、钉螺、有尾蚴的疫水是血吸虫病流行的三大主要因素，如果不注意环境因素的改变，消灭钉螺，即使血吸虫病个体病人治好了，只要流行的环境因素依然存在，病人还会"重复感染"。祖国医药文献中提到的"蛊毒"防治方法，主要是针对病人本身，并未涉及通过改造环境来防治血吸虫病。因此，人们用来防治"蛊毒"的种种方法，对血吸虫病的防治效果不大，当然，对自然生态环境也不会造成任何影响。

三 生产力水平还不足以对血吸虫和环境造成过大影响

在自然生态系统中，生态系统之所以能保持相对的平衡稳定状态，是由于其内部具有自动调节能力。自动调节能力是有限度的，外力干扰超过限度，就会引起生态平衡破坏。造成生态平衡破坏的原因有自然灾害，也有不适当的人类活动。人类对自然环境的作用不当，往往会引起生态环境失衡。民国以前，鄱阳湖区域还处在农业文明发展阶段，农业是湖区的主要产业，由于生产力发展水平低下，人类对自然环境造成的

---

① 李蔚普：《祖国医学文献中有关血吸虫病的证候和治疗的记载》，《江西中医药》1956年第2期，第62页。

影响小，多数情况下生态系统可以自行修复。

　　生产工具是人们用来影响和改造自然环境的物质条件，生产工具的发展水平，是人类控制、改造自然能力的尺度，是社会生产力发展水平的物质标志。史料记载民国以前江西的农业生产工具没有丝毫的进步，广大农村"农之事具，耖田为牛，平田为耙，为荡，为碌碡，起土为锹，挖土为锄，为铁耙，耘禾为耘禾耙，灌田为水车，灌平田为牛车，巨轮旋转，一车可灌数十亩，打稻为禾斛，割禾为镰，扇谷为风车，晒谷为堵帘，簸米为筛，舂米为碓，耷米为木槵"。① 可见近代江西农民依然是拿着几百年甚至是几千年前的生产工具进行农业生产，农业生产动力完全依靠人力和畜力。在这样的生产力水平下，要对自然环境施加大的干预和影响是不可能的。

　　水稻是民国以前鄱阳湖地区的主要农作物。当时江西的水稻耕作制度和劳动技术与千百年前基本一样，没有丝毫改变。依然是同样的老式犁翻地，所有的农民都是按阴历同一节令以完全一样的方法做同样的耕作。具体的操作技术，如田间的栽禾、割禾、耘禾、打禾等都很落后。何德刚记载光绪年间抚州乡村耘禾的情况说："有跪而手耘者、有立而足耘者、有用铁齿耙推而耘者。"用手耘，"黄泥田土质太坚"，用铁齿耙耘，"恐铁齿损伤苗根"，用足耘，又"不够深度"。既费时间，工效又不高。② 可见，民国以前鄱阳湖区域生产技术水平低下，生产能源消耗小，废物排放少，环境污染轻，生产和消费中的环境外部性损失低。人类的力量还不可能克服自然环境的约束，更谈不到通过改造环境来防治血吸虫病。

　　施肥技术稍有进步，这在许多地方史志中都有反映。许多地方已经知道了各种农家肥料的功用，针对不同的土质、作物品种、生长期有目的地施予不同的肥料。如光绪抚州各县就很讲究施肥。在"耘禾时先将田水放干，撒以乌灰……用灰肥易起禾，可早获数日"③。民国以前鄱阳湖区域主要施用的是农家肥、绿肥等有机肥，没有化肥、农药的污

---

　　① 曾福善等：《余干县志》，同治十一年编印，第16—17页。
　　② 李文治：《中国近代农业史资料》第1辑，生活·读书·新知三联书店1957年版，第598页。
　　③ 同上书，第2页。

染。在这种情况下农业生产对水、土等环境因素不会产生任何不利影响，不会给环境带来污染。

由于生产工具和耕作技术落后，近代江西农业劳动生产率是十分低下的。何德刚《抚郡农产考略》记载清光绪年间江西农业生产率的情况是这样："早稻田……一夫之力，可种二十亩，一牛之力可三十亩。二遍稻田……人借牛以为力，一牛之力可七、八亩。"[①] 这里说的是在有足够牛力、农具和土地的情况下，一个农民的年劳动生产能力。但是由于农具和畜力的缺乏，土地制度的限制，农民的劳动潜力是不可能充分发挥的。这可以从近代江西农业经营规模狭小的状况中反映出来。据史料记载，晚清"江西省农业经营规模一律是很狭小的。其中面积最小者为三亩，最大的为二十六亩，平均面积约为八亩"[②]。光绪年间江西农民家庭平均为4.4口人，至少有一个壮劳力，[③] 其余人口经常在田间帮助工作，经营8亩土地，其劳动生产率不可不谓低下。江西水稻亩产量早在明代时就已达到了平均280市斤的水平，至清中期依然停留在这一水平。光绪年间，江西重要农业区域抚河平原水稻的单产量：早稻"上田亩收三石有奇，次者三石"；晚稻"上田亩收谷四石，中田三石，下田二石"；糯谷"……亩收三石"。[④] 可见，抚河平原水稻的单产量普遍为3石左右，除了满足家庭消费，基本上没有多余的财力、物力去改造自然。在这样的生产率和生产量水平下，人与自然的关系只能处于"听天由命"状态。

民国以前，湖区农业是在一家一户为生产单位的自给自足自然经济条件下进行的，而单个农户无法对大的自然环境进行改造，加上农业文明对自然环境的敬重，所以农民一般不会大规模地改造自然。查阅史料，我们尚未发现民国以前湖区有通过大规模改变环境来防治"蛊症"的记录，相反倒是发现有通过保护环境来防治"蛊症"的做法。如

---

① 李文治：《中国近代农业史资料》第1辑，生活·读书·新知三联书店1957年版，第634页。

② 同上书，第624页。

③ 经济部江西农村服务区管理处：《江西农村社会调查》，1938年编印，第18页。

④ 李文治：《中国近代农业史资料》第1辑，生活·读书·新知三联书店1957年版，第755页。

《婺源县志》载清初"在婺源岩下横亭一带，遂有蛊症发生，死亡众多，田地荒芜，十室九空"。认为"此乃取石烧灰破坏龙脉以致人畜不旺鸡犬不宁"而引起，采取的应对之策是，设"保龙局以保龙脉，禁采石烧灰，使人畜安宁，此乃始于清康熙乾隆年间，后因有人逐渐越禁，才于光绪六年重申严禁"。[①]余江杨家车村，光绪年间"人丁衰弱已极"，到了"言之痛心寒胆"的地步。人们不了解人丁衰弱的原因，而归罪于伤害了龙脉，因此"合族公约，以后永远不准再凿此山岭之岩石出卖，倘有不良分子破坏此禁令，合族处罚重办"。[②]这样的防治措施，尽管效果有限，但不仅不会破坏环境，而且有利于保护环境。

第三节　环境变化未受虫、人关系影响，基本按自身规律演化

明清时期，鄱阳湖自然生态环境处于相对平衡时期，环境虽然出现了一些失衡现象，但并未受虫、人关系影响，生态系统基本上是按自身规律演化，还未出现严重失衡现象，处于可修复阶段。从这个意义上说，民国以前，在鄱阳湖区人、虫、自然环境构成的生态系统中，各生态要素基本处于平衡和稳定状态。

一　民众趋向在鄱阳湖区定居生活，而不是逃避

正如第一章所述，鄱阳湖地区的自然环境和人民的生产、生活方式大大地增加了湖区居民感染血吸虫病的机会。如果明清时期鄱阳湖区有血吸虫病大规模流行，那鄱阳湖地区必然会出现民国时期那样的一系列奇特的生态景观。到处分布着"棺材田"、"绝户村"、"寡妇村"，出现严重荒凉景象。而且血吸虫病导致的环境污染会造成这一地区的人们对未来生活的恐慌，这个社区就会变成一个让人恐惧、逃避的地方。但考诸明清时期的鄱阳湖地区的史料，我们看到的却是另一番景象。

---

① 中共江西省委除七害灭六病总指挥部办公室：《江西省防治血吸虫病资料汇编（1952—1958）》，1959年编印，第4页。
② 江西省政协文史资料研究会：《江西文史资料——送瘟神纪实》第43辑，江西人民出版社1992年版，第2页。

据史料记载，明清时期鄱阳湖地区人口增长非常快，从乾隆四十七年（1782年）到咸丰元年（1851年）的70年间，江西全省人口增加了600余万；而湖区由306万增为634万，增加了300余万，在速度上大大超过省内其他地方，因而在全省人口中的比例由17.4%上升至26.1%。南昌、新建二县人口都超过10万人，是人口最稠密的地方。①随着人口的增加，湖区居民点大量出现和扩大。明人万恭在《筑五好碑》中写道："豫章北陬，黄溪渡而下，巨浸衍为平沙，非三壤故疆，生齿日繁，则与水竞利，夺而成壤"，"内成田以数十万，跨南（昌）新（建）二邑，属之粮以万计。"②乾隆时期的江西巡抚陈宏谋曾论述道："近湖之地，势与水平，民间筑有好堤闸坝以资捍卫，堤内之民田庐舍，烟火万家，每遇水发，全仗好堤闸坝周围坚固，始保无虞。"③同治新建县黄白湖一带"田皆故湖也"、"高者成田……环湖而居者数千家，竹树掩蔼，若在画图中"④。圩堤围垦的兴起，新的居民点的出现，说明明清时期鄱阳湖区域血吸虫病对当地人民还没有产生严重的危害，或者说还没有严重流行。

二　人类在湖区与水争田，通过兴修圩堤改善了湖区的生态环境

血吸虫主要是通过疫水等环境因素传染到人和畜的，水是血吸虫病传染的必要条件，离开了水，血吸虫就不能生存和发育。鄱阳湖地区水网密布，有螺草洲分布广泛，水文水力非常有利于血吸虫病疫情扩散。明清时期鄱阳湖区域人们频繁地在水中围湖筑圩，与水争田，说明当时鄱阳湖区的水并没有成为疫水，人与水的关系处于正常状态，湖区血吸虫病并没有大规模流行。

据光绪《南昌县志》载："南昌圩堤自明代已增至一百三十余所"，至光绪年间"官圩共计八十九所……民圩共计二百二十六所"⑤。同治《进贤县志》载：进贤之"北乡皆借场成田"，"逼近鄱湖，地势较低

① 梁方仲：《中国历代户口、田地、田赋统计》，上海人民出版社1980年版。
② 万恭：《筑五好碑》，乾隆《南昌县志》卷60《艺文碑》。
③ 席裕福：《皇朝政典类纂》卷41《水利4》，台湾：成文出版社1969年版。
④ 俞均：《黄白湖田则碑记》，同治《新建县志》卷75。
⑤ 江召棠：《光绪南昌县志》卷6《河渠中》，光绪三十三年修1919年刊本。

处，每遇春夏淫雨连绵，河湖水涨即被漫溢。向于较低处，设有好堤以资捍卫"①。道光《新建县志》载：万历十四年（1586 年）水灾过后，新建县重筑和新修圩堤计 174 所，万历三十五年（1607 年）再发大水，再次重修圩堤 116 所，全长共计 20 万丈。清乾隆三十五年（1770 年），新建县又维修旧圩或增筑新圩，大小共计 85 处。② 同治《鄱阳县志》载：明朝嘉靖年间鄱阳县维修加固的圩堤有南湖圩等 12 所，到清朝时期圩堤继续增多，同治年间鄱阳县新增的圩堤有 15 所。③ 据同治《余干县志》，明朝万历以前余干县修筑的圩堤总计"二十四条，绵旦二百余里"。清朝以后，余干县圩堤继续增多，仅清乾隆年间余干县新修圩堤就达 25 条。④ 同治《星子县志》载：清朝星子县的黄浦湾圩、赵家圩、石山圩、殷家圩等九圩，"每圩护田庐，不下百余顷"⑤。建昌县（今永修），明嘉靖二十六年（1547 年）修筑了廖坊圩，万历三十六年（1608 年）又修筑了永兴圩的西堤，12 年后知县罗尚忠主持修筑了南堤，此后又"筑大小三圩"。⑥ 至光绪年间建昌县即使遇水之年，"有堤为之捍御乃可无患"。⑦ 德化县在清代修筑的圩堤主要有永安、同仁、水湖围、马骆、东城坂、新开渠和益公等圩堤，其中后面两圩为民众自筹修筑的。⑧

　　明清时期修筑圩堤的过程，实际上是人类把自然生态环境，改造成适合人类生存发展的生态环境的过程，圩田对生态环境有一种自稳态作用。如史料提到筑堤有利于改造圩区土壤环境，防止田地沙碛化。永修县的永兴圩"当西南两河之冲，万历戊申间连涝沙碛于田亩"，后在里人熊森的倡导下修筑西堤和南堤，才改变了这一状况。崇祯十六年（1643 年），东门堤由于"湖冲沙碛漫良田，害甚"，邑人熊士龙"愍

① 江璧等：《同治进贤县志》卷 5，同治十年刻本。
② 雷学淦：《道光新建县志》卷 12，清道光四年刻本。
③ 陈志培：《同治鄱阳县志》卷 4《水利》，同治十一年刻本。
④ 区作霖：《同治余干县志》卷 4《圩渠》，同治十一年刻本。
⑤ 曹征甲：《同治星子县志》卷 3《建置》，同治十年刻本。
⑥ 盛元：《同治南康府志》卷 6《建置二·水利》，同治十一年刻本。
⑦ 《光绪建昌乡土志》卷 3，光绪三十三年刻本。
⑧ 同治《九江府志》卷 5《地理·水利》。

然愿筑",其后"躬耕乃获"。① 修筑圩堤也有助于改善圩区水文环境,减轻水旱灾损失。南昌修筑富大有圩及水闸后,"江溢则闭以拒浸,湖滥则泄以平田,是膏腴之业也"。后人称赞该圩堤"成百余年未成之功,除百余年未除之灾。小民岁无涨溢之忧,家有饱食之仰"。② 圩堤的修筑也使圩区植被状况得到了很大的改善,进贤县梓溪圩"以堤上多植梓树而得名也"③;九江桑落洲堤"沿堤种柳,无虑数十万以护之"④。深植于堤中的树根与土壤紧密联结在一起成为护堤坚实的屏障,从而减少水土流失。现代医学表明:鄱阳湖区无垸内型疫区,一般在筑堤或围垦后3—5年,垸内钉螺逐渐自然灭亡,无新生螺出现,疫情随之减轻。也就是说筑堤或围垦在某种程度上有利于控制血吸虫病流行。⑤

三　人们热衷于在鄱阳湖的草洲和渔场上求生活,对草洲和捕鱼场所的争夺愈演愈烈

由于人口的增多,江西从宋代开始,就出现了垦种梯田的高潮,形成"江西良田多占山冈"的局面,广泛垦种梯田导致土壤流失日趋严重。到明清时期水土流失所带来的泥沙淤积于五大河下游,使鄱阳湖区草洲迅速增长,形成了湖区的大片草洲。明清时期鄱阳湖地区掀起了争相开发、利用草洲的热潮。以新建县三河草洲为例,据史料记载:"总计四十五洲,绵亘三百余里。洲之大小,自数里至六七十里不等。洲之价值,自数十金至千余金不等。东西两乡人民,世居洲侧,村落星落。洲之高者为田,食米于是乎出;洲之下者为港,鱼鲜于是乎取;洲之生荻草者,柴薪于是乎供。"⑥ 后经120余年的发展,到同治年间三河草洲已经向北扩展,面积差不多增加了1/3。对比乾隆十五年(1750年)刊《新建县志》草洲图和同治十年(1871年)刊《新建县志》草洲

---

①　陈惟清:《同治建昌县志》,台湾:成文出版社1989年版。
②　陈纪麟:《同治南昌县志》,台湾:成文出版社1989年版。
③　江璧等:《同治进贤县志》,台湾:成文出版社1989年版。
④　陈纪麟:《同治南昌县志》,台湾:成文出版社1989年版。
⑤　林丹丹等:《鄱阳湖区地理环境与血吸虫病传播》,《中华流行病学杂志》2002年第2期。
⑥　曹绳柱:《三河草洲图记》,乾隆《南昌府志》卷8《水利》。

图，原先相互独立的草洲已经连成一片。①

对渔场的争夺也愈演愈烈。据《都昌县余晃村余氏宗谱》记载，都昌县余姓与金姓、江姓之间，从清初开始发生了一场延续300多年的渔场争夺案。② 都昌县余晃村村前有祖遗"酬池湖"一口，坐落都昌、鄱阳两县交界处。据《都昌县余晃村余氏宗谱·府县公详》记载："酬池湖"为余姓产业，明初以来，余姓"在都邑完课水米46石，有册为凭，册载四至。水涨东至车门、南至连湖、北至相思桥，西至油水娄；水涸东至五港、南至狐狸池、西至沙嘴、北至屏池湖……凡水涨随水捕鱼"。鄱阳县金姓村庄，位于都昌县余晃村的对面，与余晃村相距2里许。金姓村村前有祖遗"明塘"4.8亩，在清以前"任由金姓取水灌田、捕鱼"。每年水涨之时，"酬池湖"和"明塘"同时与大鄱阳湖连成一片，如按"随水所至，管业所到"原则，两姓都可视对方水域为己方"管业"，捕捞范围必然发生交叉。纠纷最早发生在清康熙年间。康熙七年（1668年），"金、余二姓因争塘坝，屡酿人命"，星子县令根据余姓出示的"册载四至"，断定余姓在金姓村前水面有随水撒网捕鱼习惯，"金姓门首水面亦是余姓之业无疑"。根据这一判决，金姓在祖遗产业"明塘"中只能"照旧车水荫田，并不捕鱼"，"而酬池湖凡遇水涨，直至金、张、孙各姓门首，听余姓下网捕鱼"。此判决书下达后，金姓村人认为自己吃了亏，屡屡表示不服。再次发生纠纷是在清嘉庆七年（1802年）五月，"金、余两姓因牵网口角，复起衅端，争闹互诉上控至饶州府"。当月，饶州府做出判决：因金姓出示不了有关证据，而余姓则能提供承佃"酬池湖"并在都昌县完课的证据，"故将鄱阳金姓门首明塘四亩八分水面断归余姓捕鱼、荫田，酬池湖上首北盘洲以南概断官湖"。这里列举的只是个案，类似的情况在鄱阳湖区非常普遍。

清朝初期，地广人稀，农民在成片的草洲上割绿肥、采薪草和放牧都有极为宽裕的空间，离居住生活区较远的草洲，人迹罕至，多是处女草洲。据清朝康熙二十五年（1686年）《都昌县志地理卷》记载："惟

---

① 同治十年刊《新建县志》卷82《艺文·禀》，邸兰标《草洲七可怜通禀稿》。
② 《都昌县余晃村（曲江余氏）宗谱》，民国版。

南连新建，东界波阳，湖洲生草，堪以肥田，建邑以来，取之无禁，未有争端也"，但随着沿湖地区人口的不断增加，宗族势力之间争夺草洲的斗争也随之出现。最早的草洲纠纷始于清朝道光年间，之后纠纷愈演愈烈，最后发展为长年不断的宗族械斗，出现过不少严重的流血事件。据段氏宗谱记载，仅光绪年间，都昌段姓与鄱阳万姓双方发生的致命案件就有 4 起，死亡 14 人。[①]

草洲由于其丰富的草类腐殖质以及适宜的洲滩水位，成为血吸虫病易感地带。民国时期血吸虫病在鄱阳湖区严重流行，主要原因就在于鄱阳湖区广阔的湖滩草洲是血吸虫中间宿主——钉螺的良好滋生场所，草洲上活动成为鄱阳湖区人们感染血吸虫病最主要的途径。如果明清时期，鄱阳湖区有血吸虫病流行，那么湖区的草洲势必会成为血吸虫滋生的渊薮，湖区之水势必会成为疫水，鄱阳湖区势必成为人们避之不及的地方，而不会成为争抢的对象。明清时期鄱阳湖区域人们频繁地在草洲上求生活，对渔场的争夺也愈演愈烈，而湖区未见血吸虫病大规模流行，足见当时的人、虫、水、草关系处于相对稳定时期。

四　鄱阳湖地区生态演变，基本上是按自身规律进行，与虫、人关系无关联

从长时段视角看，鄱阳湖的自然环境特征基本保持不变：一是鄱阳湖的地形、地质和气候、流径等，基本保持不变。据同治《鄱阳县志》："江西各州之水，悉归鄱湖，而下长江。……鄱湖降水足、土壤肥。"[②] 二是"洪水一片，枯水一线"水位特征基本不变。道光《鄱阳县志》就提到鄱阳湖"春涨则与长江相接，水缩则黄茅白苇如平野"。[③]三是湿地生态系统与生物多样性基本不变。在鄱阳湖水体中由浅入深，呈环带状分布着种类繁多的水生植物，丰富的鱼类资源和两栖动物。湖滩草洲上生长有湿地植被，吸引大量的珍稀水禽到此越冬。鄱阳湖区分布有高等植物 75 科 350 余种、浮游植物 54 科 154 种、浮游动物 24 科

---

① 万振凡等：《清以来鄱阳湖区民间纠纷处理的历史惯性——以都昌、鄱阳两县为中心》，《南昌大学学报》2011 年第 1 期。

② 同治十一年（1872 年）《鄱阳县志》之《入湖之水》。

③ 道光四年（1824 年）《鄱阳县志》之《鄱阳湖图》。

112 种、软体动物 55 种、贝类 32 种、鱼类 25 科 122 种，在高等动物中有爬行动物 48 种、兽类 45 种、鸟类 51 科 280 余种，珍禽包括白鹤、白头鹳、白鹳、白枕鹤、灰鹤等，其中有 13 种鸟类被国际鸟类保护组织列为世界级的濒危鸟类。[①] 人们在河网交织的湖区栽培水稻，捕捞鱼虾，达到了较高的生产水平，"饭稻羹鱼"的经济特色和作为重要的粮食基地在汉代已初步确立，一直延续至新中国成立后。早期人类活动只能被动地适应鄱阳湖区自然环境变化。

　　当然，随着社会经济的发展，人口的增加，鄱阳湖地区也在逐渐出现一些生态失衡问题。魏佐国在《唐朝至清代鄱阳湖地区生态失衡及其成因探研》一文中指出：唐朝至清代鄱阳湖地区生态失衡的主要表现有四：森林植被急剧减少；江河湖泊严重淤塞；水旱灾害日趋频仍；异常气象屡见不鲜。[②] 而导致唐朝至清代鄱阳湖地区生态失衡的原因主要是生齿日繁，生态压力加大；盲目开发，致使水土流失；疏于管理，影响水利功能；以人类为中心，漠视生态平衡等人类对自然资源的不合理开发利用所致。也就是说唐朝至清代鄱阳湖地区生态失衡，主要是由于人类开发、利用湖区资源所致，同其他地区的生态环境变化情况和原因相类似，基本上是按自身规律进行，与虫、人关系毫无关联。

　　① 江西省档案局：《鄱阳湖开发历史进程及生态建设》，中国档案出版社 2010 年版，第 10—18 页。
　　② 魏佐国：《唐朝至清代鄱阳湖地区生态失衡及其成因探研》，《鄱阳湖学刊》2010 年第 6 期。

第三章

民国鄱阳湖区血吸虫病流行
及其对生态环境的破坏

民国时期由于水灾、战争、人口流动等因素加入，在虫—人—环境构成的"生态圈"中，血吸虫在生态系统中取得了明显优势，造成环湖地区血吸虫病大规模流行。一方面，由于血吸虫病流行，湖区自然生态系统大致保持了原生态状态。但另一方面，对人类来说，湖区却成了"绿水青山枉自多，华佗无奈小虫何"之地。民国年间血吸虫对湖区环境造成严重污染和破坏，传染源、疫水和疫区比比皆是，土、草、田、地受到严重污染；血吸虫也严重危害人类的生命、生育、生长、生活、生趣和生产，"绝户村"、"寡妇村"、"棺材地"纷纷出现。湖区成了"千村薜荔人遗矢，万户萧疏鬼唱歌"的人间地狱。

第一节　民国鄱阳湖地区血吸虫病流行因素

应该说血吸虫病在鄱阳湖地区流行的潜在因素自古以来一直存在，这些因素包括传染源和钉螺的广泛存在，有利于钉螺和血吸虫生存繁衍的自然生态环境以及由鄱阳湖地区自然环境决定的湖区人民的生产、生活方式等。民国年间鄱阳湖地区又出现了洪灾、战争、人口流动以及人类对鄱阳湖开发等因素，正是因为这些因素的加入，最终导致血吸虫病在鄱阳湖地区大规模流行。

一　洪灾因素

民国时期由于水利失修，河堤溃决，江西成为十年九灾的洪灾省份。一次次水患都以空前规模发生，给社会酿造了一幕幕惨绝人寰的悲剧，带来了严重的生命财产损失。俗话说"大灾之后必有大疫"就是其中道理。事实上，血吸虫病流行便与水灾有着极为密切的关系。

民国时期，江西省局部性水灾几乎连年发生，而大水灾或特大水灾差不多平均两年就有一次，尤以1915年、1924年、1931年、1933年、1935年、1937年、1948年等年份水灾最为严重。大致情况见表3—1：

表3—1　民国及20世纪50年代江西大水、特大水灾年份统计表 ①

朝代年号	公元	水灾等级	朝代年号	公元	水灾等级
民国元年	1912	大	民国二十四年	1935	特大
民国二年	1913	大	民国二十五年	1936	大
民国三年	1914	大	民国二十六年	1937	特大
民国四年	1915	特大	民国二十七年	1938	大
民国九年	1920	大	民国三十七年	1948	特大

表3—1显示，民国时期（1912—1949年）38年间，江西发生大水灾或特大水灾的年份有10年，显然，水灾极为严重，尤其是大水灾、特大水灾出现频率高，灾情严重。以1931年为例，据民国《江西日报》载，7月起，九江县沿江圩堤冲塌无余，决口120多处，受灾面积928平方公里，淹田24.4万亩，灾民15.4万，溺死1110人，毁屋15800栋；波阳县受灾面积1417平方公里，淹田84万亩，灾民29万，死者千余人。另余干、星子、彭泽、永修、德安、都昌、湖口、瑞昌等县圩堤均被冲决。9月赣江、抚河洪水再次暴发，新建、南昌县大部分陷入一片汪洋之中。另据《江西省水利志》记载，该年全省重灾19县，受灾面积8871平方公里，淹没农田547万亩，被淹房屋22万栋，倒塌房屋6万余栋，灾民179.8万人，死亡3628人，淹死牲畜5.6万头。② 由于当时官方瞒报等主观因素存在，实际上灾害波及范围和灾害的破坏性应在此之上。连年不断的水灾尤其是大水灾与特大水灾的频繁

① 江西省地方志编纂委员会：《江西省水利志》，江西科技出版社1995年版，第185—186页。
② 同上书，第192页。

出现，导致了血吸虫病流行的严重。

江西省水系交错，纵横相通，每一次水灾的洗劫，都给钉螺搬迁新家提供了机会，从而大大扩大了钉螺的分布面积，许多原本无螺无病或有病无螺区，在水灾过后，逐渐变成了正型疫区，成为有病有螺区。特别是特大洪涝灾害后，更是加剧了钉螺的扩散。根据近20年血吸虫病大规模卷土重来的特点看，洪水灾害是血吸虫病大规模传播的重要途径。水灾过后，由于江西省多平原丘陵地带，沟壑众多，江湖水位倒灌，各湖汊、江滩等便成了最适合钉螺滋生的场所。与此同时，水灾造成堤坝冲垮，河床淤浅，洪灾过后，荒滩废田杂草丛生，也极有利于钉螺的蔓延扩散和血吸虫病疫情的传播。

二　战争因素

从辛亥革命到中华人民共和国成立的38年间江西境内发生的规模在1万人以上的重大战役有40次以上，小规模战斗则连年不断。

土地革命战争以前江西境内爆发的战争主要有：1911年10月响应武昌起义之战；1913年6月二次革命；1922年孙中山第一次北伐；1924年孙中山第二次北伐；1926年国民革命军光复江西之役等。

江西是土地革命战争的中心区域，国共双方在此进行了长达10年的"围剿"与反"围剿"战争，作战形式为游击战和带游击性的运动战，具有作战次数多、范围广、规模大等特点。重大战役战斗有："八一"南昌起义、湘赣边界秋收起义、井冈山的三次"会剿"与反"会剿"、红军进军赣南闽西之战、中央苏区一至五次"围剿"与反"围剿"战争、赣东北、湘赣、湘鄂赣等苏区的多次"围剿"与反"围剿"战争以及南方三年游击战争等。

八年抗战，江西是重要战场 。1938年6月日军开始侵入江西境内，占领南昌以北14个县市，长达7年之久，期间对赣东和赣西南也曾大规模侵扰过。国民政府对江西的战略地位颇为重视，先后设立第三战区、第九战区和第七战区主持江西境内的抗战。敌我数十万军队长期处于对峙状态，大的战役有8次，即马当要塞之战、赣北之役 、南昌会战、赣西之役 、上高会战、浙赣会战、赣西南战役、赣江追击战。

江西境内的解放战争从解放军渡江战役开始打响。当时，国民党在江西境内部署有正规军约 7 万人，地方武装也有 7 万之数，而解放军则有 30 多万人。整个作战历时 5 个多月，解放军作战数十次，约计歼敌正规军 5 万人，地方武装 2 万多人，其余尽皆逃逸。国民党在败退之际，在江西有计划地潜伏了约计 3.7 万人的残余势力，严重危害着新生政权和人民群众的安全，因此从 1949 年 7 月至 1952 年 12 月，解放军和地方人民武装开展了大规模的剿匪作战，完全消灭了江西境内的土匪势力，最终结束了江西的战争。

频繁的战争对江西社会造成了巨大的破坏，战争不仅直接摧毁了社会经济发展成果，使江西大伤元气，降低了人们抵抗瘟疫的能力，而且战争还使江西当局只能把主要精力和有限的财力物力用于军事，而不能用于建设，严重影响了江西各级政府对血吸虫病流行传播的关注，导致江西医疗卫生设施落后、血吸虫病防控水平低下。整个民国年间江西人民以极大忍耐力承受着战争和血吸虫病瘟疫带来的痛苦。

三　人口流动因素

有四大因素导致了民国时期鄱阳湖地区人口流动加快。首先，近代以来江西省公路、铁路建设有了较大的发展，加上湖区发达的水路交通，为各地之间人员、经济的频繁交流提供了便利的条件，带动了各地人口的流动。其次，近代中国工业化、城市化启动，也造成部分农村人口在城乡之间流动。据 1936 年《江西农村社会调查》，民国年间约有4.49%的农民在本县、本省或外省间流动。[①] 离村到外面去讨生活，只是由于本地农村生活艰难，农民只是把离村当作困难时解决生计的手段，情况稍有好转，他们又会回到农村，真正能在城市定居下来的为数极少。这种流动也加速了血吸虫病传染源携带者的流动，客观上使得血吸虫病在各地之间的扩散蔓延成为可能。再次，民国时期江西水旱灾害逐渐增多，并且灾情日趋严重，逃荒他乡成为湖区人民的一个经常性办法。如史料记述余干县民国人口在 34.8 万上下，而 1926 年、1931 年、1935 年、1942 年和 1943 年余干县外出逃荒民众分别高达 11 万、11 万、

---

①　经济部江西农村服务区管理处：《江西农村社会调查》，1939 年编印，第 67—69 页。

14 万、11 万和 11 万。外出逃荒人数最少的是 1938 年，也有 4 万人之多。① 最后，战争也是推动民国鄱阳湖地区人口流动的动力之一。以抗日战争为例，1937 年日军侵华，全民族抗战开始，为保家卫国，江西大地掀起了从军高峰，在参军人员外流的同时，也有许多人口流入江西。从 1937 年 9 月至 1939 年 5 月仅江西省赈济会收容难民达 6 万人，配置安插各县外来人口 15.9 万人，运送江浙皖过境难民至湘粤等省 240 余万人。② 1939 年初，日军侵入赣北，5 月份就有武宁等 14 个县市沦为战区。由此，江西出现了人口由赣北向赣中、赣南迁移的高潮。③显然，战争给百姓带来了无奈中的人口流动选择。人口流动性加强成为民国时期鄱阳湖地区血吸虫病广泛流行与传播的重要因素。据《江西文史资料》记载，到 1946 年，余江蓝田畈万民安村最后一户张选子家，两个女儿一个儿子，因生产生活接触疫水都很快感染血吸虫病，在求神拜佛无效之后，无奈全家只得挺着大肚子迁移到附近的张家滩村，不久，儿子便死于病魔的爪下。④ 这个例子恰好证实了人口流动与血吸虫病的相互影响。江西省血吸虫病流行主要集中在赣北及鄱阳湖一带，这除了与赣北自然环境更易滋生血吸虫的中间宿主钉螺之外，赣北交通的相对便利、人口流动相对于赣南、赣中更为频繁同样是不可忽视的重要因素。据《上饶地区卫生志》的记载："日军入侵上海，加上国民党政府频繁地抓丁拉夫，外出逃亡者甚众，流动人口增多，血吸虫病疫情迅速扩散。"⑤ 该材料向我们直观地揭示了人口流动带来了血吸虫病疫情的扩散蔓延这一事实。由于疫区与非疫区之间人口流动越来越频繁，使得许多非疫区地区面临血吸虫病的严重威胁。

四　人类对鄱阳湖开发利用

鄱阳湖是中国最大的淡水湖泊，蕴藏着丰富的土地、水草、生物等

---

① 余干县志编纂委员会：《余干县志》，新华出版社 1991 年版，第 63 页。

② 唐晓腾、曾绍基：《近代农民流动状况、原因及其对农业生产的影响》，《江西社会科学》2004 年第 1 期。

③ 江西省政府秘书处：《赣政十年》，"十年江西之赈济"，1941 年编。

④ 江西省政协文史资料研究会：《江西文史资料——送瘟神纪实》第 43 辑，江西人民出版社 1992 年版，第 62 页。

⑤ 上饶地区卫生志编纂委员会：《上饶地区卫生志》，黄山书社 1994 年版，第 153 页。

生产、生活资源，吸引人们来此安身立命。民国时期鄱阳湖地区的人们，主要是通过围湖造田、渔业生产，开发草洲、放牧牲畜等方式以谋生计。

围湖造田，进行农业生产是民国时期开发鄱阳湖的主要方式之一。鄱阳湖区湖滩草洲，是由泥沙逐渐淤积而成。泥沙主要来自鄱阳湖五大河流，其中赣江带来的泥沙最多。这些自然增长着的湖泊滩地，地势平坦，土质肥沃，具有极高的开垦利用价值，故各地群众早就开始利用湖滩从事种植活动，进而移民耕垦。据有关资料，至新中国成立前夕全湖共有大小圩区363座，圩长共1391.1公里，圩区总面积237万亩，受益农田158.05万亩。① 湖区农业生产以种植水稻为主，每年一至二次收割，加以冬季作物则年有三熟。早稻于4月插秧7月下旬收割；二季稻紧接早稻收割即犁田插秧至9—10月收割；另有一季晚稻则于5月插秧，8月中旬收割。由于生产力发展水平低下，农民一直沿用古老的耕作方法：一头水牛和几件简单的木质农具以及落后的操作方法进行农业生产。如南昌县附近农民耘禾方法最落后，双膝跪在水田中两手除草，几乎全身卧在田中，农民形容这种艰辛的劳动是："跪在田中向天讨饭"；② 滨湖地区每年临近水稻、麦子收割时，春汛来临，农民不得不下深水抢割，甚至从脚至腰浸于水中一连几天，此时又是血吸虫尾蚴的活跃期，往往导致农民感染血吸虫病，甚至出现大批急性血吸虫病患者。

从事渔业生产是民国时期人们开发鄱阳湖的又一主要方式。鄱阳湖区的水面大多为多年的沼泽性湖泊，水深都在5米以内，底部平坦，湖泥较多，沿岸一带各种动、植物生长发达，多数属中—富营养型，是鱼类的天然饵料。③ 每年春夏时节，河水上涨，这时成群的鱼儿，结伴游动在江河湖港之中，在水中嬉戏，产卵繁殖。优良的自然环境，为鱼类提供了良好的繁殖场所。鄱阳湖鱼类资源十分丰富，其天然鱼有22科，126种之多，几乎涵盖了全部淡水鱼类。丰富的渔业资源吸引了大批人

_____

① 余干的数据没有计入两座分别由余干和进贤、余干和鄱阳共管圩堤的有关数据。

② 中共江西省委除七害灭六病总指挥部办公室：《江西省防治血吸虫病资料汇编（1952—1958）》，1959年编印，第3页。

③ 江西省地方志编纂委员会：《江西省农牧渔业志》，黄山书社1999年版，第574页。

口在鄱阳湖水域求生计，他们有的终年捕鱼，有的农闲兼搞。据 1936 年《江西通志稿》载，滨湖 10 县（余干、鄱阳、湖口、星子、九江、都昌、彭泽、瑞昌、南昌、新建）有渔户 2.33 万户，[①] 专业捕捞渔民 70%集中于鄱阳湖区的鄱阳、余干、万年、乐平、德安、都昌、永修、星子、湖口、南昌、新建、进贤等县，30%左右分布在赣江、抚河、信江、饶河、修水沿岸，其中以赣江为最多。[②] 庞大的渔户群成为血吸虫病的主要传染源之一。

开发草洲是民国时期人们开发鄱阳湖的第三种方式。鄱阳湖是"洪水一片、枯水一线"的季节性湖泊，枯水时露出的湖底，生长着水生、沼生和湿生植物，形成草洲。海拔 12 米（黄海基面，下同）以上 17 米以下的鄱阳湖草洲面积达 143.2 万亩，鄱阳湖区湖草主要是禾本科、莎草科、豆科、菊科等植物，是鄱阳湖的一项重要资源，与鄱阳湖区人们的生产、生活密切相关，是湖区人民农家肥料、饲料及燃料等重要来源。有的人甚至依靠到草洲上打湖草卖钱换盐、米等生活日用品。农民一到春季 3—4 月和秋季 8—9 月都纷纷在草洲上抢割湖草，有的一连十几天才回家，草洲有的在浅水中，有的虽不在水中但潮湿异常都得赤脚割草，极易感染血吸虫病。湖区人们还经常下湖采摘各种野草，如猪草、田菜、藜蒿、甘菊花等，以供食用，进行采莲、采菱、采藕等各种活动，都使得百姓接触疫水机会增多，成为重要感染方式。

从事畜牧业生产是民国时期人们开发鄱阳湖的第四种方式。鄱阳湖区湖洲草地主要草类群种包括灰化苔草、弯喙苔草、芒尖苔草、单性苔草、芦苇、荻和狗牙根等，主要伴生种包括马兰、野艾、水蓼、多种莎草、藜蒿、箬、蓬、稗、双穗雀稗、雁来草、紫云英、鹅观草、看麦娘、早熟禾等，其中优良牧草占很大比重。畜牧业成为民国时期湖区的主要产业之一。众所周知，血吸虫病是人畜共患的寄生虫病，其中家畜血吸虫病在整个血吸虫病的流行病学上占有重要地位。因为家畜，尤其是耕牛的排粪量大，同时又由于牛经常下田耕作，下水洗澡，故能大量散布血吸虫卵，以致增加了人畜感染血吸虫病的机会。

---

① 江西省地方志编纂委员会：《江西省农牧渔业志》，黄山书社 1999 年版，第 567 页。
② 同上书，第 599 页。

　　总之，传染源和钉螺的广泛存在、有利于钉螺和血吸虫生存繁衍的自然生态环境以及由鄱阳湖地区自然环境决定的湖区人民的生产、生活方式等自古以来就存在，是民国年间鄱阳湖地区血吸虫病大规模流行的基础性因素。而民国年间湖区出现的频繁洪灾、连年战争、人口流动以及人类对鄱阳湖开发利用等特殊因素，对血吸虫病在湖区广泛流行起到了关键性作用。

第二节　民国鄱阳湖地区血吸虫病严重流行

　　由于上述因素的加入，民国年间鄱阳湖地区血吸虫病大规模地流行，对湖区生态环境和人类生存造成了严重的危害。对此无论是专业医书、地方史志还是老人们的口述都留下了深刻的记忆。民国年间鄱阳湖地区血吸虫病流行不仅范围广，而且流行程度严重，在湖区虫—人—环境构成的"生态圈"中，血吸虫取得了明显优势。

一　深刻的疫情记忆

　　民国年间鄱阳湖地区的血吸虫病流行早就引起了专业人士高度关注。1934 年陈方之在《血蛭病之研究》中，就曾提到血吸虫病传染最烈的区域有扬子流域及临近的湖区，包含江浙的太湖、江西的鄱阳湖、湖南的洞庭湖等，同时认为血吸虫病在这些地区传染颇烈，将对于人类生命和经济有重大影响。他将流行区域分为苏嘉区、芜湖区、九江区、武汉区、孝感曹县区、岳州常德区。显然江西鄱阳湖、九江区域等被列为血吸虫病传染最烈的区域。[1] 1941 年，上海雷氏德医学研究院专家许邦宪、吴光在《吾国血吸虫病之大概分布》中指出江西省血吸虫病疫区县市包含九江、湖口、德安、永修、沙河、南昌、鄱阳等地，鄱阳湖之周围，均为血吸虫病流行区。该书警告说血吸虫病"将为国民经济之大患，民族健康之威胁"。[2]

---

[1]　王小军：《疾病、社会与国家》，江西人民出版社 2011 年版，第 16—17 页。
[2]　许邦宪、吴光：《吾国血吸虫病之大概分布》，《中华医学杂志》1941 年第 9 期。

民国鄱阳湖地区血吸虫病严重流行在地方史志中也多有记录。如《永修县志》记载："民国时期，永修血吸虫、血丝虫颇为猖獗。"① 《都昌县志》记载："都昌受血吸虫危害……至建国前夕百余年间，无年不深受其害，尤以民国18年（1929年）至民国38年（1949年）为甚。"② 《德兴县志》记载："该病（血吸虫病）始于晚清而猖獗于民国。"③ 《进贤县志》记载："民国年间进贤有48个村庄因血吸虫病的危害遭到严重破坏，有11个村庄被毁灭，荒芜田地1061亩，死于血吸虫病的3422人，全家死绝的有607户。"④ 《南昌市志》记载："民国至解放初期南昌、新建、进贤和安义县，因血吸虫病流行而被毁灭或接近毁灭的村庄就有150多个，绝户8538户，有44593人被夺去生命，大量田地荒芜。"⑤ 《彭泽县志》记载："建国前的50年内，全县共有1.5万余人被血吸虫病夺去生命，4200多户人家断烟绝户，316个村庄趋于毁灭。太泊湖边的马蝗山曾有13个村庄，每村15户以上，到建国初只剩下4个村庄和10户人家，田地荒芜，村破房毁。"⑥ 《湖口县志》记载："全县解放前的近百年中死于血吸虫病者达9341人；毁于此病的村庄69个，接近毁灭的村庄33个，绝户的有1995户；荒芜田地15000亩。"⑦ 《德安县志》记载："德安县是血吸虫病的中度流行区，疫区田园荒芜，杂草丛生，钉螺密布，瘟神肆虐，很多劳苦大众死于此病，据不完全统计，到解放前夕，全县死于此病的有6199人；毁灭村庄44个，接近毁灭的村庄有16个。"⑧ 上述资料都强调了民国年间血吸虫病流行特别严重。

新中国成立初老人们对民国时期血吸虫肆虐带来人口死亡的回忆性描述非常直观，许多都是他们亲历、亲见、亲闻之事，使人们对民国年间鄱阳湖区瘟神无情剥夺人类生命留下了深刻的恐怖性记忆。

---

① 江西省永修县志编纂委员会：《永修县志》，江西人民出版社1987年版，第435页。
② 都昌县地方志编纂委员会：《都昌县志》，江西人民出版社2009年版，第412页。
③ 德兴县地方志编纂委员会：《德兴县志》，光明日报出版社1993年版，第773页。
④ 进贤县地方志编纂委员会：《进贤县志》，江西人民出版社1989年版，第512页。
⑤ 南昌市地方志编纂委员会：《南昌市志》，方志出版社2009年版，第444页。
⑥ 彭泽县地方志编纂委员会：《彭泽县志》，新华出版社1992年版，第401页。
⑦ 湖口县地方志编纂委员会：《湖口县志》，江西人民出版社1992年版，第688页。
⑧ 德安县地方志编纂委员会：《德安县志》，上海古籍出版社1991年版，第368页。

据回忆性调查，余干县腾溪村清咸丰年间有 80 多户 460 多人，在血吸虫病危害下，到新中国成立时仅存 3 户 10 多人。该县东塘村原来是个 500 多户的大村，到新中国成立时仅剩下 19 户 52 人。当地民谣："东塘东塘，有女无郎，男人二十大肚肠，女人三十守空房，白头到老是梦想。"① 波阳县，新中国成立前因血吸虫病毁灭的村庄有 14 个，绝户 610 余户，因泡肚（即晚期血吸虫病人）而死的达 4134 人。濒湖地区的乐亭乡西山村，过去繁盛时有 50 余户人家，因血吸虫病危害，至 1955 年人烟绝迹。② 横溪乡富山村，据 1953 年老人回忆，50 年前约有 100 户人家，500 余人，百余劳动力，到当时仅剩下 12 户 41 人。莲湖公社表恩村，地处鄱阳湖滨，新中国成立前 10 年之内，就有 300 多人被血吸虫病夺去了生命，当地流传民谣："过了表恩渡，一年死几户，男人得泡肚，女子做寡妇"，就是对当时血吸虫病猖獗流行的真实写照。③ 湖口屏峰乡徐家舍村，清末有 300 户 950 人，至新中国成立前夕仅存 3 户，当地流传一首民谣："住在皂湖边，肚大两头尖，苛捐杂税重，只有上西天。"④ 彭泽县乐观乡马桥村，历史上人丁兴旺，到新中国成立时村破人亡，十室九空。下太泊湖的金家榜村，新中国成立前全村 21 户 76 人，就有 47 人死于血吸虫病。盛之江全家 8 口，一年内死亡 6 口；何运东一家 5 口，一个月内全家死光；全村有寡妇 21 人，歌谣说明当时的情景是："金家庄，金家庄，家破人亡田地荒，女子不生育，男子大肚亡。"⑤ 德安林泉乡大屋徐村，清朝末年曾有四大房，1000 多人，到 1949 年，只剩下两位寡妇三根苗，其中两人还得了血吸虫病。农民晏文银在 1955 年向血防组控诉血吸虫病的痛苦时说，他家原有 16 口人，由于血吸虫病的危害，最后只剩下他母子两人相依为命，自己还是腹大如鼓的晚期血吸虫病人。金湖乡寨下村曾有 2000 多人，号称"寨下国"，热闹非常，到 1949 年，仅剩下洪、王两姓 20 多人，

① 上饶地区志编纂委员会：《上饶地区志》，方志出版社 1997 年版，第 1313 页。
② 波阳县地方志编纂委员会：《波阳县志》，江西人民出版社 1989 年版，第 751 页。
③ 游难先：《三十年来波阳县血吸虫病防治研究的进展》，转引自波阳血防站《波阳血防》1981 年第 1 期。
④ 湖口县地方志编纂委员会：《湖口县志》，江西人民出版社 1992 年版，第 688 页。
⑤ 彭泽县地方志编纂委员会：《彭泽县志》，新华出版社 1992 年版，第 401 页。

千亩良田长满了蒿草芦苇，附近的山冈上，埋葬了很多被血吸虫病夺去生命的劳动人民的累累白骨。[①] 今天的共青垦殖场，在 1870 年居住着管、聂、袁、燕四大姓，2000 多人，到 1946 年已成为一片芦苇丛生、水鸟栖息的钉螺窝。宝塔乡附城村在 100 年以前是个人口稠密、繁华热闹、碧波绿柳、稻香鱼跃的鱼米之乡，到 1949 年仅剩下 108 人，其中大部分都得了血吸虫病。[②] 德安清塘流传一首民谣："清塘，清塘，灶不冒烟，地不产粮，十户人家九户亡。"[③] 据老年人回忆，都昌县新妙乡塘边方家村，曾为一 900 余人的大村庄，至新中国成立前夕，已成为一个仅存 6 名妇女的"寡妇村"。[④] 都昌县邵家村村民邵浩，全家 18 口人，因患血吸虫病，一年中死去 17 人，剩一位 70 余岁的老太太无法生活而自缢。[⑤] 在武宁县血吸虫病俗称大肚子病，又叫水肿病，百年前罗坪蔡家，村庄住有蔡姓 100 多户，因患病，死的死，逃的逃，新中国成立后仅剩蔡道安一人。[⑥] 瑞昌县夏畈乡大林埠村，民国初期有 30 多户，后因血吸虫病流行，人丁稀少，田地荒芜，当地流传这样一首民谣："一进大林埠，三烟搭两户，说他不养人，男女都怀肚"，反映了大林埠血吸虫病危害严重的情形。清同治年间的高丰乡龚家湾村有 300 多户 2000 余人，因大肚子病户口锐减，至 1950 年只剩下 24 户 84 人。[⑦] 永修县新中国成立前 30 年间，由于血吸虫病的危害全县有 81 个村庄遭到毁灭和接近毁灭，3753 户绝烟，10600 余人死亡。吴城丁原山的杨家山村，原有 100 多户，至新中国成立前夕，仅剩下一个孤老太婆。[⑧] 南昌市的南昌县泾口公社宋家村，民国初年有 500 户，2000 余人，至新中国成立时已无一户一人留存。据南昌县郑家村幸存者郑国洪回忆：南昌县郑家村原分前郑、中郑、后郑，有 450 户 2200 余人，后因血吸虫病

---

① 江西省政协文史资料研究会：《江西文史资料——送瘟神纪实》第 43 辑，江西人民出版社 1992 年版，第 24 页。

② 同上。

③ 德安县地方志编纂委员会：《德安县志》，上海古籍出版社 1991 年版，第 368 页。

④ 都昌县地方志编纂委员会：《都昌县志》，江西人民出版社 2009 年版，第 412 页。

⑤ 中共江西省委党史资料征集委员会：《江西党史资料——送瘟神纪实》第 37 辑，中央文献出版社 1996 年版，第 2 页。

⑥ 武宁县地方志编纂委员会：《武宁县志》，江西人民出版社 1990 年版，第 587 页。

⑦ 瑞昌县地方志编纂委员会：《瑞昌县志》，新华出版社 1990 年版，第 421 页。

⑧ 永修县地方志编纂委员会：《永修县志》，江西人民出版社 1987 年版，第 438 页。

流行，至新中国成立时只剩下前郑 3 户，后郑 2 户共 24 人。他兄弟 3 人均患有血吸虫病，一人死于 20 岁，一人死于 23 岁，他本人在新中国成立后经治疗获得康复。蒋巷公社严家村原有 700 户，2500 人，至新中国成立初只剩下 86 人，而且均患有血吸虫病。① 新建县血吸虫病主要分布在滨湖地区。据松湖乡的调查，杉田村原有 90 多户约 500 余人，多因患血吸虫病致死。② 进贤县原来人丁兴旺的霞溪村，胡细禾有 5 个儿子，可都在三十几岁先后起"臌肚"病死了，1935 年，全家死绝。新塘口附近有一姓畲的村庄，因全村都是臌肚而改名叫"臌肚堑"，那里流行这样一首歌谣："臌肚堑里臌肚多，一个臌肚死，八个臌肚抬。"四房、九房、猪窝墩和涂家墩等原有百十户人家的村庄，皆由于血吸虫的危害，在民国年间先后不复存在。③

　　此类记录在村史、家史、地方史志中比比皆是，它向我们展示了血吸虫病这一瘟神对人们宝贵生命的吞噬情景，是人民对瘟神的无情控诉。这说明江西血吸虫病在民国至新中国成立初期是疫情最为严重的时期。

二　流行范围广泛

　　新中国成立初期在政府主导下，鄱阳湖区开展了大规模的血吸虫病流行情况调查。据此次调查材料，民国至新中国成立初，鄱阳湖区血吸虫病流行情况可见表 3—2：④

　　表 3—2 显示，到新中国成立初期，江西有 32 个县市 437 乡镇流行血吸虫病，流行范围非常广泛。流行乡占总乡（镇、街）数 38.23%，流行乡人口数占总人口数 36.97%。各疫区中，既有正型疫区，也存在不少输入型疫区，其流行最为严重的则是鄱阳湖周边县份，如彭泽县流行乡人口数占总人口数 97.32%，波阳县占 69.1%，余干县占 67.18%，说明民国至解放初期鄱阳湖地区血吸虫病流行范围非常广泛。

---

①　南昌县地方志编纂委员会：《南昌县志》，方志出版社 1997 年版，第 5110 页。
②　新建县地方志编纂委员会：《新建县志》，江西人民出版社 1991 年版，第 544 页。
③　进贤县地方志编纂委员会：《进贤县志》，江西人民出版社 1989 年版，第 513 页。
④　据中共江西省委除七害灭六病总指挥部办公室《江西省防治血吸虫病资料汇编（1952—1958）》和各地方县志记载统计而得。

表 3—2　　　民国至新中国成立初，鄱阳湖区血吸虫病流行情况

县（市）别	总乡、镇数	流行乡、镇、数	流行乡比重（%）	总人口数	流行乡人口数	流行乡人口数比重（%）
南昌市	8	4	50	505507	36622	7.2
南昌县	75	22	29.3	522725	131855	25.2
进贤	44	7	15.9	263453	57262	21.7
丰城	90	16	17.8	544861	98919	18.2
上高	14	3	21.4	147690	29477	20.0
新建	18	12	66.7	280858	172800	61.5
高安	20	7	35	364999	114973	31.5
奉新	16	1	6.3	128101	10820	8.4
安义	25	7	28	104557	36526	34.9
九江市	3	1	33.3	79045	25000	31.6
九江县	19	16	84.2	181895	106803	58.7
湖口	23	15	65.2	144790	80827	55.8
彭泽	25	24	96	117062	113922	97.3
都昌	55	43	78.2	321931	247264	76.8
星子	9	7	77.8	99695	27812	27.9
永修	31	14	45.2	150138	53506	35.6
德安	23	6	26.1	75800	20095	26.5
瑞昌	35	29	82.9	172000	137418	79.9
上饶市	4	3	75	77480	18456	23.8
上饶县	81	19	23.5	317345	111925	35.3
玉山	54	45	83.3	264845	229765	86.8

续表

县（市）别	总乡、镇数	流行乡、镇、数	流行乡比重（%）	总人口数	流行乡人口数	流行乡人口数比重（%）
广丰	70	14	20	333625	57607	17.3
余江	32	5	15.6	164510	35152	21.4
余干	65	39	60	338275	227257	67.2
万年	34	5	14.7	168653	27097	16.1
波阳	100	59	59	601994	416472	69.2
浮梁	35	2	5.7	113783	6091	5.4
婺源	40	2	5	170756	7381	4.3
德兴	16	3	18.8	87964	19848	22.6
泰和	21	2	9.5	216836	17131	7.9
万安	24	2	8.3	132851	11548	8.7
上犹	34	3	8.8	148644	16313	11.0
总计	1143	437	38.2	7342668	2703944	36.83

三　流行程度严重

血吸虫病流行程度是否严重主要体现在感染率高低上，感染率指的是流行区在一段时期内的病人数与人口数之比。以下资料是根据新中国成立初期的调查材料制作而得。[①] 由于血吸虫病是一种累积性疾病，也就是说，新中国成立初期鄱阳湖区血吸虫病流行状况是由民国时期血吸虫病发展累积而来，因此，尽管是新中国成立初期的数据，但基本上可以反映民国时期鄱阳湖各疫区血吸虫病流行感染程度。

南昌市：桃花 9.9%、桃溪 0.3%、塘山 1.02%、扬子洲 2.45%。整个南昌市共有流行社数 8 个，感染率皆在 10% 以下。

---

① 中共江西省委除七害灭六病总指挥部办公室：《江西省防治血吸虫病资料汇编（1952—1958）》，1959 年编印。

南昌县：柘林 14%、西联 16%、渡口 4.02%、近港 6.06%、梓溪 36%、五丰 46%、联圩 22.4%、三洞 21%、蒋巷 15%、黄渡 1.5%、叶洲 10%、孙洲 2%、丰乐 7%、芳洲 5%、南新 23%、瑶湖 4%、芦安 17%、滁槎 18%、沙湖 3%、马游 2%、小莲 4%、北山 14%。共有流行社数 142 个，其中感染率在 10% 以下流行社数占 68%，感染率在 11%—30% 的流行社数占总数的 28%，感染率在 31%—50% 的流行社数占总数的 3.4%，感染率在 50% 以上流行社数占总数的 0.6%。

进贤县：新设 9.59%、有权 15.77%、新前 17.89%、三里 29.95%、新成 3.44%、三阳 10.76%、兰溪 10.39%。共有流行社数 22 个，其中感染率在 10% 以下流行社数占 13.6%，感染率在 11%—30% 的流行社数占总数的 36.4%，感染率在 31%—50% 的流行社数占总数的 22.7%，感染率在 50% 以上流行社数占总数的 27.3%。

九江市：滨兴街 16.16%、老飞行场 23.9%、老马渡 38.9%、彭浦路 10.9%。共有流行社数 6 个，其中感染率在 10% 以下流行社数占 50%，感染率在 11%—30% 的流行社数占总数的 33.3%，感染率在 31%—50% 的流行社数占总数的 16.7%。

九江县：江洲 2%、新港 4.4%、长岭 7.2%、十里 10.6%、沙河 14.2%、栓岭 1.2%、城门 11.3%、龙岗 16.5%、马回岭 7.7%、余河 3.2%、新塘 0.1%、涌泉 6%、新合 12.4%、港口 14.8%、永安 10%、团结 1.5%。共有流行社数 83 个，其中感染率在 10% 以下流行社数占 63.82%，感染率在 11%—30% 的流行社数占总数的 30.15%，感染率在 31%—50% 的流行社数占 6.03%。

湖口县：流斯 3.1%、杨山 44%、凰村 12%、花园 15%、马影 6.1%、柯观 5%、三里 8.55%、双钟 8.24%、兰亭 17.5%、江桥 5.1%、东庄 15%、城山 0.7%、舜德 23%、高桥 39%、流芳 21.57%。共有流行社数 64 个，其中感染率在 10% 以下流行社数占 46.86%，感染率在 11%—30% 的流行社数占总数的 23.43%，感染率在 31%—50% 的流行社数占总数的 17.18%，感染率在 50% 以上流行社数占总数的 12.49%。

彭泽县：黄岭 44%、芙蓉 24.6%、马垱 20%、杨柳 25.5%、南垅 16.5%、大庙 13.4%、岭上 13.8%、黄花 20%、太平 17.2%、民主 17.4%、湖西 13.3%、庙前 15%、杨悴 9.98%、黄港 40%、西峰

24.5%、流溪28%、茅店27%、郭桥35%、柳术12.9%、和团21.2%、
天明6.7%、城关镇10%、栏排6.7%、永京6.7%。共有流行社数178
个，其中感染率在10%以下流行社数占51.69%，感染率在11%—30%
的流行社数占总数的27.52%，感染率在31%—50%的流行社数占总数
的16.30%，感染率在50%以上流行社数占总数的4.49%。

都昌县：西源9.2%、西湖4.3%、周溪14.77%、和合0.2%、西
田0.38%、竹林8.73%、柴棚7.2%、刘金0.24%、矶山35.6%、北山
29.63%、都昌镇9.33%、西山45%、南山9.1%、七角10.2%、枫田
1.8%、汪圩9.85%、茅垅24.16%、杨垅0.58%、万户5.72%、长垅
7%、垃溪6.18%、大港41.41%、黄坡6.94%、西岸9.25%、双桥
1.89%、南峰4.04%、狮山12.78%、杭桥8.52%、徐埠0.83%、李泗
53.5%、双溪51.4%、多宝32.56%、得胜33.17%、泗山51.67%、官
桥15%、春桥3.9%、前山19.82%、高桥14.5%、平峰12%、土目
4.33%、沙岭3.72%、太沙3.73%、东山2.1%。

星子县：苏家垱14%、五里乡5.4%、蓼华3%、蓼南3.6%、观音
桥9%、浮山农场、温泉3.2%、蛟塘12.5%。共有流行社数41个，其
中感染率在10%以下流行社数占43.9，感染率在11%—30%的流行
社数占总数的41.46，感染率在31%—50%的流行社数占总数的
9.76%，感染率在50%以上流行社数占总数的4.88%。

永修县：江益7.4%、虬津7%、坪塘2.2%、吴家15.1%、三角
11.3%、杨岭2.56%、荷溪22.5%、松门18.5%、吴城镇8.5%、梅棠
4.9%、张公渡3%、长兴8.2%、合田2%、杨泗17.1%。共有流行社
数29个，其中感染率在10%以下流行社数占62.06%，感染率在
11%—30%的流行社数占总数的37.94%。

德安县：洞霄10.57%、金湖7.5%、宝塔6.64%、狮子1.64%、
八里5.5%、黄埇21.5%。共有流行社数25个，其中感染率在10%以
下流行社数占56%，感染率在11%—30%的流行社数占总数的40%，
感染率在31%—50%的流行社数占总数的4%。

瑞昌县：溢城镇3.1%、东关10.5%、大塘13.1%、黄桥1.7%、
北亭3.7%、高丰15.6%、乌石9.4%、水陆6.55%、洪下1.4%、洪岭
7%、范正19%、良田6%、九源9.1%、陡岗2.1%、清溢13.4%、横

港 12.8%、和平 2.8%、乐山 0.5%、峨眉 0.3%、南义 7%、洪二 1.47%、民主 0.05%、罗城 0.41%、红旗 0.13%、黄金 15%、夏坂 10.6%、码头 8.8%、黄岭 6.3%、五蛟 0.8%。共有流行社数 168 个，其中感染率在 10% 以下流行社数占 76.7%，感染率在 11%—30% 的流行社数占总数的 20.83%，感染率在 31%—50% 的流行社数占总数的 2.38%。

余江县：弓塘 34.6%、马岗 45.2%、倪桂 23.6%、马荃 21.6%、邓埠镇 14.6%、邓家埠农场 11.6%、更新农场 33.3%。共有流行社数 9 个，其中感染率在 11%—30% 的流行社数占总数的 66.6%，感染率在 31%—50% 的流行社数占总数的 33.3%。

余干县：建设 14.56%，新生 6.39%，联合 17.3%，团结 13.92%，瑞洪镇 65.92%，赤岸 27.68%，大塘 60.73%，后湖 31.78%，乌泥 37.84%，湖尾 0.17%，古竹 13.22%，江埠 9.83%，枫港 12.82%，新桥 21%，五宁 3.43%，双溪 8.71%，环城 5.07%，木西 13.13%，眠山 1.32%，石山 9.97%，润溪、中源、九都、劳动、县中、新民、石口、左桥、马建山农场、珠湖农场、大溪、县农场、中梗 1.79%，三湖 21.53%，山口、中山 0.55%，山背 0.01%，禾山 13.34%，爱民 2.13%，四一 6.74%，古埠 14.46%，凤凰 0.28%，民安 3.44%，城关镇 0.21%。各流行社感染率未做统计。

万年县：中合 9.56%、团结 0.03%、共和 4.34%、三合 0.2%、齐埠 0.1%。共有流行社数 12 个，其中感染率在 10% 以下流行社数占 66.64%，感染率在 11%—30% 的流行社数占总数的 16.66%，感染率在 31%—50% 的流行社数占总数的 16.66%。

波阳县：花桥 0.81%，珠湖 1%，华龙 0.4%，四十里街 0.4%，新桥 1.25%，桐山 41%，泗维 42%，乐丰农场 2.6%，泗溪岭 17%，铁路 15%，孤山 3%，芦田 0.8%，湾埠 6.08%，大吉 2%，板桥 0.08%，北湖 0.6%，道汉 2.27%，其林 2.25%，华山 0.77%，三庙前 14.8%，乐亭 35%，双义 15%，双港 10%，莲湖 30%，莲溪 30%，城郊 10%，埠口、青乡、山田、新石、和路、石门、铁山、广州、凰岗、东郎 0.2%，东溪 6.9%，凰岗 0.09%，清塘 0.09%，东源 0.003%，河川 12.3%，响滩 0.082%，黄金 32.2%，岭港 0.06%，肖锦、湖滨 15%，莲南 11.8%，横溪 11.57%，莲西 30%，鸣山乡 33.34%，银宝湖 31%，

桥头 0.26%，港湖、谢滩 0.21%，潼滩 0.6%，潼子渡 10.5%，马尾港 1.02%，船湾 16.04%，江家山 10%，波阳镇 5%，郎埠 0.9%，角山 52%，磨刀石 10%。共有流行社数 178 个，其中感染率在 10% 以下流行社数占 64.23%，感染率在 11%—30% 的流行社数占总数的 21.7%，感染率在 31%—50% 的流行社数占总数的 10.6%，感染率在 50% 以上流行社数占总数的 3.35%。

以上资料表明，鄱阳湖各疫区血吸虫病感染率极高。如余干之瑞洪镇高达 65.92%、大塘乡 60.73%，波阳县之角山乡 52%，都昌县之汩山乡 51.67%、李泗乡 53.5%、双溪乡 51.4% 等，这些疫区乡镇感染率都超过了 50%，血吸虫病流行程度之严重由此可见一斑。

第三节　民国鄱阳湖地区血吸虫病流行对生态的破坏

血吸虫病对生态的破坏，亦即对人类生存状态的破坏，莫过于对人类生命、生育、生长、生活、生产的负面影响。民国鄱阳湖血吸虫病流行区域出现的"三多四少"：侏儒多、寡妇多、病人多，婴孩少、老年人少、人口少、劳动力少，便是对血吸虫病给人类生存状态带来严重危害的形象概括。[①] 民国血吸虫病流行对鄱阳湖地区人民身体健康和生命安全以及经济社会发展造成了严重危害。

一　危害生命

任何疾病对人类社会最为残酷的打击便是对生命的无情剥夺，血吸虫病更是如此，大量生命因血吸虫病致死，给疫区带来的是毁灭性的灾害。面对全然无知的血吸虫病，百姓患上血吸虫病似乎就意味着死亡。据《江西党史资料》第 37 辑的记载，新中国成立前 30 多年前，全省死于血吸虫病的近 36 万余人，灭绝 22658 户，毁灭村庄 1362 个。[②] 据新中国成立初期江西省 34 个流行县市的调查提供的资料，新中国成立

---

① 黄铭新主编：《血吸虫及血吸虫病》，人民出版社 1957 年版，第 92 页。
② 江西省委党史研究室：《江西党史资料——江西血吸虫病防治》第 37 辑，中央文献出版社 1996 年版，第 2 页。

前的 40 年间，因血吸虫病流行而毁灭的大小村庄有 1362 个，死亡 26000 多户，死亡 31 万多人。[①] 另据江西省第一届省委防治血吸虫病五人小组掌握的材料，在新中国成立前的 40 年间，血吸虫病夺去 31 万多人的生命，毁灭村庄 1300 多个，绝户近 2.3 万家。[②] 据《江西省卫生志》民国年间各疫区县、市因血吸虫病流行造成的毁灭村庄数、绝户数、死亡人数的情况如下：

表 3—3　　　　　江西省血吸虫病疫区民国期间危害情况[③]

县市	毁灭村庄数	绝户数	死亡人数
波阳	14	910	7134
余干	34	1871	7386
九江	28	1796	8168
浔阳区	47		900
庐山区	31	998	5960
彭泽	256	4200	15000
湖口	70	1988	9354
永修	29	2750	16000
瑞昌	10		5000
星子	56	490	3870
都昌	124	3530	15000
德安	43		6199
南昌	56	4600	16300
新建	31	3131	21871
进贤	11		15000

①　《新中国预防医学历史经验》编委会：《新中国预防医学历史经验》，人民卫生出版社 1988 年版，第 249 页。
②　江西省政协文史资料研究会：《江西文史资料——送瘟神纪实》第 43 辑，江西人民出版社 1992 年版，第 1 页。
③　江西省地方志编纂委员会：《江西省卫生志》，黄山书社 1997 年版，第 105 页。

　　尽管不同资料来源提供的毁灭村庄数、绝户数、死亡人数的数据存在着差别，但毁灭村庄超过 1300 个、绝户超过 2 万家、死亡人数超过 31 万当属无疑。这说明民国年间血吸虫病流行对疫区人类生命的危害是极其惨重的。

二　危害生育

　　生育作为人类繁衍发展的方式，是人的基本权利，可就是这样一项基本的权利，小小"瘟神"却横加阻梗。血吸虫病患者或因生长发育阻碍而不能结婚，或结了婚不能生育小孩，或怀孕后流产难产，严重影响疫区人口繁殖。

　　在鄱阳湖西北地区，民国星子县民谣"有女不嫁湾里湖，女不生仔男大肚"。① 德安县港嘴周村，新中国成立前 20 多年没听过婴儿的哭声。② 永修县民谣"不怕阎王要命，只怕大肚绝根"。③ 都昌新妙乡新游村委会（现在）所辖区域，历史上有 7 个村 12 个姓，因血吸虫病危害，大村变小，小村变无，到处残垣断壁，满目累累荒冢，以致流行这样一首悲惨的民谣："陈游方胡伍鲍但，周余何李傅泊湾，何家人丁少，李家泡肚多，走到方家过，芭茅劲上拖，女人不生崽，男人大肚多……"④ 湖口县舜德乡灰山村辕门楼，过去有 54 户 210 多人，至新中国成立时，死于血吸虫病者就有 172 人，只剩下 38 人，而且大部分是妇女。当地喻为"寡妇村"，并流传着"有女莫嫁辕门楼，两个丈夫不到头，女不生来男不长，哪个见了不发愁"。⑤

　　在鄱阳湖东南地区，波阳县莲湖乡表恩村从民国二十八年到民国三十八年的 10 年中，18 户人家未见一个婴儿坠地。⑥ 当地民谣"徐十八，永不发，男子面黄骨瘦，女子肚大不生"。⑦ 在江西余江县流传着一些形容血吸虫病危害生育的民谣："妇女遭病害，只见怀胎不生崽，多年

① 星子县县志编纂委员会：《星子县志》，江西人民出版社 1990 年版，第 400 页。
② 德安县地方志编纂委员会：《德安县志》，上海古籍出版社 1991 年版，第 368 页。
③ 永修县地方志编纂委员会：《永修县志》，江西人民出版社 1987 年版，第 438 页。
④ 都昌县地方志编纂委员会：《都昌县志》，江西人民出版社 2009 年版，第 412 页。
⑤ 湖口县政协文史资料研究会：《湖口县文史资料选辑》第 1 辑，1985 年编印。
⑥ 上饶地区卫生志编纂委员会：《上饶地区卫生志》，黄山书社 1994 年版，第 156 页。
⑦ 江西省鄱阳县地方志编纂委员会：《波阳县志》，方志出版社 2010 年版，第 751 页。

难闻婴儿声，十家九户绝后代。"① 余江县马岗乡上黄村有 4 个妇女，一个结婚 14 年，3 个结婚 3—4 年都没怀过孕。② 下黄村则流传民谣："下黄好凄凉，户户无摇篮，人人大肚子，家家哭断肠。"③ 邓埠镇妇女黄冬秀，民国年间结婚多年未生育，险些被婆家退婚。④ 广丰县大南乡塘狮坞、崩山底、茅姜坞三村，从 1945 年到 1949 年 5 年间出生的只有 7 人。⑤ 不少人因从小感染上血吸虫病而停止生长发育，他们与同龄人相比，不仅个矮而且面黄肌瘦，成了"童年身体成年貌"的"血吸虫病侏儒"症患者，根本就没有生育能力。⑥

以上县志、文史资料、报纸、杂志的记载反映了人民群众对血吸虫病危害生育的痛诉。在受传统思想文化严重影响下的中国，"不孝有三，无后为大"，不能生育给百姓的打击是多么的辛酸苦痛。

三 危害生长

男女儿童和青少年正当生长发育时期，一经染上此病发育则受到妨碍，或完全停止，年龄至 20 多岁仍然春情不发。各疫区经常可见年龄二三十、身高只三尺、头小脚细肚子大的病人，群众称之为小老人。据黄铭新主编的《血吸虫及血吸虫病》一书记载，在玉山县古城区太平乡上洋坂村全村 16 个 16—23 岁的青年因染上此病多年，发育停止，形成身高三尺、头小臂细的奇形怪状，群众很悲痛地形容他们"形如猫精，后代无望"。据统计，太平乡全乡 10—24 岁的青少年患血吸虫病者达 72.8%，血吸虫病患者中侏儒症患者又占 25%，且侏儒症发病率与血吸虫病流行程度有密切关系，低地水池塘附近的患者发病率更高些。⑦ 余干县东源乡红旗村（原洪阪村），据考证繁盛时是个 60 多户的村庄，在血吸虫病的严重摧残下，到新中国成立时只剩下 18 户，而且

---

① 江西省委党史研究室：《江西党史资料——江西血吸虫病防治》第 37 辑，中央文献出版社 1996 年版，第 2 页。

② 《江西日报》1957 年 9 月 27 日第 2 版。

③ 邹华义：《跨越死亡地带》，百花洲文艺出版社 1993 年版，第 258 页。

④ 中共余江县委血防领导小组办公室编：《余江县血防志》，1984 年编印，第 68 页。

⑤ 广丰县地方志编纂委员会：《广丰县志》，方志出版社 1987 年版，第 342 页。

⑥ 万安县地方志编纂委员会：《万安县志》，黄山书社 1996 年版，第 772 页。

⑦ 黄铭新主编：《血吸虫及血吸虫病》，人民出版社 1957 年版，第 81 页。

大部分是"大肚子，小矮人"。疫区把血吸虫病人比喻成"头成苦楮，腹成筲箕，手如猫爪，脚如柴槁",① 形容的是大肚子病患者的惨状，歌谣背后告诉我们的是血吸虫病对人们生长的严重危害。

四　危害生活

在瘟神的摧残下，血吸虫病人被折磨得"身无三尺长，脸上干又黄，人在门槛里，肚子出了房"。② 轻者犹如慢性痢疾病，屙脓屙血，面黄肌瘦，四肢无力；重者肝脾肿大，腹胀如鼓，精神萎靡，骨瘦如柴，寸步难移。都昌县左里乡民谣说"马家堰，靠湖边，男女老少两头尖，东一挨来西一摆，走起路来要人牵"，基本上是生不如死，活挨等死，毫无生趣。血吸虫病患者不仅失去了劳动能力，而且治病又要花钱，往往穷困潦倒。在疫区县市，最穷最苦的便是病患人家。"禾把刚放倒，就要出门讨，一件破棉袄，从小穿到老"，这则民谣道出了血吸虫病肆虐下贫苦农民饥寒交迫的生活情景。③ 许多人染病后因无钱治疗而死，或因吃不饱饭而死。有的女血吸虫患者因不能生育而导致婆媳不和、夫妻不和。据余江邓梅伦的口述，她在感染血吸虫病之后经常发烧，面黄肌瘦，肚子膨胀。结婚 5 年没有生育，因此闹得家庭不和。④ 而至今展示在余江送瘟神纪念馆血吸虫病患者的一张张契约，有卖妻契、卖田契、卖粪窖契、卖屋契、卖菜地契、卖地基契约等，是血吸虫病给人们带来艰辛生活的铁证。既然健康遭受危害，丧失劳动力，生活资料来源困难，生活不如牛马，加以疾病的纠缠，他们当然觉得人生无趣，产生厌世情绪，因而不断有人因受不住折磨而自杀。⑤ 如玉山县上洋坂村妇女周秀英因病后腹部膨大，行动阻碍而胀疼难受，多年以来给她带来了精神和生活的痛苦，最后实在忍受不下去，竟用剪刀戳腹自杀而死。像这样的例子在疫区还不止这一个。

---

① 《鹰潭市志》，第 1625 页。
② 中共余江县委宣传部编：《蓝田春秋》，江西人民出版社 1978 年版，第 1 页。
③ 同上。
④ 江西省政协文史资料研究会：《江西文史资料——送瘟神纪实》第 43 辑，江西人民出版社 1992 年版，第 150 页。
⑤ 万振凡：《民国血吸虫病流行时期鄱阳湖疫区社会生态探析》，《历史教学问题》2013年第 4 期。

五　危害生产

众所周知，劳动力因素是农业生产中首要的起决定性作用的因素之一，其盛衰直接关系到农业产量的高低、关系到农村水利建设的兴废等问题。显然，由于血吸虫病流行，民国鄱阳湖区农村劳动力大量死亡，死亡的人口中比例最大的无疑是年轻力壮劳动力，这直接或间接地造成了农业生产的衰退。血吸虫病是人畜共患的疾病，耕牛是所有家畜中感染率最高的动物。牛感染血吸虫病后，一般发育不良，消瘦，体力降低，患病严重的牛时常死亡，这对于民国缺少生产农具和生产资料的农民来说无疑是严重的打击。血吸虫病导致疫区农业劳动力严重缺乏。鄱阳县湖滨地区的横溪（现柘港乡）富山村，清光绪三十四年（1908年）有110户，百余个劳动力，到新中国成立初仅剩下12户，8个劳动力，而且面黄肌瘦，不能从事农业生产劳动。[①] 血吸虫病流行猖獗，群众死的死、逃的逃，灭绝或接近灭绝的村庄留下大片荒废田地无人耕种，"棺材田"、"亡人丘"人们更是避而远之，部分人为了生存抱着侥幸心理耕种，结果往往是稻谷还未收割，人已经倒下。即便是对少数农田的勉强耕作也是粗耕糙作。进贤二塘乡，有个樊家垄村，该村男女老少，一谈起昔日的臌胀病的苦难情景，人人都会传唱这样的一首歌谣："樊家垄里禾，亩田收一箩，两个臌肚抬，一个黄病驮。"[②] 粮食亩产量之低不言而喻。在德安，"清塘，清塘，灶不冒烟，地不产粮，十户人家九户亡。"[③] 九江县洗心桥田家洲原是个交通方便、土地肥沃的鱼米之乡，有100余户，500余人口，至新中国成立前夕，幸存仅两户4人，而且都得了水臌病。当地流传民谣"有女莫嫁田家洲，洲上十年九不收，男的大肚子，女的流落在外头"。显然血吸虫病流行对农业生产造成了极大的不利影响。

六　奇特的生态景观

血吸虫病流行猖獗，使鄱阳湖区出现了一系列奇特的生态景观。

---

① 上饶地区卫生志编纂委员会：《上饶地区卫生志》，黄山书社1994年版，第156页。
② 进贤县地方志编纂委员会：《进贤县志》，江西人民出版社1989年版，第512页。
③ 德安县地方志编纂委员会：《德安县志》，上海古籍出版社1991年版，第368页。

　　首先是到处分布着"棺材田"。余江蓝田畈有一块叫"十亩丘"的"棺材田"，田中钉螺密布，十几年中先后有 6 人在耕种这块田后，感染血吸虫病死亡。蓝田畈流传的民谣"十亩丘，棺材田，头年人种田，二年人肥田"，① 便是这种"棺材田"的真实写照。广丰县洋口镇姜家村水田无人敢种，人称"亡家丘"、"棺材田"，当地流传着"好牛不耕姜家田，好女不嫁姜家汉"的民谣。② 玉山县上洋坂村有一畈田，钉螺密布，耕种这畈田者先后都感染血吸虫病而亡，被称作"棺材田"。③ 不幸的是，像余江蓝田畈这样的"棺材田"，在鄱阳湖疫区各县市大量存在。

　　其次是出现大量的"绝户村"。安义县"早在 200 多年前就有血吸虫病流行，严重威胁人民身体健康。鼎湖乡原苏家村在乾隆三十五年（1770 年）时，是一个有 70 多户人家的大村子，由于血吸虫病危害，全村被毁灭。据统计，新中国成立前安义全县有 11 个村庄遭到毁灭和接近毁灭，953 户绝人烟"④。波阳县，据 1953 年不完全统计，新中国成立前因血吸虫病毁灭的村庄有 14 个，绝户 610 余户。濒湖地区的乐亭乡西山村，过去繁盛时有 50 余户人家，因血吸虫病危害，至 1955 年人烟绝迹。⑤ 德安今天的共青城，在 1870 年居住着管、聂、袁、燕四大姓，2000 多人，到 1946 年已成为一片芦苇丛生、水鸟栖息的钉螺窝。⑥ 瑞昌县邓家坝村，清末有 90 多户 400 多人，曾有"文不求笔，武不借兵"之说，表明当时人丁兴旺，至新中国成立时男子只留下一个大肚子病人邓必大。⑦ 南昌县的泾口宋家村，原有 500 户 2000 余人，至新中国成立时已无一户一人留存。⑧ 玉山县古城区的血吸虫病在民国年间流行甚久，特别是在 1942 年到 1949 年间最为严重，整村被弄得家破人亡，仅太平桥一个乡，就由 3000 多人下降到 1507 人，其中全家死

　　① 中共余江县委宣传部编：《蓝田春秋》，江西人民出版社 1978 年版，第 5 页。
　　② 广丰县地方志编纂委员会：《广丰县志》，方志出版社 2005 年版，第 398 页。
　　③ 玉山县地方志编纂委员会：《玉山县志》，江西人民出版社 1985 年版，第 395 页。
　　④ 江西省安义县史志编纂委员会编：《安义县志》，南海出版公司 1990 年版，第 400 页。
　　⑤ 波阳县地方志编纂委员会：《波阳县志》，江西人民出版社 1989 年版，第 751 页。
　　⑥ 江西省政协文史资料研究会：《江西文史资料——送瘟神纪实》第 43 辑，江西人民出版社 1992 年版，第 24 页。
　　⑦ 瑞昌县地方志编纂委员会：《瑞昌县志》，新华出版社 1990 年版，第 421 页。
　　⑧ 南昌县地方志编纂委员会：《南昌县志》，南海出版公司 1990 年版，第 510 页。

光的 146 户，许多自然村只剩下地名，实际早已灭绝人烟。① 据《江西党史资料》第 37 辑的记载，新中国成立前 30 多年前，全省灭绝 22658 户，毁灭村庄 1362 个。②

最后是存在数量众多的"寡妇村"。都昌县塘边方家村，曾为 900 余人的大村庄，至新中国成立前夕，成为一个仅存 6 名妇女的"寡妇村"。③ 余干县东源乡红旗村，据考证繁盛时是个 60 多户的村庄，在血吸虫病的严重摧残下，到新中国成立时只剩下 18 个寡妇。④ 湖口县舜德灰山村，过去有 54 户 210 多人，至新中国成立时，死于血吸虫病者就有 172 人，只剩下 38 人，而且大部分是寡妇。⑤ 广丰县洋口镇姜家村到 1950 年只剩下 30 个寡妇，有个寡妇夫死改嫁先后达 13 次之多。⑥ 丰城县付家村，新中国成立前 20 多年，70 多户人家的男劳动力全都死光，剩下的都是妇女，变成了寡妇村。⑦ 余干"东塘乡的东塘村是广大疫区数百个村庄中的一个。它位于鄱阳湖滨，四面环水，钉螺遍地，血吸虫病异常猖獗。原来人烟稠密的东塘村，到新中国成立前夕，只剩下 19 户 52 人，几乎都是寡妇。当地有一首歌谣：东塘、东塘，有女无郎，男人二十大肚肠，女人三十守空房"⑧。鄱阳"莲湖乡表恩村，自 1939 年至 1949 年新中国成立前夕，被血吸虫病夺去生命的有 300 余人，有 61 户绝灭。当地民谣：过了表恩渡，一年绝几户，男子得泡肚，女子做寡妇"⑨。据史料记载，这种"寡妇村"在民国时期的鄱阳湖地区比比皆是。

在血吸虫病的荼毒下，疫区出现严重的荒凉景象。玉山五里洋地区，周围 50 多个村庄，竟有 23 个村庄被血吸虫病吞没，几千人被夺去

---

① 《江西日报》1957 年 11 月 16 日第 3 版。
② 中共江西省委党史资料征集委员会：《江西党史资料——江西血吸虫病防治》第 37 辑，中央文献出版社 1996 年版，第 2 页。
③ 都昌县地方志编纂委员会：《都昌县志》，新华出版社 1993 年版，第 412 页。
④ 余干政协文史资料研究会：《余干文史资料》第 2 辑，第 45 页。
⑤ 湖口政协文史资料研究会：《湖口文史资料》第 1 辑，第 62 页。
⑥ 上饶地区地方志编纂委员会：《上饶地区志》，方志出版社 1997 年版，第1313 页。
⑦ 中共江西省委除七害灭六病总指挥部办公室：《江西省防治血吸虫病资料汇编（1952—1958）》，1959 年编印，第 23 页。
⑧ 余干县志编纂委员会：《余干县志》，新华出版社 1991 年版，第 547 页。
⑨ 波阳县志编纂委员会：《波阳县志》，江西人民出版社 1989 年版，第 751 页。

生命，大片田园荒芜。当地民谣唱道："五里洋，五里洋，风吹茅草见豺狼。"① 上高县泗溪乡的漕港圳，至 1949 年已荒芜田地 2/3，映入人们眼帘的是"屋倒田地荒，百里无儿郎，家家有水鼓，处处见坟场"的衰败景象。② 余江蓝田畈流传的"蓝田畈，大平原，草长比人高，野兽到处窜"民谣，也生动反映了瘟神盘踞下蓝田畈的悲惨景象。③ 据吴浩琪老人回忆："余江荐头村在明朝全盛时，有七八十户二百多人口。"大约从清乾隆年间开始，荐头村血吸虫病流行，人口大量死亡。1942年吴浩琪来到家乡见到的情景是："村南是一片野鸡不拉屎、杂草比人高的荒地，村北是一片废屋旧基，残垣断壁七零八落，墙上长满了爬山虎，旁边长满小灌木，毒蛇和癞蛤蟆出没其中，阴森森、凄切切。荐头村衰落到无以复加的地步。"④ 永修县吴城丁家山一带原有 17 个村庄，到新中国成立时已是人绝地荒。其中有个叫对门岭的村庄原有 80 多户，仅在 1923 年就死了 50 多个青壮年。当地群众感慨地说："丁家山里泡肚多，柴草长成虎狼窝，土地荒了无人种，卖儿卖女度时光"。⑤

　　在血吸虫病流行严重的地方，家人不仅要承受失去亲人的痛苦，还要继续生活在被感染的恐惧之中，因为，厄运可能会随时降临在他们自己的头上。血吸虫病不仅会夺去一个人的生命，而且血吸虫病导致的环境污染会造成一个社区对未来生活的恐慌，这个社区就变成了一个让人恐惧的地方，心理负担十分沉重，极不利于人类生存。

---

① 玉山县地方志编纂委员会：《玉山县志》，江西人民出版社 1985 年版，第 395—396 页。

② 九江市政协文史资料研究会：《九江市文史资料》第 1 辑，第 131 页。

③ 中共余江县委宣传部编：《蓝田春秋》，江西人民出版社 1978 年版，第 1 页。

④ 江西省政协文史资料研究会：《江西文史资料——送瘟神纪实》第 43 辑，江西人民出版社 1992 年版，第 63—64 页。

⑤ 永修县委员会文史资料研究委员会：《永修县文史资料》第 5 辑，1986 年编印，第 73 页。

第四章

民国血吸虫病流行时期
鄱阳湖疫区社会生态

民国年间，鄱阳湖区域发生的大规模的血吸虫病瘟疫，不仅与湖区自然生态环境存在着千丝万缕的联系，同时也与湖区社会生态息息相关。由于"鄱阳湖血吸虫生态系统"中既包含着无机生态系统，又包含有机生态系统，二者之间存在相互依存关系。而在有机生态系统中，虫、人之间存在竞争关系，人类社会生态状况的好坏在很大程度上决定着血吸虫病能否流行和传播，进而深刻影响了生态系统的运转。显然，瘟疫一旦发生，"生病"就不是病人个人的事，而是整个社会的事。社会是人与人之间各种关系的集合体，每一个人都生活在一定的社会关系中，并在这种关系中与他人发生互动。在疫区，人与人之间具有更大的关联性，因为，每个人都有传染和被传染瘟疫的可能，都有引发整个社会灾难的危险。人们必须共同组成一个合作、协调的社会关系网络以对抗瘟疫，才有可能把瘟疫的危害降到最低程度，否则只有听任瘟疫横行，危害人类。研究表明：面对瘟疫，鄱阳湖疫区社会生态整体缺乏责任感、道义感和正义感。在共同的灾难面前，疫区社会各阶层基本处于恶性互动之中，未能建立起通力合作的严密的瘟疫防控体系。这种对瘟疫"不设防"社会生态，为瘟疫流行起到了推波助澜的作用。

第一节　政府官员的消极与冷漠

当某种传染病以大规模迅速传播的方式严重危害人类健康及社会发展时，对付传染病疫情就变成了一项重要的公共卫生事业、一种复杂的政治活动，从而必须发挥政府的作用。在这种情况下，任何明智的政府，都会把控制疫情作为施政的主要目标。实践证明，政府及官员的社会动员与整合能力在对付疫情方面有着不可替代的作用。面对疫情，各级政府应对态度是否积极，防治措施是否有效，决定着疫情防控的成败，如果官方能够采取积极的态度和恰当的措施，灾难是可以避免的。然而，民国年间，由于战争频繁、经济衰败、医疗水平低下，加上血吸虫病是慢性传染性疾病，不像其他传染病那样很快致人大量死亡，因此，未能引起政府机构的关注。各级政府对待血吸虫病疫情，态度消极，没有采取任何有效防治措施以防止疫情扩散。

一　中央政府及其官员毫无作为

民国中央政府对血吸虫病防治毫无作为。1916 年 3 月，北洋政府内务部正式公布了《传染病预防条例》，这是民国中央政府颁布的第一个防疫法规。遗憾的是它涉及的法定传染病，并不包括血吸虫病。[①]1919 年 3 月，北洋政府设立由刘道仁、严智钟分任正副处长的中央防疫处，主持各种传染病调查、预防、治疗等工作，这是民国中央政府设立最早的防疫机构，其工作范围也不包括血吸虫病。[②] 1927 年国民党南京政府成立后，全国的防疫体系进一步完善，但 1928 年国民党南京政府公布的《传染病预防条例》，虽然详细规定了各种传染病预防政策和措施，但仍不包括血吸虫病。[③] 这种情况一直延续到 1949 年国民党政权垮台。可见，整个民国时期中央卫生防疫行政机构和防疫法律都没有关注到血吸虫病，血吸虫病始终被排斥在民国时期中央政府的防疫体系之外。

值得庆幸的是，一些在中央和地方政府卫生机构工作的医务工作者，对血吸虫病疫情给予了一定的关注。正是由于他们的努力，才使中国有了少数几个由中央卫生机构设立的小规模的"防治血吸虫病工作队"。1929—1932 年，在中央卫生试验所任职的陈方之等人，采用实地勘查的方法，赴江浙调查血吸虫病疫情。虽然他们的调查工作因 1932

---

① 北洋政府内务部：《传染病预防条例》，《东方杂志》1915 年第 5 期，第 6 页。
② 张瑞德、卢惠芬：《中华民国史社会志（初稿）》上册，台北"国史馆"1998 年编印，第 569 页。
③ 国民政府卫生部：《卫生法规》第 1 辑，国民政府卫生部 1928 年 12 月编印，第 3 页。

年发生"一·二八"事变而中断,但他们根据调查结果撰写的调查报告《血蛭病之研究》及《血蛭病之研究(续报)》在《新医药》上连续发表。① 陈文提出江浙一带有大量的血吸虫病人存在,必须设立专门机构进行防治。与此同时,1932年冬天,浙江省卫生试验所所长罗赛博士赴浙江开化县一带调查血吸虫病疫情,发现该地疫情极为严重,于是向中央卫生署建议在开化县设一个专门防治血吸虫病的机构,开展防治工作。在他们的努力下,中国第一个官方"防治血吸虫病工作队"于1933年在浙江省开化县成立。稍后在衢县、杭州也分别成立了"防治血吸虫病工作队"。但由于政府不重视,加上社会动荡、经费困难等因素,开化县"防治血吸虫病工作队"在开展工作8个月后,被迫解散,其他两个工作队到1937年也因抗战全面爆发,不得不中断工作。②

抗战胜利后,中国再度陷入战乱之中,国民党中央卫生行政机构根本无暇顾及血吸虫病的防治,因而也就没有采取任何进一步的措施。当时中国血吸虫病严重流行,引起了远在瑞士日内瓦世界卫生组织的关注。1947年世界卫生组织派遣医学专家赴中国考察血吸虫病流行情况。考察完成后,专家们在给世界卫生组织过渡委员会的考察报告中指出:中国防治血吸虫病"面临三项主要问题:缺少款项,缺少及格人员,与世界其他地方缺少畅通之科学联系",他们的结论是:"中国当局,未能组织急需的对抗威胁整个民族之流行病运动","中国卫生当局尚不能采取新式及积极性之措施以保障其人民健康。"③ 世界卫生组织专家们的考察报告表明,民国中央政府及其卫生行政机构对各地血吸虫病疫情采取了听之任之的漠视态度。

二　地方政府及其官员缺乏有力和有效措施

相对中央政府而言,江西地方政府对防治血吸虫病做过些许的努力,但这种努力也相当有限,防治效率低下,根本无法有效地阻止血吸虫病的流行蔓延。

① 陈方之:《血蛭病之研究》,《新医药》1934年第1、2、3、4期。
② 蒲南谷:《住血吸虫病工作队之历史》,《公共卫生月刊》1936年第10期,第768页。
③ 世界卫生组织过渡委员会:《世界卫生组织汇报》第1卷,日内瓦万国宫,1947年第1—12合期,第141页。

　　德兴是民国年间鄱阳湖地区血吸虫病疫情最严重的县份之一，也是最早引起江西地方政府关注的疫区县份之一。因此，德兴成为民国年间江西省政府防治血吸虫病疫情重点县和用力最多的县。

　　民国年间江西省政府为防治血吸虫病疫情采取的第一个行动，是江西省卫生处1937年6月在德兴县设立血吸虫病防治组，派出医务人员在德兴畈大、中洲一带进行血吸虫病调查，但其工作局限于疫情调查。经3年多的工作，其最后的成果是在德兴"发现住血吸虫病患者，并在附近溪流中觅得住血吸虫宿主钉螺"。①

　　民国年间江西省政府为防治血吸虫病疫情采取的最重大的行动是1940年制定和实施的《德兴县住血吸虫病防治办法》。1940年3月，在江西省临时参议会上，省临时参议员吴继曾提出"请省卫生机关派员防治德兴县血吸虫病"议案，被采纳。不久江西省卫生处制定出《德兴县住血吸虫病防治办法》，并呈交省政府。1940年9月20日，江西省政府第1306次"省务会议"，通过了省卫生处呈送的《德兴县住血吸虫病防治办法》，决议拨付经费7012元、开办费4750元，由省卫生处调集人员赴该县实施《德兴县住血吸虫病防治办法》。这是民国年间江西省政府花费人力、物力、财力最多的血吸虫病防治行动。但直到1941年底，其工作成果也只是"累计治疗住血吸虫病25人，并在畈大、中洲、朱浆、下庄、坞溪等地扑灭钉螺"。②

　　1948年5月，省立丰城医院院长胡鉴堂先生到丰城县白富、北坑、泉港等地调查血吸虫病流行情况，发现这些地方血吸虫病已经严重流行。是年6月胡鉴堂先生写成《丰城县住血吸虫病流行详情报告》，并于当月呈报江西省卫生处。在该报告中胡先生指出：丰城血吸虫病"情况严重。本病在丰城河西流行已久，大约始于清末。最近蔓延已达廿余村落。其间，三四村落已将散亡殆尽，一二村则早已整个化为丘圩。田地荒芜，触目皆是……"报告请求省卫生处急派专业人员来丰城防治。③但直到这年冬天，省卫生处防疫大队才决定"编造预算275

---

　　①　江西省政协文史资料研究会：《江西文史资料——送瘟神纪实》第43辑，江西人民出版社1992年版，第215页。

　　②　同上书，第216页。

　　③　金达迈主编：《丰城县志》，上海人民出版社1989年版，第640页。

元，派二中队之一分队，赴丰城防治，称丰城县血吸虫病防治所"。江西省政府对于血吸虫病疫情不仅反应迟缓，用于防治的专业人员和经费少得可怜，而且在疫情没有任何好转的情况下，将"丰城县血吸虫病防治所"，"于次年撤销"。①

同时，德安、泰和、广丰、余江、高安等许多县份也都发现血吸虫病疫情。如1946年3月20日《民国江西日报》报道："德安县流行大肚病，该县县民陶唐，来省请求善后分署及卫生处救济"；1948年9月28日《民国江西日报》报道："现鄱阳湖对岸东北一带，高安等地，发现血吸虫病。"但这些都没有引起江西省政府的重视，以至在1948年的省参议会第一届第六次会议、第十次会议上，先后有4名省参议员批评省政府"在发现大肚子病之地区，未见卫生处派员前往防治"。②

疫病来临，群众最需要镇定，需要了解确切的疫情信息以及如何进行科学防控。如果政府能正确引导，把科学防控方法教给群众，并以务实态度，解除群众的后顾之忧，群众就会积极主动地配合政府的防控行动，政府和群众就有可能相互信任，形成"群防群控"的局面。遗憾的是，江西地方政府在这方面职能严重缺失，根本没有发挥应有的作用。实际上，早在1905年湖南就发现了中国首例血吸虫病，而后各种医学杂志也先后报道了全国各地发现的血吸虫病疫情，有些医学杂志对血吸虫病传播方式、防治措施等进行了科学的介绍，江西也曾在德兴、丰城设立过血吸虫病专业医院。对江西地方政府来说，正确宣传科学的血吸虫病防控知识是不难做到的。然而，查阅史料，我们没有发现民国江西省、县地方政府组织过任何关于血吸虫病知识的宣传活动。普通民众既不能从官方的卫生机构获得血吸虫病防控知识，又不能从宣传渠道了解血吸虫病的真相，于是，对血吸虫病的认识出现种种误区。由于长期无法从科学的角度来解释血吸虫病的成因和危害，民众很自然转向用非科学的行为来对待血吸虫病。③

---

① 江西省政协文史资料研究会：《江西文史资料——送瘟神纪实》第43辑，江西人民出版社1992年版，第216页。
② 同上。
③ 民国时期疫区群众普遍认为血吸虫病流行是"发人瘟"、"是鬼神作怪"等，一般的应对办法是"求神拜佛"。这种情况在各疫区县的县志中，多有记载。

对疫区实施救助是古今中外政府通用的做法，无论是古代中国采取的"荒政"，还是西方国家对疫区采取的"人道主义"，都对抑制疫情发挥了重要作用。但是，民国鄱阳湖区域血吸虫病流行期间，我们很少看到政府官员在疫区进行救助的身影。事实上，民国时期血吸虫病流行之所以会造成如此多的人死亡，就是因为民国各级政府没有发挥其应有的"救助功能"。许多血吸虫病患者，他们不是因为血吸虫病本身而死亡，而是由于得了血吸虫病后，腹胀如鼓，骨瘦如柴，丧失劳动能力，没有钱治病，甚至没有饭吃。他们在关键时候，得不到官府和官员提供的医疗上、经济上的人道主义援助，而实际上只要官府提供一个疗程的"酒石酸锑钠"药物治疗，他们就能战胜血吸虫病。

总之，在民国血吸虫病流行期间，政府及其官员态度非常消极，面对血吸虫病疫情，既没有建立起有效的防控体系，亦未能采取有力的预防和治疗措施，也没有及时地宣传、动员群众，更没有发挥政府应有的"救助功能"。这充分暴露出民国政府是一个在关键时刻弃民于不顾的政府。

第二节　医疗界的无能与诈骗

在血吸虫瘟疫横行时，真正能带给人们生存希望和心灵安慰的是医学，战胜瘟疫最终要靠医学的力量。民国年间，在江西基层社会，主要存在着三种医疗力量：现代性医疗机构及其医务人员、传统中医和突然冒出来的庸医及江湖郎中。按常理说，三种医疗力量都应该积极地救治病人，与血吸虫病作斗争，因为这是他们的本职工作和社会责任。但是，回到民国鄱阳湖血吸虫病流行的历史现场，我们发现上述三种医疗力量，一个基本不在血吸虫病防治的岗位上；一个对血吸虫病束手无策，毫无办法；一个则趁机骗人，敲诈病人钱财。

一　现代性医疗力量置身事外

在上述三种医疗力量中，本来最应发挥作用的是现代化的医疗力量，但其实际作用却令人失望。江西农村现代意义上的医疗设施建设，开始于20世纪30年代。1934年6月5日，江西省政府设立江西省卫生处，任命潘骥为处长，作为统筹办理全省卫生事业的领导机构。省卫生处成立后，江西开始着手建立县级和县级以下的现代化医疗机构。到抗战前夕，江西设有县立医院83个，农村服务区诊疗室10个，农村实验区保健所5个，乡村师范学校保健所15所。① 83个县城医院，加上30个乡村诊疗室、保健所，这就是民国江西基层社会全部的现代化意义上的医疗设施。问题在于，民国江西基层社会现代化的医疗设施不仅数量少，而且质量也很差。当时江西各县级医院，质量普遍不高，有的甚至有名无实。如当时办得比较好的丰城县卫生院，只有听诊器、血压计、注射器、止血钳、接生箱等设备。② 大多数县卫生院只有2—6个医护人员，全年经费在2000元以下。③ 据1937年省卫生处对全省83个县级医院1936年一年工作的考核和统计，所有县级医院没有治疗一例血吸虫病病人。④ 县以下的医疗机构设施更差，更不可能在防治血吸虫病方面发挥作用。乡村师范学校的保健所主要是办理学校师生的医务保健，从事预防注射、免费种痘、池水消毒、卫生宣传、卫生运动等工作。农村实验区保健所中办得最好的是黎川保健所，1934—1935年该所诊治病人：内科247人，外科473人，种痘905人，接生8人，⑤ 其中没有一例是血吸虫病病人。农村服务区的卫生所，每所只有3名医务人员，包括卫生指导员1人、助理员及助产士各1人，主要是开展一般性的疾病治疗。据《民国26年江西各农村卫生所及保健所工作简要统计表》，各卫生所及保健所的工作内容主要包括种痘、环境卫生、妇婴卫生、学校卫生等，也没有发现治疗血吸虫病病人的记录。⑥ 查阅史料，我们惊奇地发现，民国年间江西尽管血吸虫病大规模流行，但除了德兴、丰城两地专门防治血吸虫病的医院有极少数的血吸虫病病人看病外，在城乡

---

① 万振凡：《弹性结构与传统乡村社会变迁——以1927—1937年江西农村革命与改良冲击为例证》，经济日报出版社2008年版，第249页。

② 金达迈主编：《丰城县志》，上海人民出版社1989年版，第509页。

③ 江西省建设厅：《江西省卫生事业概况》，1938年编印，第67页，江西省图书馆藏。

④ 同上书，第65页，江西省图书馆藏。

⑤ 徐实谦等：《江西省黎川实验区一年来工作概况》，载乡村工作讨论会编《乡村建设实验》第3集，中华书局1938年版，第468—469页。

⑥ 江西省建设厅：《江西省卫生事业概况》，1938年编印，第67页，江西省图书馆藏。

其他各个医院的工作报告中，几乎都没有发现治疗血吸虫病病人的记录。也就是说其他所有现代意义上的医疗机构都没有介入血吸虫病防治。出现这种情况的原因，一是地方政府不重视，没有把"血吸虫病"列入法定传染病；二是由于当时县及县以下的医院，基本上没有治疗血吸虫病的医生和药物；三是民众不相信科学，而信仰旧法，即使得了血吸虫病也不去正规医院治疗。① 以上因素最终导致了民国时期现代性医疗机构及其工作者脱离血吸虫病防治岗位而置身于事外。

二　传统中医束手无策

相对西医来说，中国传统中医在许多方面有自己的专长，但也存在不足，尤其是"对于现代公共卫生事业来说，它们缺乏病源理论，因而没有与流行病斗争的有效手段"②。传统中医由于对血吸虫病的认识的有限，对血吸虫病防治束手无策，或者说根本就不知道什么是血吸虫病和怎么防治血吸虫病。《蓝田春秋》中记载的中医治疗血吸虫病的情景，为我们分析这种情况，提供了典型个案。

> 民国年间，蓝田村吴水香的丈夫张春泰患血吸虫病，她向地主借高利贷请来邓埠镇名医高郎中和张郎中给其丈夫治病，但经多次治疗仍不见病情好转。在一次郎中给张春泰看完病后，吴水香和中医郎中之间有以下对话。
> 吴水香："高先生，这病能治好吗？"
> 高郎中："此病名曰蛊症，乃不治之症也"，"我是尽力而为，这方子参酌了古之良方，有一定效验，先吃两帖试试看。"
> 张郎中："这蛊症神仙难医呀，我曾治过多人，良药用尽，就是不见效验。这回再也不敢冒昧开方了。"
> 吴水香："救救他吧……"
> 张郎中："绝症，绝症，神农无药，华佗无医，可悲，

---

① 金达迈主编：《丰城县志》，上海人民出版社1989年版，第509页。
② 布莱克：《比较现代化》，上海译文出版社1996年版，第353页。

可叹。"

正如中医郎中所说，不久张春泰就不治而亡。①

在这一个案中，高郎中和张郎中都是乡土社会非常信赖的医疗力量，被誉为"名医"，平时乡民有什么头痛脑热时，在他们那里都能得到很好的医治，因而深得乡民的敬重。他们对血吸虫病的防治，也做过努力，"曾治过多人，良药用尽，就是不见效验"，由于缺乏科学认识，把血吸虫病视为"蛊症"，因而找不到科学防治血吸虫病的办法。他们苦恼、无奈，感到了自己没有尽到责任。他们不像后面提到的江湖郎中，他们不欺骗病人，而是明确告诉病人这种病是绝症，"神农无药，华佗无医"，自己"不敢冒昧开方了"，即使开了药也说明只是"试试看"。这个医案，典型地反映了传统中医对血吸虫病束手无策。诚如毛泽东诗句所说"华佗无奈小虫何"。

三　江湖郎中趁火打劫

当现代医疗力量置身事外，传统中医束手无策之时，不少江湖郎中则在疫区大显身手。因为疫区血吸虫病患者人数众多，所以这种游医也非常多。1935 年《新医药》第 2 期刊登的一篇文章指出："乡村间江湖医士多。……近年来因百业凋敝，生活困难，有许多缺乏道德观念的奸猾的人们，大施其江湖骗术，尤其在内地的乡村，常见有洋其装、皮其鞋，口含茄立克，手拿斯的克，鼻架托力克，冒充医士，到处向人售药治病。"② 这些江湖郎中利用人们病急乱投医的心理，吹嘘自己拥有治疗血吸虫病的"灵丹妙药"，能治好患者的绝症，使处于混乱盲目状态的病人们纷纷上当。尤其是晚期血吸虫病患者，为求出现奇迹，常请这种医生治病，结果是钱花了，病却未治好，有的还因此而丧命。《江西文史资料——送瘟神纪实》第 43 辑一份材料，详细地描述了江湖郎中

---

① 上饶地区革委会政治部文化组、余江县革委会政治部宣传组：《蓝田春秋》，江西人民出版社 1973 年版，第 20—21 页。

② 蠢人：《一个乡村医师的自述》，《新医药》1935 年第 2 期，第 275 页。

行骗的具体细节，可以与上述材料互相佐证。[①] 1930 年，余江县一个名叫列夸仍的人得了大肚病，到处求医问药。一天，村里来了一个看病郎中，长袍马褂，戴一副黑色眼镜，脚穿皮靴，一小撮胡子挂在嘴唇上，身边还带了一个挑担子的佣人。这时他身边已围了好些血吸虫病人，他摸摸这个人的肚皮，把把那个人的手脉，装模作样地说："这大肚病是因为中了邪，邪气在肚子里作怪，邪气不除，肚皮难清。一般郎中是没有这个本事的，药不对路，任你吃多少都是枉然，只有摸准了病根，才能药到病除。算你们走运，碰上我这个祖传治大肚病的郎中，这种病我治过多人，现在都好了，都能下地干活了。"听了他这一番话，病人们纷纷东借西凑买下了他的药丸。列夸仍用药后，病情不仅没有好转，反而日益加重，不久，便离开了人世。其他人吃了药丸后也和他一样不见病情好转。[②] 不难看出，瘟疫期间，这些江湖郎中，不仅没有给疫区的民众战胜瘟疫助一臂之力，相反，他们趁火打劫，骗取病人的钱财，毒害病人的身体，使民众抵抗瘟疫的能力更加脆弱。

第三节　富裕阶层的为富不仁

历史上，当西方国家发生瘟疫时，人们通常可以看到，许多富人捐钱捐物，绝大多数的病人都能从中得到援助和供养，这对疫区的人们战胜瘟疫发挥了重要作用。[③] 余新忠在研究清代江南瘟疫后也指出：在苏州、江宁、杭州、上海等地，每一次重要疫情，几乎都可发现乡贤或慈善机构开展救疗活动的记录。[④] 可见，在发生瘟疫时，捐出自己的一部分资产，帮助人们战胜瘟疫是富人们的普遍做法。然而，在民国血吸虫病流行的鄱阳湖地区，我们看不到富人们的人道主义表现和社会责任

---

①　江西省政协文史资料研究会：《江西文史资料——送瘟神纪实》第 43 辑，江西人民出版社 1992 年版，第 69—72 页。

②　同上。

③　丹尼尔·笛福：《伦敦大瘟疫亲历记》，谢萍、张量译，内蒙古人民出版社 1992 年版，第 277 页。

④　余新忠：《清代江南疫病救疗事业探析》，《历史研究》2001 年第 6 期，第 45—55 页。

感，看到的只是贪欲和为富不仁。

一　缺乏道义和责任感

为了搞清楚民国血吸虫病流行期间疫区富人的动向，笔者广泛查阅了血吸虫病流行县份的县志，结果未能见到血吸虫病流行区域富人们从事慈善活动的踪影。相反倒是发现一些地方存在富人以血吸虫病防治为借口，聚敛钱财的现象。如余江的巨富吴良聘："装扮善人，领导筹集资金，倡议重修'肖公坝'，改名'复兴坝'。"当年筹集了几十万斤稻谷；只开了头，拉了几十方片石，运来了一些木材堆放在工地上。但不久，片石和木材都不翼而飞。结果"复兴坝"未修成，而吴良聘的口袋却塞得满满的。[①]

血吸虫病流行并未改变平时的那种社会关系，地主富人们依旧残酷剥削贫苦农民，没有因为血吸虫病流行而表现出恻隐之心。1938年，家住白塔河西紫云乡下坂村的邓仁喜，租种了地主的10多亩田。因父子3人都感染上了血吸虫病，身子一天天消瘦，劳动力不足，所以收获不理想。秋收后的一天上午，地主带几个家丁挑着箩筐来了，六担金灿灿的谷子被地主收租收走了。下午，保长又带着乡丁要邓仁喜交捐税，要把剩下的几担谷子全部挑走，邓仁喜父子不同意，结果遭到了保长和乡丁一顿毒打。邓家父子辛劳一年，依然忍饥挨饿，加之受欺受压，染病在身，个个卧床难起，无奈家无分文，请不起郎中治病。就这样，父子3人加上两个孙子共5人，先后被血吸虫夺去了生命，一家灭绝了香火。[②]

在疫区，富人们利用病人急需用钱治病或维持生活之机，从事高利贷剥削的现象十分普遍。许多病人为了治病，向富人借钱，从此陷入债台高筑的境地，有的甚至给子孙带来还不清的债务。1942年余江潢溪人李广兴到荐头村租种地主金守才家的田，不久全家都染上了血吸虫病。人病了，田瘦了，收成少了，年年入不敷出，没办法只好向富人借高利贷。高利贷的利息高得吓人，上半年青黄不接时借谷一担，等到

① 江西省政协文史资料研究会：《江西文史资料——送瘟神纪实》第43辑，江西人民出版社1992年版，第76页。
② 同上书，第66—68页。

早稻收割，不到半年，就要还一担半，有的还要还两担，年年寅吃卯粮，到1949年已欠债谷100多担。① 类似的情况，在当年的疫区随处可见。

疫区的富人们似乎感觉不到病人的痛苦和困难，一切以自我为中心，只关注自身利益，对欠债穷苦病人往往穷追不舍，直至把人逼死的情况也时有发生。余江县宋家村，有个血吸虫病患者叫宋洪福，生活异常困难。1939年冬天，保长带着几个乡丁来到宋洪福家逼租。宋洪福的父母正愁着没米下锅，哪有钱交租。结果这伙强盗翻箱倒柜、扒灶撬锅。宋洪福的娘望着被扛走的锅，冲过去拉着锅不让扛走，狠心的保长一耳光打在她的脸上说："你想抗捐抗税，不想活了？"就在这天晚上，等家人睡熟后，洪福的娘悬梁自尽。娘死后，染上血吸虫病的宋洪福，渐渐黄瘦，肚子大起来，可他还要四处乞讨，受尽了折磨。②

有两则史料十分耐人寻味。一是"蓝田畈没有一个地主、富人、乡长、保长得大肚子病"③；二是"蓝田畈'十亩丘'是有名的'棺材田'，从1926年到1939年先后就有6个贫苦农民因租种'十亩丘'染病而亡"。④ 从上述史料中，我们可以看到：第一，瘟疫期间富人是不得病或很少得病的，患病和死亡的主要是穷人。进一步分析其原因，是因为富人们不需要参加任何劳动，不需要和有螺水体接触，因而感染血吸虫尾蚴的机会大大减少。而贫穷的农民，在生活的压力下，为了生存无论何种劳动，甚至是那些最危险和最容易被传染血吸虫病的劳动，他们也要全力以赴。从某种意义上说，正是由于穷人的不断染病而亡，才养肥了富人，才为他们不染病创造了条件。第二，"十亩丘"的租种者，如1926年病倒的艾朱仔、1931年染病而亡的"浙江一家人"，以及1935年染病的吴任高，都是从外地"逃荒"来到蓝田畈的，他们对"十亩丘"的危险情况并不是很清楚。而"十亩丘"的地主是知道"十

---

① 江西省政协文史资料研究会：《江西文史资料——送瘟神纪实》第43辑，江西人民出版社1992年版，第66页。

② 同上书，第78页。

③ 中共余江县委除害灭病领导小组：《蓝田村史》，1965年编印，第6页，江西省档案馆藏。

④ 同上书，第4页，江西省档案馆藏。

亩丘"是"棺材田"的，明白耕种"十亩丘"的人必然要染病而亡。
"十亩丘"的主人在明知耕种"十亩丘"的人必然要染病而亡的情况
下，之所以还要让人租种"十亩丘"，就是为了收起那一点点"对半
租"。① 为了这一点田租，地主就把穷人推入死亡深渊，这充分说明疫
区的一部分富人根本不会顾及穷人的死活，如果穷人的生命能够为他们
换来一点蝇头小利，他们也会毫不犹豫地牺牲穷人的生命。

二　欺霸病、亡人妻女

趁机欺负、玩弄、霸占病、亡人的妻女，是血吸虫病流行时期富人
们经常做的一件事。仅《江西文史资料》第 43 辑，就为我们提供了三
个这方面的典型案例。

案例一：上黄村一位名叫红香的妇女，丈夫黄义芳患血吸
虫病离开了人间，在家守寡。"她这时风颜犹存，尽管衣着破
旧，但她那苗条的身材，秀丽的面孔，水灵灵的眼睛，使得不
少异性为之心动"。当然，真心求偶者有之，但更多的人是想
占她的便宜。特别是当年那些乡、保长和富家子弟，经常来纠
缠，使她不得安宁。一次有个地主，以雇用她到家绣花为由，
先是语言调戏，进而搂抱，企图强奸，哪知她早有防备，在给
那地主狠狠一耳光之后，夺门而逃，大声呼救。②

案例二：上黄村另一妇女吴中秀，"野老公起码可以编一个
班"。她先后嫁过四个男人，但四个男人先后都得大肚病而
亡，到头来还是孤儿寡母相依为命。在生活的重压下，她万念
俱灰，只求一日或一时温饱。为了养活自己和孩子，她便公开
卖身，用她自己的话说，"卖身养子，无可奈何"。只要男人
给她钱，不管老的少的、长期的、短期的都可以，那些有钱人
经常光顾她家。因为痛苦、悲伤、摧残、屈辱，最后她只剩下

① 江西省政协文史资料研究会：《江西文史资料——送瘟神纪实》第 43 辑，江西人民
出版社 1992 年版，第 77 页。
② 同上书，第 81—82 页。

一副干枯的身躯。①

　　案例三：1923 年冬天的一个傍晚，在一座低矮的屋子里，一位产妇临盆将产。她的丈夫却挺着大肚子靠在门框上，心里像压着一块铅，沉甸甸的，因为不久他的妻子和刚出生的孩子，都要成为别人家的人。由于他欠地主的账，无力偿还，他只得卖妻卖子。孩子刚满月，他来到地主家签字画押。契约是这样规定的："立断卖契人邓骆驼，愿将 21 岁发妻邓余氏卖给杨细茂为妾，满月男孩卖与金溪富老爷为子。恐后无凭，立此为据。"②

　　由于涉及隐私，上面的三种情况只是冰山一角。血吸虫病流行使男人大量染病死亡，在鄱阳湖地区留下了大量的"寡妇村"。这些寡妇及其女儿们，在其丈夫和父亲病、死之后的生存状态，我们无法搞清楚，但其悲惨程度可想而知。其中受到富人们的欺负、玩弄、霸占者当不在少数。

　　显而易见，血吸虫病流行期间，疫区的富人不仅缺乏富人们应有的社会责任感和道义感，甚至连一个公民起码的义务和责任都没有尽到，而是尽干些乘人之危、落井下石、损人利己、偷鸡摸狗的勾当。

第四节　神道势力的趁火打劫

一　疫期神道势力活跃原因

　　研究发现，血吸虫病流行期间，疫区神道们的活动异常活跃，无论是寺庙、道观，还是病人家中，到处可见神道们活跃的身影。神道势力之所以能在当时的疫区兴风作浪，是以下三方面因素综合作用的结果：

---

　　① 江西省政协文史资料研究会：《江西文史资料——送瘟神纪实》第 43 辑，江西人民出版社 1992 年版，第 83 页。
　　② 同上书，第 79 页。

一是经济方面的原因。美国历史学家威尔·杜兰说道："贫穷常常使医学和神话结合在一起，因为神话是免费的，而医学却是昂贵的。"现代医学治疗血吸虫病，病人要付出昂贵的医药费用，要到县城以上的医院住院，要有一个较长的治疗过程，贫穷的普通百姓是享受不起的。相对现代医学，神道既方便又便宜，当然成为贫穷的血吸虫病患者及其家人的首选。二是江西民间自古以来就有"信巫不信医"的传统。人们以为神仙、道士、巫婆一类的人物，具有沟通鬼神、替人治病的神通，因而人生病之后"信巫不信医"。宋代曾敏行《独醒杂志》称："江西之俗，尚鬼信巫，每有疾病，未尝亲药饵也。"① 宋以后，这种民俗仍一直存在于江西民间。三是民国年间江西血吸虫病的流行，为神道们行骗活动创造了社会需求。在瘟疫所带来的恐怖现象的驱动下，有着"信巫不信医"传统的人们，很自然地沉溺于神道、巫婆们制造的把戏之中，希望在对付瘟疫时能得到鬼神们的帮助，这就为神道们欺骗群众、制造闹剧并从中获利提供了机会。

二 疫期神道们的主要活动

大致说来，血吸虫病流行期间疫区神道们的活动可以分为三类：

一是制造、传播谣言，加重人们的心理负担，使人们陷入了种种恐惧与忧虑之中，逼迫人们走向神道之途。据《蓝田春秋》记载，血吸虫病流行期间，"胡家庙几个老和尚，到处散布谣言，胡说什么白塔河上游的狮子岩原是一只大仙狮，这仙狮被一个妖怪打了一锤，仙狮负伤张口吐血。蓝田畈的人害大肚子病就是因为喝了仙狮的口涎，只有在胡家洲建一座庙，求菩萨保佑，仙狮早日康复，蓝田畈才能消灾免祸"。② 各种版本的流言在疫区四处流行。如荇头村的风水师宣称：荇头村血吸虫病流行是由于"风水不好，门楼的方向错位"和"挖官圳，伤了龙脉，从此鸡不啼，狗不吠，荇头村交上了厄运"。③ 杨家车村的道士则

① （宋）曾敏行：《独醒杂志》卷2，上海古籍出版社1986年版，第13页。
② 上饶地区革委会政治部文化组、余江县革委会政治部宣传组：《蓝田春秋》，江西人民出版社1973年版，第27页。
③ 江西省政协文史资料研究会：《江西文史资料——送瘟神纪实》第43辑，江西人民出版社1992年版，第64页。

宣扬：杨家车村之所以血吸虫病流行，大量人口死亡，是因为"凿矿甚多，伤害来龙大脉"。[1] 在丰城傅家村，神道们则警告人们此地"大肚鬼作怪"，"风水不好"，要发"人瘟"。[2] 此类传说在疫区数量甚多，在此不——列举。谣言的中心意思是，人们得了血吸虫病，不是其他原因，而是鬼神作祟。神道们声称自己拥有超乎寻常的能力，吹嘘能把被"瘟神"缠身的病人医治好，恐吓血吸虫病患者只有请神仙、道士、巫婆一类的人物，沟通鬼神，才能免灾祛病。在他们的煽动下，各种神道活动在民间逐渐兴盛起来。

二是举行各种"祭瘟送瘟"活动。民国时期，农村神道活动频繁的情况早就引起了人们的注意。时人曾经指出：在农村各地"女巫降神的声音，道士叱鬼的声音，家人喊魂的声音，随时随地可以听着"。[3] 1935 年召开的江西省卫生工作会议上，多位地方绅士联名提出了"禁设神坛以保卫民众健康"的提案，请求省政府出面，严厉查处江西各地农村中的神道活动。[4] 这说明民国年间，各种神道活动不仅十分活跃，而且已经危害到了人们的身体健康。当时，"祭瘟送瘟"的神道活动多种多样，其中主要有"出神"、"过阴"、"祭港"、"叫魂"、"降马脚"等。

三是利用血吸虫病流行聚敛钱财。神道势力经营种种骗术的最终目的就是要骗取钱财。在狮子岩方圆十几里之内，神道势力伙同当地地主，强迫农民出钱出力，建造了赵家庙、安山庙、下张庙、马岗庙、龙岗庙、万民安庙等十几座庙宇。受神道势力忽悠的病人及其家人，经常要到各个庙宇去花钱烧香、拜菩萨，每次都要交一笔"香火钱"。在胡家村，胡家庙建成后，庙里的主事们伙同地主胡首元等八大金刚，利用这座庙宇搜刮钱财。据史料记载，贫苦农民胡卯烛，在靠近胡家庙门前

---

① 中共余江县委血防领导小组办公室编：《余江县血防志》，1984 年编印，第 18 页，江西省档案馆藏。

② 宜春地区卫生志编纂委员会编：《宜春地区卫生志》，新华出版社 1993 年版，第 143 页。

③ 蠢人：《一个乡村医师的自述》，《新医药》1935 年第 2 期，第 275 页。

④ 《禁设神坛以保卫民众健康案》，1935 年 4 月，江西省卫生厅档案 J48-2-8，江西省档案馆藏。

的地方，有"大水淹不着、大旱旱不到"的良田 2.4 亩。神汉巫婆们联合地主胡首元，硬说胡家村的人得血吸虫病，是由于胡卯烛在庙门前的田里施了大粪，惹恼了菩萨，逼着胡卯烛把田交给了胡家庙的主事们。[①] 到 20 世纪 40 年代初，胡家庙拥有 50 多亩公田，租谷全被神道、金刚霸占。神道们还规定庙宇要五年一大修，二年一小修，小修每家要出一两块钱，大修每家要出一两担谷。人们勒紧裤腰把钱和谷交给了神道们和八大金刚，神道们和金刚们拿出几担谷，装模作样在庙上添盖几片瓦，给菩萨涂一层"金"，余下的钱和谷就是他们的了。[②] 祭港时，病人家要置办三牲祭礼，祭礼中，鱼、鸡蛋的数量不限，但至少要有活鸡一只、活猪一头，还有香纸、爆竹、蜡烛等。每次祭港，花费十分可观，道士要得二至三担米的报酬，帮忙的亲友、乡亲均要病家设宴款待。有一位名叫金龙华的农民，其父亲得了大肚子病，求医拜佛无效后，只有把家里仅有的两亩田卖掉，所得的钱用作"祭港"费用。但是，龙王爷并没有把他父亲的腹水化掉，结果是地卖了，钱花了，他的父亲仍然死了。[③] 出神时，菩萨游到谁家，谁家就必须出钱，否则就会"大难临头"。许多穷人在菩萨游到自己家门口时，都会把心一横，或变卖家产，或向别人借钱给菩萨进香献贡，求菩萨保佑快点治好大肚子病，但结果往往是人死财空。

考察世界瘟疫史，我们可以发现，神道们在疫期制造、传播谣言和玩弄神道把戏并以此骗取钱财，是各国瘟疫史上的普遍现象。但是，由于中国是一个基层社会民众"迷信"观念根深蒂固的国家，神道势力更有市场，更能发挥其消极作用。血吸虫瘟疫时期疫区的神道势力，动辄与民众的"迷信"观念和行为纠结在一起，形成一股强大的力量，阻碍着科学防治血吸虫病的观念和措施的产生与推广，从而使血吸虫病防治的难度大大增加。

[①]　上饶地区革委会政治部文化组、余江县革委会政治部宣传组：《蓝田春秋》，江西人民出版社 1973 年版，第 32 页。

[②]　同上书，第 28 页。

[③]　江西省政协文史资料研究会：《江西文史资料——送瘟神纪实》第 43 辑，江西人民出版社 1992 年版，第 75 页。

第五节　普通民众的挣扎与绝望

在政府不作为、医疗界束手无策、富人慈善救济缺位的情况下，疫区的普通百姓只能依靠自己的力量，根据自己的现实条件，各自采取不同的方式应对瘟疫。

一　害怕、恐慌和挣扎

瘟疫降临之初，民众普遍感到害怕、恐慌。当时人们主要有三怕：一怕自己感染上血吸虫病，变成腹大如鼓、骨瘦如柴的病人，没有劳动能力，使家人和自己的生活难以为继；二怕生病后没钱治病，或因治病而变得倾家荡产；三怕血吸虫病治不好，自己的命不长。[①] 但在求生的本能驱使下，他们会为活下去而挣扎，一切努力都在人们的尝试之中。为活下去而挣扎的人们，通常采取三种方式来应对瘟疫：求神拜佛、求医问药、逃亡迁移。应该说无论是哪种方式，都表现了人们与瘟神抗争的勇气。

求神拜佛。由于对血吸虫病缺乏科学认识，面对血吸虫病疫情，许多人都觉得自己和家人已经处于极度危险之中，都为即将降临的灾难感到忧惧。在迷信观念和巨大心理压力的作用下，民众很自然选择鬼神崇拜，沉溺于求神拜佛之中。据新中国成立初一位曾经以求神拜佛为职业的老人回忆：民国时期疫区"求神拜佛的风气很盛行"，"我每到一个村子，坐下来就是一整天，生意忙得饭都顾不上吃"。[②] 被恐惧和神道势力牵引的人们，纷纷聚集在庙宇中，虔诚地进行各种求神拜佛的仪式，希望借助鬼神驱除瘟神，以保平安。

求医问药。染病的患者及其家人，虽然选择了鬼神崇拜，但这却丝毫没有影响他们对郎中们"回春妙手"的期待。他们一方面极力表现出对鬼神崇拜的虔诚，另一方面又对郎中充满了渴望。所谓"病急乱

---

① 中共江西省委防治血吸虫病五人领导小组办公室：《余江县是怎样消灭血吸虫病的》，江西人民出版社 1958 年版，第 16 页。

② 同上书，第 19 页。

投医"，只要他们认为还有一丝希望，哪怕是砸锅卖铁，甚至倾家荡产，他们都会尽力争取挽救病人生命。但实际上在当时的乡村医疗条件下，乡村医生和郎中对血吸虫病的认识是极其有限的，他们根本就治不了大肚子病，当时庸医和郎中所谓能治好血吸虫病都是骗人的。《江西文史资料》第43辑记载了一个非常典型的案例：1926年，余江县万民安村张回仍的儿子得了血吸虫病。一天一个穿着很讲究的看病先生来到万民安村，自称能治大肚子病。张回仍像见到救星一般，把医生请到家中。医生看病后，拿出一小包药，说吃了这药10天之内病包好，但药费要两担米。经讨价还价，最后以两桶米成交。晚饭后，张回仍小心翼翼让儿子将药服下，不一会儿，药性发作，病人肚子痛得非常厉害，不久便离开了人世，落得"钱又花了，病又没治好，反枉送了性命"的下场。①

查阅资料笔者发现，在当时的疫区这种例子比比皆是，相反，血吸虫病患者去大医院或专业医院治病的情况则极为少见。但我们不能责怪当时的人们：为什么不寻求现代医学的帮助，反而要去相信庸医或江湖郎中。因为民国年间现代化的医疗技术还没有下沉到基层社会中来，在遥远的城市虽然已有治疗血吸虫病的现代医学技术，但农民远没有享受这种服务的经济能力。从某种意义上来说，庸医或江湖郎中是当时血吸虫病患者在"求医问药"方面的唯一选择。所以，尽管他们把那些医生或郎中奉若神明，换来的结果却只能是"钱去病难除"。

逃亡迁移。求神拜佛、求医问药失败后，人们渐渐看到了残酷的事实：瘟神是不可战胜的。这样民众对血吸虫病的主动抗争的路就只有一条，那就是携家逃亡迁移。但是，在民国战火连绵、社会动荡、民生凋敝的社会条件下，逃亡在外生存更难，因此许多人在逃亡不久后又回到了自己的家园。据《蓝田村史》，民国时期因躲避血吸虫病瘟疫而偕家人逃亡迁移的人们，一般都经过了这样一个心路历程："求神拜佛，叫菩萨保佑不生大肚子病——无用；忍受庸医、郎中的重金勒索，求丹访药——无效；为了治病，倾家荡产——无果；万般无奈，携老带幼——外逃；在外流浪一阵子，走投无路，又回到家乡——家乡等待他们的还

---

① 江西省政协文史资料研究会：《江西文史资料——送瘟神纪实》第43辑，江西人民出版社1992年版，第61页。

是无尽的煎熬。"① 回到家乡之后，他们便和那些没有条件离开疫区或在外地没有合适去处的人一起，留在疫区的家乡，过着"生死由命"的生活。许多村庄，直到人们全部死光，也很少见有人外迁。如余江马岗乡：原有 6 个村庄 302 户 1119 人，除极个别富人外逃他乡外，几乎全部在本村死于血吸虫病。②

二　麻木、绝望和消极

种种抗争的尝试失败之后，由于找不到办法来摆脱瘟疫，人们的心态渐渐由最初的害怕、恐慌、挣扎转变为后来的麻木、绝望和消极。

第一，麻木。人们将得血吸虫病视为命中注定，从而产生了一种宿命论。在疫区，许多人相信命运，认为得不得血吸虫病是"天意"，是"命里注定的"，③ "天要你得病你就会得病，天不要你得病你怎么都不会得病"，而得了血吸虫病那就是"天要灭我，命该如此"，"神仙都难医，人更是没办法"。④ 这些观念导致疫区民众对血吸虫病的流行，抱着一种"生死由命"、"已经习惯"的态度，过着他们平常一样"该怎么过就怎么过"的日子。人们照常在有血吸虫尾蚴的水中播种、耕田、施肥、收割、捕鱼、捕虾，甚至洗东西、游泳、戏水，照常不断地同有螺水体接触。由于缺乏积极主动预防血吸虫病的思想和行动，病人重复感染现象十分普遍。有的人得了血吸虫病，也不愿到专业血防医院治疗。民国年间江西有德兴、丰城二县设有血吸虫病专业防治医院，其中德兴县血吸虫病专业防治医院是当年江西省政府重点创办的血吸虫病专业防治医院，但在其存在的近三年时间内，总共治疗血吸虫病患者 25人，其中男 22 人，女 3 人，平均每月不到 1 人。⑤ 哀莫大于心死，这种"麻木"比最初的害怕、恐慌和挣扎更显悲哀。

---

① 中共余江县委除害灭病领导小组：《蓝田村史》，1965 年编印，第 7 页。
② 中共江西省委防治血吸虫病五人领导小组办公室：《余江县是怎样消灭血吸虫病的》，江西人民出版社 1958 年版，第 17 页。
③ 中共江西省委除七害灭六病总指挥部办公室：《江西省血吸虫病资料汇编（1952—1958）》，1959 年编印，第 24 页。
④ 中共江西省委防治血吸虫病五人领导小组办公室：《余江县是怎样消灭血吸虫病的》，江西人民出版社 1958 年版，第 19 页。
⑤ 上饶地区卫生志编纂委员会：《上饶地区卫生志》，黄山书社 1994 年版，第 166 页。

第二，绝望。到了血吸虫病晚期时，人们又认为自己得的是"不治之症"。"香烧了，钱花了，大肚子病人还是一个接一个地出现，大肚子病人还是一个接一个地死亡"，[①] 这种现实使人们意识到：得了血吸虫病就意味着死亡，"只有等死"。许多病人明确表示知道自己"寿命长不了"，对自己的生命"也不抱希望"，[②] 只求在余下不多的时间里，多吃一些、多穿一些、多享受一些，"时短命苦、难再活"的消极悲观情绪非常严重。[③] 有的病人则抱着"活着就挨，死了就埋的想法"，等待着死亡的到来。[④] 疫区广为流行的"得了大肚病，神仙也难医"，"肚子像簸箕，华佗也难医"，[⑤] 这一首首民谣唱出了疫区民众对血吸虫病的无奈与绝望。

第三，自杀。对于一些晚期血吸虫病患者，或为避免给家庭带来沉重经济包袱，或为减少自己病痛的折磨，无奈之下往往选择自杀的消极方式寻求解脱。在永修垅塔下村，有个晚期血吸虫病人，由于高度腹水而胀破肚脐，他磨快剪刀戳腹泄水而死。[⑥] 余江县上黄村村民黄万明，是一晚期血吸虫病人，腹胀难忍，自己用剪刀戳腹泄水，悲惨死去。[⑦] 1944年邓家埠的何先，已经病入膏肓，肚子肿胀得实在难受，也是他自己用剪刀剖开肚皮，泄水而亡。[⑧] 蓝田乡张家滩村刘金元新中国成立后回忆：其父亲47岁那年，血吸虫病已经到了晚期，肚子胀得无法忍受，他父亲就用妇女纳鞋底用的锥子戳破肚皮，把肚子里的水放出来，

①　江西省政协文史资料研究会：《江西文史资料——送瘟神纪实》第43辑，江西人民出版社1992年版，第74页。

②　同上书，第69页。

③　中共江西省委防治血吸虫病五人领导小组办公室：《余江县是怎样消灭血吸虫病的》，江西人民出版社1958年版，第19页。

④　江西省政协文史资料研究会：《江西文史资料——送瘟神纪实》第43辑，江西人民出版社1992年版，第72页。

⑤　广丰县地方志编纂委员会：《广丰县志》，方志出版社2005年版，第342页。

⑥　永修县委员会文史资料研究委员会编：《永修文史资料》第5辑，1996年，第73页。

⑦　中共余江县委血防领导小组办公室编：《余江县血防志》，1984年编印，第20页，江西省档案馆藏。

⑧　江西省政协文史资料研究会：《江西文史资料——送瘟神纪实》第43辑，江西人民出版社1992年版，第90页。

没几天便离开了人间。①

　　不难看出，面对瘟疫，民众的选择要么是烧香拜佛，要么是期待郎中们的"回春妙手"，要么是举家迁移，要么是绝望等死。种种应对措施，都显得非常原始和消极，反映出中国民众自我抵御瘟疫能力极其脆弱。它告诉我们，在中国基层社会，离开外来力量，要想依靠民众自我抵抗瘟疫并取得胜利，是不可能的。

第六节　几点思考

一　人间地狱：民国鄱阳湖疫区社会

　　综上所述，民国血吸虫病流行时期的鄱阳湖疫区社会，是一个充满冷漠、无奈、绝望、死亡的社会，疫区成了"千村薜荔人遗矢，万户萧疏鬼唱歌"的人间地狱。之所以出现这种社会状况，是因为当时的疫区没有建立起有效的防疫系统。实践表明，有效的防疫系统是以政府及其医疗行政体系为主体，以医疗人员为中坚，以防治经费为保障，基层群众密切配合，各方面力量良性互动，群策群力的防控网络。在民国鄱阳湖血吸虫病疫区防控体系中，政府及其官员态度非常消极，没有发挥主导作用；传统中医对血吸虫病束手无策，西医则很少介入血吸虫病防治，医疗人员没有起到中坚作用；社会富裕阶层不仅缺乏慈善义举，有的还趁火打劫；民众则各自为战，应对措施原始消极，自我抵御瘟疫能力极其脆弱；加上庸医和神道的反作用，社会各阶层基本处于恶性互动之中。这种对瘟疫"不设防"社会生态，为瘟疫流行起到了推波助澜的作用。

　　应该说，民国时期血吸虫病流行期间，鄱阳湖疫区社会及社会关系之所以会出现上述情况，是由当时整个中国社会状况所决定的，是民国时期的中国战争不断、社会分裂、经济科技落后、国家对社会控制的能力极度低下的产物。

---

　　① 江西省政协文史资料研究会：《江西文史资料——送瘟神纪实》第43辑，江西人民出版社1992年版，第157页。

二　民国鄱阳湖疫区社会现象的警示

非常明显，新中国成立以后，我国社会条件发生了翻天覆地的变化，在党和政府的高度重视下，建立了较为严密的血吸虫病疫情防控体系，血防工作取得了举世瞩目的成就。然而，民国时期鄱阳湖疫区出现的社会现象，尽管是非常态下的社会境况，但也反映出了我们的国家和民族在瘟疫面前的某些品性。这些品性到当代仍在影响和制约我们的血防工作，值得我们高度警惕。

政府具有随时退出血吸虫病疫情防治的历史惯性。1955 年 11 月中旬，毛泽东发出"一定要消灭血吸虫"的号召，我国迅速组成中央、省、县、乡、村各级"血吸虫病防治领导小组"、"血吸虫病研究委员会"、"血吸虫病防治站"等。其后，投入巨大的人力、物力、财力发起消灭血吸虫运动。在 20 世纪 60 年代到 70 年代期间，血吸虫泛滥中国 20 个省市的现状基本得到控制。事实证明，毛泽东时代的那种"国家主导，多方配合，上下联动，群防联治"血防体系，是我国有效的血防体系。但是，从 20 世纪 70 年代末开始，各级政府就迫不及待地要从防治血吸虫病流行的责任中退出。1986 年后，中央血防机构撤销，各级血防"队伍被解散"，国家压缩血防资金投入，血防资金严重短缺。① 目前在江西村一级的单位，已经找不到一个像样的灭螺队，一些疫区领导对血防工作的重要性、长期性、艰巨性认识不足，放松了对血防工作的领导。部分领导认为血防工作只是单纯的卫生防病工作，领导们的精力应放在经济工作上；在流行严重地区的领导普遍存在畏难厌战情绪，而在达到传播控制标准和传播阻断标准的地区又有思想麻痹松劲现象。② 结果导致血吸虫病在很多地方迅速反弹。③ 血的教训警示我们：政府始终不能忘记自己在防治血吸虫病中的主导责任，无论何时都不能懈怠。

医疗机构及其工作人员缺乏担当的历史痕迹依然可见。控制和消灭血吸虫病最终要依靠医学的不断发展和进步。然而，目前中国血防科学

---

① 赵世龙：《调查中国：新闻背后的故事》，中国方正出版社 2004 年版，第 353 页。
② 同上。
③ 孙秀艳：《血吸虫的现实及历史》，《人民日报》2003 年 11 月 26 日。

研究严重滞后于血防工作形势的变化与发展，使血防工作得不到有效的
科技进步的支撑，防治技术始终没有取得突破性进展。血吸虫病反弹的
事实说明，当前我国医疗部门及其工作人员，尤其是在预防方面，还未
能尽到自己的责任，我们还没找到彻底根除钉螺的办法。经过多年的实
验，中医用来灭螺、治病的方剂，虽有一定的效果，但效果十分有限。
用酒石酸锑钾等西药治疗血吸虫病，虽然有一定的疗效，但副作用非常
大。更可怕的是，在人类还没有找到彻底消灭血吸虫的有效办法之前，
血吸虫病却已经产生了进化和变异。在我国现已发现特异型血吸虫病感
染者，一位病人血吸虫攻破了他的脊骨，在他的脊髓里产卵生子，造成
他下肢瘫痪。另一位病人血吸虫在他的大脑中安营扎寨，压迫神经，几
乎使得他全身瘫痪。[1] 血吸虫病流行面大，患血吸虫病者甚多，防治任
务极其繁重。为了彻底消灭血吸虫病，我们必须尽快建立一支特别能战
斗、高度负责的、富有献身精神的专业队伍，切实担当起研究、指导、
推广防治血吸虫病工作的责任。

　　慈善救济具有明显的历史"路径依赖"特点。由于血吸虫病是慢
性传染疾病，不像鼠疫等烈性传染疾病那样具有极强的感染速度且很快
致人死亡，因此在中国历史上一直被排斥在社会慈善体制之外。直到今
天，我们依然很少看到针对血吸虫病防治的慈善捐助活动。据有关资
料，1992—2001 年 10 年间，我国用于血防的资金共 17 亿元，其中，
世界卫生组织的血防贷款 10.879 亿元，中央和地方政府财政投入 5.8
亿元。[2] 可见，血防资金主要来源于世界卫生组织的血防贷款和政府财
政投入，未见一分钱的社会捐资。后来贷款项目结束后，血防投入急剧
减少，2002 年以后全国各级政府血防投入每年平均不超过 7000 万元，
与贷款项目实施期间相比，血防投入每年减少 1.3 亿元。[3] 但血防是一
项没有经济回报的"烧钱的公益事业"，其投入是长期、巨额的，仅靠
各级政府的财政投入远远不够。经费的短缺已经严重地影响了我国血防
工作的正常开展，我国血防机构大多是 20 世纪 50 年代建立的，许多办
公和实验用房年久失修，交通工具和检验、诊疗仪器设备陈旧、简陋。

---

① 赵世龙：《调查中国：新闻背后的故事》，中国方正出版社 2004 年版，第 353 页。
② 孙秀艳：《血吸虫的现实及历史》，《人民日报》2003 年 11 月 26 日。
③ 同上。

由于专业人员待遇低、工资得不到保障，优秀血防人才大量流失。由于缺少经费，不能给病人免费治疗，许多病人因经济困难没法治病。我们不能期望血防系统自己养活自己，也不能期望生活困难的农民个人买药治螺、治病。因此，将慈善救济、社会捐助引入血吸虫病防治领域，在所必然。国家应制定相关条例，设立常设机构，动员、鼓励社会富裕阶层踊跃捐赠，常年接受捐资，以充实血防经费。

　　民众中封建迷信观念根深蒂固。上文提到在民国时期鄱阳湖疫区群众中，"风水不好"、"生死由命"、"求神拜佛"、"信巫不信医"等观念和行为十分盛行。这种情况直到今天在部分群众中依然存在。据我们2010年在疫区调查，有相当一部分人患了血吸虫病后依然热衷于"求神拜佛"或"信基督教"，祈求神佛和上帝的保佑。调查中我们发现：群众中不相信科学的情况依然严重存在，目前疫区绝大部分群众依然不知道血吸虫病的成因，不知道血吸虫病是如何传播的，血吸虫病反复化疗群众接受程度普遍下降，家畜传染源的查治遭到群众的普遍抵制而难以开展，群众因生产、生活需要，不在乎与疫水接触，缺乏科学的自我防范意识，造成较为严重的重复感染。① 种种现象警示我们：历史上形成的某些传统、习惯并非一时之力所能变更。正如有学者指出："文化传统是一个巨大而深厚的存量，它是实实在在的边际性变革，也可以说，文化传统不是剥蚀的旧墙，不会轻易地在社会变革中消失。"② 可以预见，彻底改造群众的血吸虫病观念和应对行为将是一个长期过程。但是，疫区群众的观念和行为不改变，血吸虫病防治就会成为一句空话，因为如果群众不配合，无论是传染源的查治、粪便管理、消灭钉螺、避免疫水接触等都落不到实处。因此，充分调动人民群众防治血吸虫病的积极性就成为防治血吸虫病工作的关键环节。我们必须加强对病人及其家属的监管和宣传教育工作，坚决整治庸医和迷信势力的介入，尽可能把血吸虫病防治纳入科学轨道。

---

① 2010年本课题组在余江、余干、鄱阳县调查，发现疫区县这些情况非常严重。
② 李成贵：《当代中国农村宗族问题研究》，《管理世界》1995年第5期，第190页。

第五章

20 世纪 50—70 年代 "环改血防" 与 湖区环境变迁

新中国成立后鄱阳湖地区作为血吸虫病流行的重点疫区，防治工作始于 20 世纪 50 年代，至今大致可分为三个阶段：第一，新中国成立初期至 20 世纪 80 年代中期，血吸虫病防治是以改变钉螺滋生环境、消灭钉螺为主的防治阶段。第二，1985 年世界卫生组织（WHO）介入后，江西血吸虫病防治转入采用医学手段、对病人进行化疗为主的防治阶段。第三，2004 年国务院制定了《全国预防控制血吸虫病中长期规划纲要》后，江西血吸虫病防治进入将防治与生态环境综合考虑、生态防治为主的防治阶段。第一阶段具有明显的 "环境改造" 的特点，它以消灭钉螺为中心，主要是通过改变钉螺的生存环境以阻断血吸虫病的传播。"环改血防" 对鄱阳湖区域生态环境变迁产生了深刻的影响。一方面它对血吸虫病流行确实产生了一定的防控效果，疫区人、畜感染率降低，面积压缩，有利于湖区的经济发展和人民的身心健康，优化了疫区生态环境。另一方面它也付出了沉重的环境代价，导致了湖区水情恶化、洪涝不断、水域污染、生物多样性减少等生态环境问题。

第一节　新中国成立初期血吸虫病严重流行

新中国成立之初，百废待兴、民生艰难。江西省各级党委、政府将大部分的精力集中于恢复经济、发展生产和巩固新生人民政权等方面，对在鄱阳湖区流行已久的血吸虫病暂时无暇顾及，民国时期流行的血吸虫病，依然在鄱阳湖地区大范围流行蔓延，给湖区人民身体健康、生命安全和社会经济发展造成了严重危害。

一　新中国成立初期的血吸虫病疫情

新中国成立之初鄱阳湖区血吸虫病疫情依然十分严重，当时血吸虫病疫区遍及江西省 35 个县、市、区，有 60 万病人，有钉螺面积 357 万余亩，600 余万人口受到被感染威胁。[①] 新中国成立之初鄱阳湖区血吸虫病疫情严重性主要表现在以下三个方面：

首先，患病人数多。据 1955 年 29 个县市粪检统计，粪便检查人数为 91883 人，检出阳性病人 13233 人，感染率为 14.4%，当时按此估计疫区患病人数在 32 万余人。[②] 1955 年，都昌县组织专业血防人员在全县 11 个疫区的 43 个乡村开展检查，采用粪便沉淀镜检的方式共检查 9360 人，发现阳性病人 958 人，阳性率最低 0.2%，最高达 53.5%。[③]

1956 年江西省组织专门医务人员在 32 个疫区县市 1136 个乡内，全面进行了皮内反应试验和粪检，据不完全统计，全省直接接受皮内反应的有 139 万余人，平均阳性率为 27.1%，接受检查的人占疫区总数的 64.5%，按阳性率估计全省有 53 万余病人。全省粪检共 11 万余人，平均阳性率 12.6%，个别严重的地区，有的达 60%、70% 以上。[④] 截至 1958 年底，根据历年来 30 个疫区县市粪便普查情况统计，共粪检 1963160 人，发现阳性 198153 人，平均阳性率为 10.09%。[⑤]

1956 年，湖口县调查时通过粪检发现阳性率高达 27.08%。[⑥] 同年，新建县组织了 250 名医务人员在全县开展病情调查，共检查 97826 人，查出病人 31034 人，阳性达 31.7%，其中南矶病情最重，人群感染率达 60%。[⑦] 余干县在全县进行了流行病学调查，皮内试验检查 120558 人，

---

① 江西省地方志编纂委员会：《江西省卫生志》，黄山书社 1997 年版，第 112 页。

② 中共江西省委除七害灭六病总指挥部办公室：《江西省防治血吸虫病资料汇编（1952—1958）》，1959 年编印，第 12—13 页。

③ 都昌县地方志编纂委员会：《都昌县志》，江西人民出版社 2009 年版，第 416 页。

④ 中共江西省委党史资料征集委员会：《江西党史资料》第 37 辑，中央文献出版社 1996 年版，第 23 页。

⑤ 中共江西省委除七害灭六病总指挥部办公室：《江西省防治血吸虫病资料汇编（1952—1958）》，1959 年编印，第 13 页。

⑥ 湖口县政协文史资料研究会：《湖口县文史资料选辑》第 1 辑，1985 年编印，第 152 页。

⑦ 新建县政协文史资料研究会：《新建县文史资料》第 1 辑，1988 年编印，第 152 页。

阳性 42599 人，阳性率为 35.3%，其辖内的西栀村青年感染率则高达 85.7%。[①] 可见，无论是从皮试情况，还是粪检结果看，湖区人员感染血吸虫病的情况都非常严重。

其次，家畜感染率高。在 1952 年以前，并不确定哪些家畜是血吸虫的宿主，更不知江西省家畜的感染程度与危害性如何，农民在生活中只见病牛等家畜消瘦，繁殖率低，役力减退，甚至死亡，却不知何故。1953—1955 年，江西省血吸虫病研究委员会通过多次血吸虫病调查，发现黄牛、猪、狗粪检呈阳性，证实黄牛、猪、狗为血吸虫的宿主。此后，对家畜血吸虫病的调查与防治工作得以展开。

1956 年，研究人员对九江地区的家畜感染血吸虫病情况进行初步调查研究，发现黄牛阳性率 27.3%，水牛阳性率 5.5%。[②]

1957 年，研究人员在九江地区某农场对牛血吸虫病进行调查，共查黄牛 54 头，阳性 31 头，感染率达 57.4%；水牛 455 头，阳性 17 头，感染率为 3.74%。[③]

1957 年，江西省农业厅和江西农学院组织的家畜血防队，在德安疫区的 6 个乡进行调查，共检查 1155 头耕牛，其中阳性 140 头，感染率为 12.1%。[④]

1958 年，江西农学院和江西农业厅家畜血吸虫病防治队，在波阳、德安、永修等县检查，发现耕牛平均感染率高达 31.8%；猪平均感染率 17.5%；狗平均感染率 49.5%；羊平均感染率 1.2%。[⑤]

1958 年，王溪云在永修县吴城血吸虫病动物宿主的调查报告中指出，吴城黄牛感染率 45.07%；水牛感染率 13.29%；羊感染率 2.56%；狗感染率 56.66%。作者指出永修荷溪社的狗感染率高达 100%，吉山社猪阳性率 81%，下山社猪阳性率 80%，调查发现钉螺阳性率高的地

① 余干县政协文史资料研究会：《余干县文史资料》第 2 辑，1986 年编印，第 46 页。

② 中华人民共和国卫生部编：《血吸虫病研究资料汇编 1958》，上海科技出版社 1961 年版，第 161 页。

③ 详见《中国兽医学杂志》1957 年第 3 期，第 115 页。

④ 德安县地方志编纂委员会：《德安县志》，上海古籍出版社 1991 年版，第 368 页。

⑤ 《江西省六个县家畜血吸虫病调查总结报告》，转引自中华人民共和国卫生部《血吸虫病研究文摘》，上海科技出版社 1959 年版，第 107—108 页。

方,人、家畜的感染率也高。① 以上数据表明,家畜感染血吸虫病的情况也相当严重。

其三,钉螺分布广泛。据新中国成立初调查,江西有螺地区主要分布在鄱阳区的波阳、余干、万年、进贤、南昌、新建、丰城、永修、星子、德安、九江、湖口、都昌、瑞昌、彭泽、九江市、南昌市、庐山镇18个县市镇,计有284个乡和22个农场,约180万人受到血吸虫威胁。面积在4万亩以上的有螺区有瑶湖、八里湖、赛湖、太泊湖等,有螺临湖平原435处,湖汊388处,洲滩377处,低洼地区212处,钉螺面积约计187万余亩,约占全省有钉螺面积的2/3。以上地区钉螺的分布,主要受鄱阳湖的影响,由于鄱阳湖水系复杂,北通长江,南承江西省赣、抚、信、波、修五大河流。不仅因春雨连绵或暴雨频繁,出现春汛,且常因长江洪流东下,江水倒灌,出现夏汛,因此鄱阳湖水位变动幅度较大,最适合钉螺滋生。钉螺最高密度每平方市尺150只,钉螺感染率0—53.8%。属于丘陵沟渠型有螺区的有玉山、广丰、高安等15个县市,钉螺滋生在排灌沟、池塘、水田、荒地等地区,分布面积约占全省有螺面积的1/3。钉螺最高密度每平方市尺495只,感染率0—30.1%。②

血吸虫病严重危害着湖区人民的身体健康、生命安全和社会经济发展。正如1957年4月20日国务院"关于消灭血吸虫病的指示"中所指出的,血吸虫病已经成为我国现有流行病中危害最大的一种疾病,它严重地影响着流行区的农业生产,如果任其继续蔓延下去,势将危及我民族的健康和繁荣。③

二 "环改血防"的曲折历程

鄱阳湖地区防治血吸虫病工作,涉及区域广,任务繁重,是一项极为艰巨而复杂的工作。20世纪50—80年代30多年的"环改血防"走

---

① 中华人民共和国卫生部:《血吸虫病研究文摘》,上海科技出版社1959年版,第107页。

② 中共江西省委除七害灭六病总指挥部办公室:《江西省防治血吸虫病资料汇编(1952—1958)》,1959年编印,第12—13页。

③ 江西省地方志编纂委员会:《江西省卫生志》,黄山书社1997年版,第114页。

过了艰难曲折的历程，大致经历了以下三个阶段。

（一）防治准备，制定规划阶段

1949 年 9 月，江西省全境解放伊始，百业待兴。省委和省人民政府及各级党委、政府一方面注重于恢复、发展生产，肃清残余匪特、巩固人民政权，另一方面又关心人民的生活，开展了各项卓有成效的工作。在医疗卫生方面，十分注意血吸虫病的防治。10 月 15 日召开的江西省卫生行政会议，专门讨论了关于丰城县河西地区血吸虫病的防治问题，从此直至 1956 年，主要是为开展大规模防治做准备工作。经过几年的广泛深入调查，血防部门基本上查清血吸虫病流行区域范围，主要是鄱阳湖周围和赣江、信江流域的波阳、万年、都昌、湖口、彭泽、瑞昌、武宁、九江、德安、星子、永修、安义、丰城、高安、上高、奉新、上饶、玉山、广丰、德兴、婺源、余江、贵溪、泰和、万安、上犹、浮梁县和南昌市、上饶市、九江市郊区及庐山区等 35 个县（市、区），372 个乡（镇），疫区人口 600 余万人，患血吸虫病者 57 万余人，感染血吸虫病的牲畜达 10 万余头。全省钉螺面积 363 万余亩，其中湖区江洲型占 77.96%。① 在摸清情况的基础上，重点做好以下工作：

制定防治血吸虫病工作规划。1956 年 1 月制定出《江西省血吸虫病防治工作五年规划》，拟定 7 年内消灭血吸虫病，争取提前两年完成任务。为此，要求全省各地采取三条具体措施：第一，切实管好粪便和水源，有效地防止血吸虫病的蔓延；第二，大力消灭钉螺，彻底铲除尾蚴生长的环境；第三，运用各方面医疗力量，积极治疗病人。

广泛深入地开展防治血吸虫病的宣传教育工作。血吸虫病流行区的地、县（市）党委宣传部门和政府的文教部门领导组织文化站、广播站、电影站、中小学校等有关单位和人员积极参加血防工作的宣传。

建立健全血防领导机构，加强组织领导。1955 年 12 月，中共江西省委防治血吸虫病五人小组成立。在省委、省人民政府的统一领导下，省、地、县政府也成立了五人或七人小组，区、乡、厂矿党委成立三人小组，负责血防的领导工作。各级政府组成血吸虫病防治委员会，由单

① 中共江西省委党史资料征集委员会：《江西党史资料——江西血吸虫病防治》第 37 辑，中央文献出版社 1996 年版，第 3 页。

位主要负责人专管此项工作。各级党委血防领导小组和政府血防委员会，根据省血防工作规划的要求和当地具体情况，制订当地的血防规划和分期实施计划，提请党委审批后，由政府公布实施。

建立健全血防专业机构。到1956年，全省建立血吸虫病防治站共26个，血防组117个，血防专业人员增加到1874名，而实际从事血防工作的人员远远超过这个数字。1955年12月在南昌成立了省血吸虫病研究委员会，下设预防、临床、药物、中医、兽医5个小组，分别承担血防科研任务，动员和组织医务人员参加防治等工作。[1]

（二）全面防治，收效显著阶段

从1957年开始到1965年，全省血吸虫病流行区按照血防规划要求，全面展开防治，掀起了全党全民动手进行防治血吸虫病的群众运动。各部门紧密配合，协同作战。水利部门在兴修、维修水利工程时，把灭钉螺作为一项重要任务，采取相应措施。水产部门在疫区发展水产时，教育渔民加强粪便管理。粮食部门对于疫区水稻田改种旱作物，主动解决种子、粮食的收购、调运、销售等问题。农业部门负责查治耕牛等家畜的血吸虫病，并结合生产积肥、管好粪便，改进工作制度，配合消灭钉螺。卫生部门统一安排血防医疗专业人员，把医疗与预防结合起来，组织各级医疗机构，医药院校担负血防技术服务和指导工作。在工作中充分依靠群众，采取领导、技术人员、群众三结合的办法进行防治工作。坚持以防为主，防治结合，发现血吸虫病患者和病畜，及时进行治疗。充分发动群众，采取改进工作方法等形式消灭钉螺。

凡是发现有钉螺的地方，冬天全部翻耕，种上肥田萝卜菜、肥田油菜和红花草，既改良土壤，又消灭蟥虫与钉螺。与此同时，在有钉螺的地方，做到草皮铲光、禾兜拔光、烧光，防止钉螺越冬滋生。

此外，改良传统耕作制度，或水稻田改旱地，或水旱轮作，以消灭钉螺。鄱阳湖畔的恒湖垦殖场有70000余亩耕地，采取以上两种方法，开沟排水，用拖拉机冬耕翻田、除草，施放石灰和茶枯，反复搞了两三年，终于消灭了钉螺。进一步完善管理水源与粪便等项制度，严格管理

---

[1] 中共江西省委党史资料征集委员会：《江西党史资料——江西血吸虫病防治》第37辑，中央文献出版社1996年版，第5页。

人和家畜的粪便，同时，管好水源，改善水源条件。①

通过上述措施和办法，形成全党全民动手防治血吸虫病的大好局面，取得了令人瞩目的成绩。1958 年 5 月，余江县率先根除血吸虫病。随后不到 8 个月的时间，上犹、泰和、婺源、浮梁、奉新县和南昌市紧跟余江县之后获得根除血吸虫病的胜利，送走了"瘟神"。

（三）"文革"干扰，防治曲折阶段

从 1966 年下半年起至 1968 年春近两年的时间，全省血防工作机构，虽没有宣布撤销，但无人管事，血防工作处于瘫痪状态。之后，血防工作几经反复，时紧时松，这种情况一直延续到 1985 年世界卫生组织介入后，江西血吸虫病防治转入采用医学手段、对病人进行化疗为主的防治阶段。

1968 年 10 月初，省革委会在余江县召开全省血防工作现场会，贯彻落实毛泽东主席关于血防工作的指示，部署全省血防工作任务。1969年 1 月，全省血防工作现场会在高安县召开，总结交流灭螺经验。但由于血防工作机构不健全，血防队伍被撤并，技术指导跟不上，血防工作事倍功半，收效不大。

1970 年 6 月 26 日，省革委会、省军区联合发出关于消灭血吸虫病的指示，要求南昌、九江、上饶、宜春 4 个地市和疫区重点县成立消灭血吸虫病指挥部，并建立相应的办事机构。从此，全省血防工作机构才开始陆续恢复，下放农村插队落户的血防专业人员部分归队，重新开展了血防工作。

1972 年 10 月，省委常委办公会议研究决定，恢复省寄生虫病防治研究所，撤销省革委消灭血吸虫病总指挥部，成立省委血防领导小组，下设办公室与省卫生局合署办公。随后，各地（市）、县的血防站得以恢复，配备 918 名血防专业人员。1975 年 5 月，省委发出关于消灭血吸虫病的指示，要求各级党委加强血防工作的领导，发动群众，力争1976 年春基本消灭血吸虫病。6 月，省委又发出认真做好血防工作的通知，要求在夏收夏种和秋收冬种前后，结合治山治水、改土造田等农田

---

① 中共江西省委党史资料征集委员会：《江西党史资料——江西血吸虫病防治》第 37辑，中央文献出版社 1996 年版，第 8 页。

基本建设歼灭钉螺。10 月，在南昌召开鄱阳湖区血防工作会议，总结推广南昌县消灭钉螺的经验。这几年的血防工作，取得了一定成效。

第二节 "群众运动式"防疫模式

"以环境改造为主"的血防策略的核心是要破坏钉螺的生存环境乃至直接消灭钉螺，以达到阻断血吸虫病流行传播的目的。主要方法是通过群众运动方式，采取土埋、围垦、机耕、药杀等方法灭螺，以消灭血吸虫的唯一中间宿主。这一策略从 1956 年开始执行，一直延续到 1984 年实施人畜同步化疗策略为止。策略的实施产生了明显的血防效果，但也带来了诸多的生态环境问题。

一 "群众运动式"防疫：地动三河铁臂摇

1949 年秋，人民解放军经洞庭湖地区南下作战时，有 6 名战士因发烧入住当地医院，被诊断为血吸虫病，随即医务人员在军队中开展检查。[1] 同年底，解放军三野某部在华东某水域进行水上练兵时，发现不少指战员感染血吸虫病，随后上海市人民政府组织了 1120 余名医务人员协同部队卫生人员进行了 3 个月的积极治疗才得以控制疫情扩散。[2] 解放军战士频繁感染血吸虫病的情况引起了高层领导的重视。1953 年，时任最高人民法院院长的沈钧儒在太湖疗养时，发现长江中下游各省血吸虫病流行极为严重。随后沈将自己了解的情况向毛泽东做了书信反映，毛泽东第二天便回信说："血吸虫病危害甚大，必须着重防治。"[3] 1955 年夏天，在杭州开会期间毛泽东派身边工作人员去杭州郊区了解血吸虫病情况，结果发现血吸虫病已遍及上海、江苏、浙江、江西、安

---

[1] 湖南省地方志编纂委员会：《湖南省医药卫生志》，湖南人民出版社 1988 年版，第 188 页。

[2] 《解放军三野某部住血吸虫病患者经治疗后恢复健康》，《人民日报》1950 年 4 月 17 日第 3 版。

[3] 卫生部：《当代中国卫生事业大事记》（1949—1990），人民卫生出版社 1993 年版，第 54—55 页。

徽、湖南、湖北等省、市。11月，毛泽东在杭州召集华东、中南地区省市委书记开会，专门听取了卫生部副部长、党组书记徐运北关于血吸虫病情况的报告。也正是在这次会议上，毛泽东发出了"一定要消灭血吸虫病"的号召。11月23—25日，在毛泽东的亲自过问下，中央防治血吸虫病领导小组宣告成立并召开了第一次全国防治血吸虫病工作会议，会议提出了"加强领导，全面规划，依靠互助合作，组织中西医力量，积极防治，七年消灭"的防治方针和"一年准备，四年战斗，两年扫尾"的血防规划。①

1955年12月，遵照中共中央血防领导小组的指示，中共江西省委防治血吸虫病五人小组成立，由方志纯同志任组长，吕良、王大川、许德为副组长，是为本省的血防工作的最高领导机构。在省委、省人民政府的统一领导下，疫区地、市、县委和区、乡党组织也相继成立了五人或七人小组，由党委书记任组长，负责领导各地血防工作。②

1955年12月6日，中共江西省委批转卫生厅党组《关于今冬明春开展血吸虫病防治工作的报告》，报告提出：遵照毛主席"在七年内彻底消灭血吸虫病"的指示，江西省"要迅速掀起一场群众运动式的血防运动"，③全省群众运动式血防运动就此拉开帷幕。驻扎在江西省余江县邓家埠的江西省血吸虫病防治所马岗实验组发明的"开新填旧"的灭螺方法，为消灭鄱阳湖水系山丘地带的血吸虫病发挥了重要的作用，这一经验迅速在全省各地推广。④

毛泽东《送瘟神》诗中有一句"天连五岭银锄落，地动三河铁臂摇"，写的就是当年江西余江"开新填旧"这种土埋灭螺运动的"盛况"。据当事人回忆：在一个叫"上黄村"的灭螺现场，工地上插着9块方木板，每块木板写着一个字，一字形排开就是大幅标语牌："一定要消灭血吸虫病"。15面红旗迎风招展："塘桥乡灭螺队"、"洪湖乡灭

---

① 中共江西省委除七害灭六病总指挥部办公室：《江西省防治血吸虫病资料汇编（1952—1958）》，1959年编印，第10页。

② 江西省地方志编纂委员会：《江西省卫生志》，黄山书社1992年版，第117页。

③ 《关于今冬明春开展血吸虫病防治工作的报告》，江西省档案馆馆藏档案，X111-1-30。

④ 罗炎松：《我们找到"开新填旧"灭螺方法》，载江西省政协文史资料研究会《江西文史资料——送瘟神纪实》第43辑，江西人民出版社1992年版，第112—114页。

螺队"、"马岗乡灭螺队"……4000多个农民开展灭螺大竞赛,"吭哟、吭哟"的打夯声此起彼伏。经过3天的日夜苦战,完成了预定5天完成的任务。共填埋大小旧沟51条,全长3.5万米,开新沟9条,全长3.2万米,填平水塘110口。① 资料记载当年余江县:"平均每天出动7080人,共做了97926个工作日,总计全县填、开、修沟渠247条,长124708米(约合250华里),填塞沟塘总面积245597平方米,灭螺后复查,钉螺密度大大降低",② 充分显示了人民群众在防疫运动中的作用。

20世纪50—60年代,在鄱阳湖疫区经常出现数以万计的人们一起劳动的场面。当年这种以"人民战争"的方式开展的血防运动取得了不小的成就。第一面血防红旗就是这个时候在江西省余江县升起的。

总之,在群众运动式灭螺运动中,各地群众充分发挥主观能动性,创造性地发明了多种有效的灭螺方法,这些方法对控制血吸虫病疫情发挥了重要作用。当然,当年之所以能够推动群众运动式的防疫模式开展,同当时计划经济体制等历史背景息息相关,历史条件改变后,这种模式是否值得借鉴,还需要进一步研究。

二　防治典范：第一面血防红旗的升起

新中国成立后,余江人民在中国共产党的领导下,开展了声势浩大的灭螺运动,1958年取得了抗击血吸虫病的伟大胜利,余江县在全国血吸虫病防治工作战线上插上了第一面红旗——首先根除了血吸虫病,给全国血吸虫病防治史增添了新的一页,科学家们认为这是一个史无前例的创举。

余江县是一个长期深受血吸虫病荼毒的严重疫区。中华人民共和国成立后,余江人民响应党和毛主席发出的"一定要消灭血吸虫病"号召,全党动员,全民动手,劈山改河,推行"农业、水利、灭螺"三结合的综合治理措施,结过三年苦战,终于消灭了祸害余江人民几百年

① 舒享茂口述、雷雨整理：《首战马岗》,载江西省政协文史资料研究会《江西文史资料——送瘟神纪实》第43辑,江西人民出版社1992年版,第116—117页。

② 江西省血吸虫病防治委员会：《江西省防治血吸虫病工作资料汇编》,1956年编印,第111页。

的血吸虫病。1957 年 7 月 30 日，中共中央血防九人小组办公室副主任郑岗率领调查组实地调查，写出了《关于余江县基本消灭血吸虫病的调查报告》。同年冬，余江县发动了三次"开新填旧"灭螺突击战；1958 年春，开展了 30 天的扫尾战。1958 年 5 月 12—22 日，中共江西省委血防办公室暨上饶地委血防办公室，组织省血防所、省血防辅导组专家以及 23 个县市技术人员共 37 人，对综合防治的效果进行了全面复查鉴定。复查鉴定小组在《关于余江县根除血吸虫病复查总结报告》中指出："通过消灭血吸虫病的全面复查，我们认为余江县血防工作不论在消灭钉螺、治疗病人、粪便管理各方面，都完全超过中央制定的基本消灭血吸虫病的标准，取得了根除血吸虫病的伟大胜利。"对于复查报告的结论，由全国血吸虫病研究委员会委员、副研究员孙振中，江西省血吸虫病研究委员会副主任委员、省卫生厅副厅长邱倬，卫生部血吸虫病研究委员会常务委员、江西省血吸虫病防治辅导组组长夏鲤庭等专家共同组成的专家组，再次进行了认真的复查、审议并予以肯定，最后由中共江西省委除七害灭六病总指挥部颁发了《余江县根除血吸虫病鉴定书》。全文如下：

> 党中央和毛主席提出限期消灭血吸虫病的伟大号召后，余江县党政领导在积极防治、采用综合措施的方针指导下，发动了群众，进行了反复斗争，通过全面复查，证明该县已根除了血吸虫病，特予鉴定。
>
> 鉴定机关：江西省卫生厅
> 　　　　　江西省血吸虫病研究委员会
> 　　　　　中共江西省委除七害灭六病总指挥部办公室
> 颁发机关：中共江西省委除七害灭六病总指挥部①

1958 年 6 月 30 日《人民日报》以《第一面红旗》为题，报道了这则激动人心的喜讯。毛泽东主席欣闻余江县消灭了血吸虫病，浮想联翩，夜不能寐，微风拂煦，旭日临窗，遥望南天，欣然命笔，写下了著

---

① 《鹰潭市志》编辑委员会：《鹰潭市志》下册，方志出版社 2003 年版，第 1638—1639 页。

名的《七律二首·送瘟神》。

其一

绿水青山枉自多，华佗无奈小虫何！
千村薜荔人遗矢，万户萧疏鬼唱歌。
坐地日行八万里，巡天遥看一千河。
牛郎欲问瘟神事，一样悲欢逐逝波。

其二

春风杨柳万千条，六亿神州尽舜尧。
红雨随心翻作浪，青山着意化为桥。
天连五岭银锄落，地动三河铁臂摇。
借问瘟神欲何往，纸船明烛照天烧。

　　第一首诗，通过对广大农村萧条凄凉情景的描写，反映了新中国成立前血吸虫病猖狂肆虐和疫区广大劳动人民的悲惨遭遇。第二首写新社会广大人民在党的领导下征服大自然，治山理水，同时大举填壕平沟，消灭钉螺的动人情景。诗人热情地歌颂了人民群众无穷智慧和创造精神，形象说明送瘟神伟大力量的源泉。在诗前毛泽东主席还写了这么一段话："就血吸虫所毁灭人类的生命而言，远强于过去打过我们的一个或者几个帝国主义。八国联军、抗日战争，就毁人一点来说，都不及血吸虫。除开历史上死掉的人以外，现在尚有一千万人患疫，一万万人受到疫情的威胁。是可忍，孰不可忍？然而今之华佗们在早几年大多数信心不足，近一二年干劲渐高，因而大有希望。"因此，毛主席非常激动，希望全国各地向余江学习，全国血防的第一面红旗从此树立起来了。

　　几十年来，江西省动员了 38964.14 万个劳务工，在全省范围内开展了查螺、灭螺工作，采取了药杀、机耕和环境改造等措施，消灭钉螺滋生地，使钉螺面积由 2375846028 平方米（合 3561988 亩），下降至1990 年的 748703188 平方米（合 1122193 亩），其中山丘型有螺面积压缩了 61.4%，湖沼型有螺面积压缩了 60.4%，江滩型有螺面积压缩了 71.5%。① 截至 1992 年底，全省共出动了 1.2 亿个劳务工投入查螺灭螺工作，把全省的钉螺总面积压缩到 107.9 万亩。共对 2616 万余人次进行了查病，查出病人 192 万余人次，治疗 174 万余人次，全省病人总数下降到 27 万余人。② 余江血防模式成绩巨大，但花费的人力、物力也相当可观。

三　余江血防模式在全省推广

1958 年，江西省委书记方志纯指出："余江县在我国首先获得了根除血吸虫病的这一伟大胜利，无论在国内和国际上来说都具有极大意义，是值得重视的。他们的许多经验，值得各流行地区结合本地区的具体情况，充分地运用。"③ 根据余江血防经验，江西省委制定了全省消灭血吸虫病战略：第一阶段，在主要河流的上游和中游疫区进行大会战，把山丘、内湖地区钉螺逐块消灭。第二阶段，集中力量大战鄱阳湖周围地区，进行决战，夺取全面胜利。经过坚持不懈的奋战，在规定的时间内，第一阶段战略目标已经全面实现，第二阶段战略目标也大部分实现。④ 至 1987 年，全省 35 个疫区县（市）中，继 1958 年余江县根除血吸虫病后，又有婺源、德兴、上高、奉新、上犹、贵溪、上饶市和景德镇市等 14 个县（市）达到"消灭血吸虫病标准"[5]；有高安等 8 个县（市、区）达到"基本消灭血吸虫病标准"[6]。详细情况与考核时间见表 5—1。

---

① 《江西省血吸虫病防治统计资料汇编（1952—1990）》，1991 年 12 月，第 2 页。

② 《江西省卫生志》，黄山书社 1997 年版，第 112 页。

③ 中共江西省委党史资料征集委员会：《江西党史资料——江西血吸虫病防治》第 37 辑，中央文献出版社 1996 年版，第 61 页。

④ 《江西省卫生志》，黄山书社 1997 年版，第 136 页。

⑤ 《消灭血吸虫病标准（一九八五年十二月修订）》："1. 连续三年没有发现新感染的病人、病畜。2. 居民粪检阳性率不超过千分之二；病畜全部治愈或处理。3. 一年以上查不到钉螺。"

⑥ 基本消灭血吸虫病标准与血吸虫病传播控制标准相对应。即："1. 居民及家畜粪检阳性率均降至 1% 以下。2. 不出现急性血吸虫病病例，无 12 岁以下儿童及 2 岁下幼畜新感染。3. 钉螺面积下降 98% 以上（湖区垸外阳性螺密度降至 0.0001 只/0.11 平方米以下）。4. 已建立以乡为单位，能反映当地病情、螺情变化和达到传播控制标准要求的血防档案资料。"

表5—1　　　　　　　　　　江西省消灭血吸虫病地一览表

	地方	达到标准	考核时间	补充说明
1	余江县	消灭	1958.6	1983年5月，曾发现个别地方有残存钉螺，经彻底查灭，从此再未发现钉螺
2	上犹县	消灭	1981.5	1958年8月，宣布"根除血吸虫病"
3	上高县	消灭	1983.5	1977年后未查到钉螺
4	德兴县（1991年改市）	消灭	1983.10	1968年县上报基本消灭血吸虫病
5	上饶市	消灭	1983.10	1974年以来一直未发现钉螺
6	贵溪县	消灭	1983.10	1963年底已达到基本消灭血吸虫病
7	景德镇市	消灭	1983.11	1958年，达到"根除血吸虫病标准"
8	奉新县	消灭	1984.1	1958年，宣布根除血吸虫病
9	婺源县	消灭	1984.2	1958年，宣布根除血吸虫病
10	泰和县	消灭	1984.10	1958年，宣布根除血吸虫病
11	武宁县	消灭	1986.5	从1981年以后一直未查出钉螺
12	万年县	消灭	1986.10	从1981年起，粪检查不出病人
13	万安县	消灭	1987.9	1977年，已达到基本消灭标准
14	安义县	消灭	1987.11	1964年达到基本消灭血吸虫病
15	高安县	基本消灭	1977.9	1992年，钉螺面积下降到7.3万平方米
16	丰城市	基本消灭	1977.9	1992年查螺未发现钉螺
17	湖口县	基本消灭	1977.9	1992年底，尚有钉螺面积74.5万平方米
18	德安县	基本消灭	1978.2	1992年底，尚有钉螺面积373.5万平方米
19	九江县	基本消灭	1978.10	1992年底，实有钉螺面积268.8万平方米
20	广丰县	基本消灭	1978.11	1992年底，实有钉螺面积329万平方米

续表

	地方	达到标准	考核时间	补充说明
21	南昌市郊区	基本消灭	1987	1992 年底，尚有钉螺面积 15.6 万平方米
22	九江市浔阳区	基本消灭	1978.9	1992 年底，尚有钉螺面积 7.8 万平方米

　　资料来源：此表材料主要是来源于《江西省卫生志》，黄山书社 1997 年版，第 136—141 页；有些月份则根据：中共江西省委党史资料征集委员会、江西省人民政府血吸虫病地方病防治领导小组编：《江西血吸虫病防治》，中央文献出版社 1996 年版，第 225—238 页。

　　很显然，余江血防模式在全省推广成绩不小，它压缩了有螺面积，减少了传染源，初步改变了血吸虫病流行、传播的生态环境，控制住了血吸虫病疫情的蔓延。

第三节　"环改血防"的主要措施

　　"环改血防"主要是通过改变血吸虫病流行传播的生态环境，消灭或减少钉螺，阻断血吸虫病的传播途径，以达到控制血吸虫病流行传播的目的。采取的措施主要包括消灭传染源，查治病人、病畜，围湖造田，变水田为旱地，开新填旧，铲除、火烧杂草，药物灭螺和管粪管水等。

一　消灭传染源：查治病人、病畜

　　1956 年 1 月颁布的《江西省血吸虫病防治工作五年规划》，要求全省各级党委、政府根据全国血吸虫病防治工作会议确定的"加强领导，全面规划，依靠互助合作，组织中西医力量，积极防治，七年消灭"的防治方针和"一年准备，四年战斗，两年扫尾"的任务，结合江西的具体情况，采取三条具体措施以阻断血吸虫病传播。第一，切实管好粪便和水源，有效地防止血吸虫病的蔓延；第二，大力消灭钉螺，彻底铲除尾蚴生长的环境；第三，运用各方面医疗力量，积极治疗病人。①在整个血吸虫病防治的过程中，查病治病工作一直是疫区血防专业机构工作的重点。

（一）查治病人

在血吸虫病疫区，查治病人是开展血吸虫病防治活动的基础。首先，查病主要是通过对疫区群众的调查，掌握疫情，以采取切实有效的措施来控制疫情。一旦发现新感染的病人和病畜，需及时治疗并在人畜活动范围内仔细搜查钉螺。1956年，江西省血吸虫病流行的县市普遍设立了防治专业机构，其首要任务就是在疫区开展查病治病活动。在党和政府的领导下，各个疫区根据实际情况，开展了不同形式的普查活动，各县的患病人数自此也逐渐被确定下来。

在余干县，为了切实掌握疫情，血防站、组每年都对疫区群众进行血吸虫病调查。20世纪50年代在全县采用皮内试验、粪便涂片检查、三角漏斗沉淀等方法进行普查。60年代以后逐步采用三角烧瓶进行粪便孵化法查病。免疫诊断则采用皮内试验、环卵试验、尾蚴膜试验、间接血凝试验、直肠活组织黏膜检查等多种方法。30多年来，在进行的检查中，规模较大的有3次。从1953年至1985年累计检查92.5万人次，查出血吸虫病15.1万人次。②

进贤县查病工作主要经历了三个阶段：即1956—1957年调查摸底阶段，1958—1980年探索稳定阶段，1980—1985年巩固提高阶段。在调查摸底阶段，主要是以粪便直接涂片、试管沉淀集卵与三角漏斗沉淀集卵镜检为主，并进行大量的皮内试验。这个阶段共粪检15883人，查出病人3306人，粪检阳性率20.8%。在探索稳定阶段，1958年采用粪便孵化法。1959年结合治疗钩虫病又恢复了沉淀集卵镜检，这种方法一直延续到1971年。1972年采取皮试过筛阳性患者粪便一送三检。在巩固提高阶段，1980年3月，该县推广使用尼龙绢筛集卵孵化法，将毛蚴吸出至显微镜下鉴别。推广使用这种方法，又一次推动了该县的

① 中共江西省委党史资料征集委员会：《江西党史资料——江西血吸虫病防治》第37辑，中央文献出版社1996年版，第4页。

② 余干县地方志编纂委员会：《余干县志》，新华出版社1991年版，第544页。

查病工作。1980—1985 年，该县基本上都是采用尼龙绢筛集卵孵化法。①

　　1956 年，彭泽县血防医务人员对全县居民采用抗原皮内试验法进行摸底，共检查出病人 41525 人，占应检对象（6—60 岁）88911 人的 46.7%，皮试阳性者 20373 人，阳性率高达 49.1%，还采用粪检法定点抽查 25847 人，查出病人 7079，平均感染率 27.4%，这次查病发现大批血吸虫病患者，不少病人症状严重，其中部分已进入晚期。②

　　在查出病患者的同时，血防专业机构根据病人病情展开积极的治疗。20 世纪 50 年代治疗血吸虫病的药物，主要是用酒石酸锑钾，治愈了大量的病人。在进行药物治疗的过程中，进贤县走的是一条摸索前进和逐步巩固的道路。50 年代以锑剂为主，但对个别静脉注射有反应的患者和儿童则是使用"福阿亭"肌注。③ 在余干县，50 年代至 60 年代初，治疗血吸虫病的药品只有酒石酸锑钾，致使部分晚期病人得不到及时治疗，④ 且锑剂副作用较重，可引起病人死亡，加上疗程长，给治疗工作带来了很大困难和风险。在进贤县，对各型晚期病人和有锑剂禁忌症者，采用中西医结合的方法进行治疗。最初治疗的疗程均为 20 天。1958 年，先后试行过短程和超短程（3 天疗法，一针疗法，4 小时、6 小时、9 小时和 12 小时等疗法）疗法。由于这些疗法时间短、剂量大，因而造成一些患者锑剂中毒。在患者中，除大多数阿斯二氏综合症和中毒性肝炎反应者得救外，仍有人死于锑剂中毒。⑤ 从 60 年代初期起，则有非锑剂口服杀虫药物出现，如呋喃丙胺、六氯对二苯等。这些药物对血吸虫病有一定疗效，严重副反应有一定的减少，但也有一定毒性。80 年代又出现高效低毒的吡喹酮等药物，使晚期、急性血吸虫病患者得到及时治疗。吡喹酮毒性低，疗程短，疗效高，给药方便，使血吸虫病的治疗方式由传统的住院治疗或集中治疗，转变为上门治疗或乡村医

①　进贤县地方志编纂委员会：《进贤县志》，江西人民出版社 1989 年版，第 515 页。
②　彭泽县地方志编纂委员会：《彭泽县志》，新华出版社 1992 年版，第 404 页。
③　进贤县地方志编纂委员会：《进贤县志》，江西人民出版社 1989 年版，第 515 页。
④　余干县地方志编纂委员会：《余干县志》，新华出版社 1991 年版，第 544 页。
⑤　进贤县地方志编纂委员会：《进贤县志》，江西人民出版社 1989 年版，第 515 页。

生送药上门，可以大范围对患者进行化疗。①

（二）查治病畜

家畜血吸虫病的存在，不仅会造成家畜的大量死亡，而且还存在人、畜交叉传染的危险，因此，病畜的查治是血防工作的重要环节。

血防机构积极开展耕牛血吸虫病查治工作。1958年的 "中共江西省委防治血吸虫病五人小组关于一九五八年至一九五九年春湖区消灭血吸虫病的意见" 文件中提到：在开展人的治疗外，还必须积极、广泛开展家畜特别是耕牛的治疗工作。文件要求各地组织兽医人员，采用3天疗法治疗耕牛；凡是年老体衰，失去耕作能力的病牛，也可以提前宰杀。② 1958年起全省开展有计划的耕牛血吸虫病查治工作，积极培训人员，不断提高技术，全省共训练基层兽医血防人员1227名。省农业厅抽调江西农学院、江西省农业学校68人，组成两个调查队，在波阳、余江、德安、永修、浮梁五个县，检查耕牛1.2万头，阳性3850头，感染率高达31.8%。③ 1964年根据 "关于迅速开展家畜血吸虫病防治工作的通知"，血吸虫病较重的上饶、九江、宜春三个专区先后举办了训练班，训练了县畜牧兽医站的兽医和一批民间的兽医参加查治工作。省农业厅兽疫防治站还组织了60多名防治人员，组成三个家畜血防工作队，分赴上述三个专区协助开展工作。④ 耕牛血吸虫病查治基本上是由农牧局兽医站负责，采用粪便集卵、三角烧瓶、顶罐孵化、直肠黏膜刮取镜检及间接血凝等方法进行。对于耕牛血吸虫病的治疗，治疗药物随着年代的不同而不断进步。20世纪50—60年代全部采用酒石酸锑钾，70年代采用846，70年代末，江西省用硝酸氰胺对不同程度感染黄牛血吸虫病做疗效试验。80年代后期，逐步采用毒性小、疗效好的吡喹酮普治耕牛。家畜血吸虫病的防治，需要采取综合性的措施，既要治疗病畜、管理粪便、杜绝血吸虫卵的传播，又要消灭钉螺、保护水

① 江西省地方志编纂委员会：《江西省卫生志》，黄山书社1997年版，第130页。
② 江西省档案局编：《鄱阳湖开发历史进程及生态建设》，中国档案出版社2010年版，第654页。
③ 江西省地方志编纂委员会：《江西省卫生志》，黄山书社1997年版，第131页。
④ 《江西省各有关部门积极开展耕牛血吸虫病查治工作》，1964年卫生部文件，省发血防文件《全省除害灭病会议上各地发言》，江西省档案馆馆藏，档案号111-5-473。

源、改变放牧方式、避免家畜接触疫水，防止新的感染。各地在查治的同时，广泛宣传动员社员结合生产做好家畜粪便管理，教给群众有效的预防措施，把血防工作真正变为疫区群众的自觉行动，以达到彻底消灭家畜血吸虫病的目的。除此之外，血防机构高度重视科研工作，积极开展关于家畜血吸虫病防治的科研项目研究。

二　围湖造田、变水田为旱地

围湖造田和水田改旱地是鄱阳湖区域在血防工作中经常采用的措施。其原理是把环境改造成不适合钉螺滋生的环境，使钉螺密度大大下降乃至消灭，从而达到有效地防治血吸虫病的目的。

（一）围湖造田

围湖造田即对滨湖滩地的围垦，是指将湖泊的浅水草滩由人工围垦成为农田的一种活动。研究表明，杂草丛生、湖水涨落不定的湖岸、草洲是钉螺最喜欢的生活场所。通过围垦，开荒种植，控制水位，在围内可有效地加速钉螺灭亡。因此围垦成为 20 世纪 50—80 年代鄱阳湖各疫区采取的主要灭螺措施之一。

在进贤县，采用了高围筑堤的方法进行灭螺，实际上是兴修水利，围湖灭螺，取得了可喜的成绩。1957 年至 1958 年，县委和县人民政府决定兴修陈家圩，随后又进行军山湖堵口。1960 年，三里公社兴修六零圩、梅庄公社兴修小康乐圩。1964 年，二塘公社兴修潭津圩，并使之与梅庄的小康乐圩相连，构成今康乐圩。军山湖养殖场又先后兴修倪坊圩和翠湖圩。1970 年，三里公社还兴修了金坑圩和小郁池圩。1977 年，兴修"联合圩"。这些圩堤的兴修，不仅保障了农业生产的旱涝保收，而且还从根本上改变了疫区 34292 亩有螺草洲的钉螺滋生环境，为大面积灭螺奠定了基础。①

在都昌县，主要是在堵汊内进行垦荒种植。主要是在汊内吴淞高程13.5—16.5 米的草滩，采用垦种的方法灭螺。汊内这个高程范围面积最大，土质最好，钉螺密度最高，人畜接触疫水最频繁，在堵汊后水位相对恒定的情况下，采取大垦、大种的方法灭螺，灭螺效果好，生产效

---

① 进贤县地方志编纂委员会：《进贤县志》，江西人民出版社 1989 年版，第 513 页。

益大。如新妙湖堵汊后的 1962 年，大搞垦种灭螺，全县动员 15000 名
社员，大战荒洲，边围、边垦、边整、边种、边管，两个多月时间垦荒
灭螺 6257 亩，以后 1963 年至 1964 年又陆续围垦灭螺 5675 亩，1970 年
至 1972 年再围垦灭螺 5800 亩，总计围垦灭螺 17787 亩，其中湖田 9702
亩，洲地 6004 亩，垦后未种 2081 亩。如表 5—2 所示，新妙湖堵汊垦
种前螺情调查 736 筐，钉螺密度 2. 66 只/平方市尺，垦后两年调查 647
筐，钉螺密度为 0.0216 只/平方市尺。垦后 5 年、12 年分别调查 724
筐、962 筐，均未发现钉螺。①

表 5—2   新妙湖堵汊垦种后钉螺消长情况表

时间	调查筐数	有螺筐数	活螺数（只）	平均密度（只/平方市尺）	死螺数（只）	死亡率（％）
围前	736	579	1956	2. 66	118	5. 69
垦后 1 年	843	57	23	0. 027	357	93. 95
垦后 2 年	647	8	14	0. 0216	71	83. 53
垦后 5 年	724	0	0		0	
垦后 12 年	962	0	0		0	

在围垦灭螺方面具有代表性的为余干县和波阳县。余干县采取高围
垦种的办法，从 1954 年起在鄱阳湖南岸先后筑起了富强、众心、九龙、
枫港、信河、东河、古埠、桂庄、腾溪、六〇、信丰、康垦等大小圩堤
12 座，总长度达 231982 米，围垦钉螺面积 429616 亩。同时又根据不
同高程的草滩采用不围而垦或矮围垦种的办法，不宜垦种的草滩则采用
矮围水浸药灭、机器喷洒或人工撒粉等办法灭螺。② 1960 年，余干县人
民在县委提出的"大战一九六零年，增加一个余干县"的战斗号召下，
把围堤垦荒灭螺的任务指标提高到 60 万至 80 万亩，全县所有 3 万亩以

---

① 江西省血吸虫病研究会委员会编：《血吸虫病防治研究（1956—1985）》，1986 年编
印，第 197 页。

② 余干县地方志编纂委员会：《余干县志》，新华出版社 1991 年版，第 544 页。

上的垦区划分为东、西两大战场。截至 1960 年 8 月 20 日，全县围堤 13 条，堤高 5—7 尺。在所开垦的湖田洲地上，消灭钉螺的面积达 26 万亩，占开垦总面积的 69.3%，超额完成了全年灭螺任务的 30%，相当于该县 1958 年全年灭螺总面积的 3 倍以上。① 该县在腾溪湖农场，从开垦前到收割后都做了钉螺消失和死亡的调查和观察。开垦前共调查钉螺 163 筐，检获钉螺总数为 1564 只，平均密度每平方市尺 9.5 只。种植水稻以后又同样查了 163 筐，检获钉螺 77 只，平均密度又降到每平方市尺 0.47 只。收割以后又在原地方查了 163 筐，检获钉螺 22 只，平均密度再次降低到每平方市尺 0.13 只。②

波阳县利用围垦不仅降低了钉螺的密度，很好地控制了血吸虫病疫情，而且还在粮食生产方面取得了不小的成绩。1954 年冬，该县动员数万劳力，围垦有螺草滩面积 864.65 平方米，结合兴修饶河、乐丰两座大联圩，抑制了钉螺的繁殖和蔓延。③ 1958 年湖区高围垦种水稻后，围内钉螺显著减少，居民感染率亦有所下降。在波阳乐安草洲，围垦前钉螺平均密度为 8.24—29.54 只/平方市尺，最高为 411 只/平方市尺，阳性螺筐占 4.1%，水沟内阳性螺筐占 23.78%，最高一筐为阳性螺 35只。围垦后钉螺平均密度降为 0—0.19 只/平方市尺，无螺筐占 95%—99.8%，阳性螺框降为 0.85%。在波阳珠湖农场，垦前为一片辽阔草滩，面积 6 万余亩，钉螺密布。通过历年来不断开垦，种植水稻，垦区钉螺分布面积和密度逐年下降。1960 年滩地钉螺密度自垦前的 18—45只/平方市尺，降为 0—0.3 只/平方市尺，阳性螺为 0。而堤边自然村钉螺密度 1960 年为 8.13 只/平方市尺，阳性率为 7.5%。居民感染率，靠湖边两个耕作队居民感染率自 1958 年的 31%—40% 下降为 4.82%。④1960 年 6 月初至 8 月波阳县掀起了大兵团、大战斗、大协作、大闹湖田洲地的垦荒灭螺运动的新高潮。1960 年 2 月至 8 月六个月共开垦

---

① 江西省档案局编：《关于检查余干、波阳两县大闹湖田洲地大面积垦荒灭螺的报告》，载《鄱阳湖开发历史进程及生态建设》，中国档案出版社 2010 年版，第 656 页。

② 同上书，第 657 页。

③ 波阳县地方志编纂委员会：《波阳县志》，江西人民出版社 1989 年版，第 753 页。

④ 江西省血吸虫病研究会委员会编：《血吸虫病防治研究（1956—1985）》，1986 年编印，第 216 页。

362850 亩的湖田洲地，占该县最高任务指标的 72.5%。其中消灭钉螺面积达 21 万亩，占开垦总面积的 84%。钉螺消灭最快当数波阳鸦鹊圩，围垦前的钉螺平均密度为 16 只/平方市尺，围后第三年达到无螺。[①] 鸦鹊湖垦殖场是 1961 年在钉螺繁殖的草洲上建设起来的，经过 20 余年的艰苦奋斗，到 20 世纪 80 年代基本消灭了钉螺。居民血吸虫病感染率 1961 年为 41.6%，1963 年下降到 11.5%，1978 年又下降为 5.1%，7 岁以下儿童无一人感染。同时，生产连年丰收，全场每年向国家上交商品粮 300 多万公斤，成为本县重要的商品粮基地，曾先后三次派代表出席全国农垦系统先进单位代表大会。[②]

（二）水田改旱地

为了改变钉螺滋生的环境，有效地防治血吸虫病，除了围湖造田以外，还有一个行之有效的措施则是水田改旱地。水田改旱地就是要求改良传统耕作制度，从江西的实际耕作情况出发，有条件的地方把水稻田改旱地或水旱轮作，以消灭钉螺。

1954 年，江西省人民政府关于血吸虫病防治工作的指示中就提到：血吸虫病流行地区的水田，特别是田内有钉螺的，尽可能改为旱田种植。先用石灰、茶枯、水巴豆等杀灭钉螺和尾蚴，经过一二日将水田放干，把田地晒白，先犁后耙，反复耕作，同时将田塍的土皮杂草铲除，用火焚烧为灰土，将钉螺杀死。其不能改为旱田种植者，可用上述药物杀螺。[③] 1957 年，方志纯同志在省委血防五人小组第三次扩大会议上的讲话当中也提议在丘陵、平原地带采取改水田为旱地，认为这是杜绝传染、消灭血吸虫病最彻底的办法。其好处是：（1）能迅速彻底地消灭钉螺；（2）下田不会再感染；（3）可与生产积肥结合，铲除杂草，晒后火焚，既便利又经济；（4）中、晚期病人可以参加一定劳动；（5）对粮食产量不会有很大影响，只是品种不同的问题，如当地群众不喜欢杂

---

① 江西省血吸虫病研究会委员会编：《血吸虫病防治研究（1956—1985）》，1986 年编印，第 30 页。

② 波阳县地方志编纂委员会：《波阳县志》，江西人民出版社 1989 年版，第 753 页。

③ 江西省档案局编：《1954 年江西省人民政府关于血吸虫病防治工作的指示》，载《鄱阳湖开发历史进程及生态建设》，中国档案出版社 2010 年版，第 627 页。

粮，也可以种旱稻，旱稻种子可由粮食部门研究调剂或与外省调换解决。① 各个疫区在血吸虫病防治过程中运用水田改旱地的方法，确实取得了很大的成绩。

在高安县茜塘片，1956 年水田改旱地灭螺 78 亩，改旱地前钉螺密度每平方米 225 只，改旱地后降至 1.5 只，且全是死螺，自然死亡率100%，同时产量增加，平均每亩增加收益 13.44 元。②

在彭泽县，1959 年，在上十岭垦殖场黄港分场的乐观畈，宝山分场的光明畈采用水田改旱地，改变钉螺滋生环境的方法灭螺，取得明显成效。1964 年底，浩山公社组织全社劳动力，开展大规模的灭螺群众运动，在有螺区开新填旧，进行水改旱，灭螺面积 459540 平方米。1968 年，进一步推广水改旱的灭螺方法，重疫区乐观大队继续水改旱1200 亩，浩山水改旱 5000 亩，其他地区也有不同规模的水改旱。1969年至 1972 年全县水改旱面积 72596 亩。③

在都昌县，采用以改变环境为主的综合措施灭螺，灭螺紧密结合生产，灭螺与生产相辅相成。都昌县血防站对上游地势较高、钉螺密度较多的垄田，采用水田改旱地、打掉田埂、小丘变大丘、种植旱作物的方法灭螺。如新妙湖几个公社就采用水改旱种植棉花的方法消灭了 183 亩高地势垄田的钉螺。④

在高安，血防工作抓的第一个工程就是八景地区石城端口灭螺工程。先经过调查勘测，提出了一个高水高排、渍水电排，从根本上改变疫区环境、消灭血吸虫病的综合治理方案。1958 年全县组织 37000 多男女劳动力，大干一冬春，拿下了这个灭螺水利工程，完成水改旱灭螺面积 14186 亩，新建高标准园田化农田 10000 亩，扩大耕地累计 4000亩。改造了疫区环境，消灭了钉螺，发展了农业生产，成为全县一个治水灭螺的样板工程。

---

① 刘玉瑞等：《送瘟神纪实》（下册），载江西省政协文史资料研究会《江西文史资料——送瘟神纪实》第 43 辑，江西人民出版社 1992 年版，第 113 页。

② 卫生部医学科学研究委员会：《血吸虫病研究资料汇编（1957）》，1958 年印，第43 页。

③ 彭泽县地方志编纂委员会：《彭泽县志》，新华出版社 1992 年版，第 403 页。

④ 江西省血吸虫研究会委员会编：《血吸虫病防治研究（1956—1985）》，1986 年编印，第 198 页。

三 开新填旧，铲除、火烧杂草

草类既能为钉螺提供食料，又能为钉螺提供适宜的活动场所。杂草丛生的旧塘旧沟是最适宜钉螺生存的场所。因此，开新填旧，铲除、火烧杂草成为各疫区普遍采用的灭螺措施。

（一）开新填旧

1950 年，省水利部门在余江狮子岩修建白塔渠，以解决两个省办农场的水利灌溉问题。在修建白塔渠的过程中，新沟的土把旧沟都填平了。后来查螺人员发现新沟无螺，旧沟里的钉螺也被埋死了，变成了白色的螺壳。根据这个发现，血防人员经过科学实验，肯定了结合兴修水利开新填旧是消灭钉螺的好办法。方志纯同志要求水利部门动员起来，教育工程技术人员学习防治血吸虫病的知识，在流行区推广开新沟埋旧沟以消灭钉螺的经验。[①] 1954 年，江西省人民政府在关于防治血吸虫病工作的指示当中即提到这样的灭螺措施：先用石灰、茶枯、水巴豆等杀灭钉螺和尾蚴，经过一二日将田水放干，把田地晒白，先犁后耙，反复耕作，同时将田塍的土皮杂草铲除，用火烧为灰土，将钉螺烧死。要发动群众进行捕螺埋螺工作，再将田边沟边杂草，用火烧焚，最后连草根土皮一并修铲焚化，用为肥料。[②] 根据该指示，湖区人民投入大量的劳动力，开展了轰轰烈烈的开新沟填旧沟的灭螺运动。

在余江县，开新填旧的措施为其插上消灭血吸虫病的第一面红旗做出了突出的贡献。1955 年隆冬，在地处上游的马岗乡进行大面积开新沟填旧沟灭螺试点，取得了在一个乡范围内搞好"开新填旧"群众灭螺运动的经验。紧接着，县委县政府调集疫区和非疫区 28 个乡两万多民工，投入全县首次"开新填旧"灭螺突击战。经过半个月的鏖战，一举消火了 60% 的有螺面积。在灭螺方面于 1956 年冬至 1958 年春，经过反复围歼，广大群众用两臂双肩，挑了 416 万方土，填平了 347 条全长410 华里的旧沟和 520 口水塘，投工 231 万个，消灭了 96 万平方米的有

---

① 刘玉瑞等：《送瘟神纪实》（上册），载江西省政协文史资料研究会《江西文史资料——送瘟神纪实》第 43 辑，江西人民出版社 1992 年版，第 3 页。
② 江西省档案局编：《江西省人民政府关于防治血吸虫病工作的指示（1954 年 12 月 7日）》，载《鄱阳湖开发历史进程及生态建设》，中国档案出版社 2010 年版，第 627 页。

螺面积。① 为了巩固灭螺成果，从 1965 年至 1975 年的 10 年间，在方圆 50 里的原流行地区，搬掉了田间小山包 1070 多座，填平洼地 700 多处，填废塘 276 口，填掉水沟 330 多条，清除村庄周围荆棘埂 1800 多条，建成高标准园田 42000 亩，改造低洼垸田 3000 多亩。②

在上高县，1957 年界埠区党委组织 1000 人的灭螺大军，开挖长 2000 米和 3000 米的两条排水圳，垦荒 100 余亩。1958 年和 1959 年再调动 1000 余劳力，开沟 5 条，垦荒 400 余亩。经过三次战役，累计投工 15000 多个，垦荒 627 亩，化害为利，把钉螺滋生的芦茅洲，改造成高产良田，为此受到省卫生厅领导的赞扬。1958 年，全县再次组织 300 多人参加治山、治水、治田、治螺四结合的灭螺大会战，计投工 37693 个，完成灭螺面积 303.4 平方米，取得较大成绩。1959 年上高县派代表出席中央召开的血防先进工作会议，获得 1 辆汽车的奖励。③

在安义县，1958 年，县政府组织群众 3000 余人在黄堰港采取埋老港、开新港的灭螺方法，开展了灭螺大会战，取得了较好成绩。随后，采取土埋、改田、铲草、药杀等综合措施，集中力量围歼黄洲、鼎湖、长埠、龙津等地的钉螺老巢，有螺面积减少 90% 以上。"文化大革命"初期，安义血防工作处于停滞状态。1970 年，开展复查、复治工作，围歼残存钉螺，鼎湖公社组织万名劳力，彻底埋掉了 10 多公里长的北潦老干渠，开出了一条新干渠，完成了北潦灭螺改线工程。④

1976 年春，彭泽县血防站对上十岭垦殖场残螺分布情况和灭螺效果进行考核调查，发现山丘地区残存钉螺有"源头—传送带—大本营"的分布特点。提出从治水入手，立足以改，采用开新沟、填旧沟、整地造田和药杀等综合措施消灭残螺。杨梓公社西峰水库坝脚，地形高低不平，杂草丛生，终年积水，是该社钉螺的主要源头，灭螺难度大。1977 年，公社动员 700 个劳力，奋战 20 天，在该地区开新河 1500 米，埋旧河 2000 米，平整土地，造田 120 余亩，消灭了坝脚下的残螺。同年底，黄岭、浩山、东升、天红、和团、太平、黄花等公社也大抓治水

---

① 刘玉瑞等：《送瘟神纪实》（上册），《江西文史资料》第 43 辑，第 3 页。
② 《防治血吸虫病经验汇编》（第三集），人民卫生出版社 1978 年版，第 13 页。
③ 上高县地方志编纂委员会：《上高县志》，南海出版公司 1990 年版，第 447 页。
④ 安义县地方志编纂委员会：《安义县志》，南海出版公司 1990 年版，第 401 页。

灭螺工程。全县共投入劳动日 2412846 个，开新河 78 条，埋老河 64 条，总长度 136219 米，造田 1200 余亩，消灭有螺面积 5316857 平方米。①

为了加速消灭血吸虫病，高安县每年在疫区坚持查螺、灭螺、查病、治病，并先后建成了 8 个规模较大的灭螺工程。1969 年和 1970 年两个冬春，全县组织 30000 多民工，在八景地区灭螺、治水、治田，改变疫区环境，铲除钉螺滋生地。灭螺工程采取了土埋、药杀、水田改旱地等综合灭螺措施，开挖了两条排洪导托（全长 42.3 华里，宽 1.75 米到 30 米），开新沟 161 米，平旧沟 171 条，塞塘 352 口，实行高水高排，低水电排，挖高填低，铲除土堆土堤，在荒坪铲草堆肥，开垦种植，修筑各种道路 316 条，修建 759 千瓦的电排站一座，各种建筑物 144 座，彻底改变了疫区旧貌。②

（二）铲除、火烧杂草

著名的农学家杨惟义先生提出：凡有钉螺的地方，冬天要全部翻耕，种上肥田萝卜菜、肥田油菜和红花草，既改良土壤，又消灭螟虫与钉螺。与此同时，在有钉螺的地方，做到草皮铲光，禾兜拔光、烧光，防止钉螺越冬滋生。③ 除此之外，杨惟义教授还提倡三光积肥，他认为三光积肥是消灭钉螺的顶好办法。水稻区的田埂铲到三面，即田埂上部和左右两面的草类，都完全铲光，所以叫作"三光"，并在田角上挖一深窖，把所铲起来的草皮，连同有钉螺的土都一起放入深窖内而沤制肥料。大力消灭钉螺，必须彻底铲除尾蚴生长的巢穴。④ 由于钉螺既能生活在水中，又能栖息在陆地上的杂草中。有鉴于此，1956 年，江西省血吸虫病防治工作五年规划中提到的消灭钉螺的多种措施，其中就具体地提及了铲除、火烧杂草这样一个辅助措施。即一般在山区和平原区的水沟和灌溉沟内，可用清沟、埋沟办法消灭钉螺；在小片草甸区可用火

① 彭泽县地方志编纂委员会：《彭泽县志》，新华出版社 1992 年版，第 403 页。
② 高安县地方志编纂委员会：《高安县志》，江西人民出版社 1988 年版，第 518 页。
③ 中共江西省委党史资料征集委员会：《江西党史资料——江西血吸虫病防治》第 37 辑，中央文献出版社 1996 年版。
④ 江西省血吸虫病研究会委员会编：《血吸虫病防治研究（1956—1985）》，1986 年编印，第 151 页。

燎法；在湖泊沼泽地区，则可采用建堤修闸、控制水位的办法，使水滩地区逐渐干燥，开垦成田，钉螺就无法生存。另外还必须配合使用铲田、除杂草、人工捕捉，使用六六六、砒酸钙、五氯酚钠、巴黎绿、巴豆、茶子饼等药杀。[①] 各个疫区也根据实际的地形地貌进行了铲除、火烧杂草的灭螺措施，改变疫区环境。翻耕除草，破坏了钉螺荫蔽场所，断绝了钉螺的食料，使钉螺经常受到干旱和暴晒，易于死亡。

在进贤，分别进行了火烧灭螺和铲草灭螺。每年冬季湖州苔草干枯时，组织群众到湖滩草洲上烧火灭螺，这种方法简便易行，但低洼、积水和洲地裂缝处火不易烧到。铲草灭螺最初是用铁锹铲草皮灭螺，这种方法工效很低，每人每天只能铲一分洲地。后来，梅庄公社雷公湾村的群众，发明了"牛拉铲草机灭螺器"。这种铲草机，比用铁锹铲草皮提高工效 25 倍，但不均匀，常会漏铲或隔铲。[②]

在都昌县，主要是结合积肥来进行"三光"铲草。对不能垦种的田沟、塘角、路旁及斜坡地带，采用铲草积肥、烧火肥、打"瘟神堆"等方法，进行灭螺。由于铲草时铲得较深，又反复多次地铲，改变了钉螺生活的环境，收到一定的灭螺效果。经反复几年铲草皮后，原来生长茂盛的莎草科类植物不再生长，成了光滑的坡地，或者只有少数稀疏矮小的草。新妙湖 1962 年铲草当年钉螺死亡率 39.79%，钉螺密度由 2.11 只/平方市尺，下降到 0.29 只/平方市尺，5 年后密度下降到 0.02 只/平方市尺，12 年后则未查到钉螺。[③] 说明铲草对灭螺确有效果。

表 5—3   新妙湖铲草后钉螺消长情况表

时间	调查筐数	有螺筐数	活螺数（只）	平均密度（只/平方市尺）	死螺数（只）	死亡率（%）
铲草前	2563	1895	5417	2.11	682	11.18

① 江西省档案局编：《江西省血吸虫病防治工作五年规划（1956 年 1 月 18 日）》，载《鄱阳湖开发历史进程及生态建设》，中国档案出版社 2010 年版，第 630 页。
② 进贤县地方志编纂委员会：《进贤县志》，江西人民出版社 1989 年版，第 513 页。
③ 江西省血吸虫病研究会委员会编：《血吸虫病防治研究（1956—1985）》，1986 年编印，第 198 页。

续表

时间	调查筐数	有螺筐数	活螺数（只）	平均密度（只/平方市尺）	死螺数（只）	死亡率（%）
铲草后 1 年	2146	714	625	0.29	413	39.79
铲草后 5 年	3055	83	67	0.02	55	45.08
铲草后 12 年	2964	0	0	0	0	0

在波阳县，20 世纪 60 年代也进行了大规模的铲草土埋钉螺活动。在高程为 13.1—14.5 米的万安坪，先根据自然环境分为若干块，四周挖一条宽、深各一米的沟，后铲草皮，并将草皮堆集，用五氯酚钠处理后土埋，并在铲了草皮的地面喷洒五氯酚钠一次，灭螺面积 586 亩。灭螺前活螺平均密度为 2.4 只/平方市尺，灭螺后 6 个月未查获钉螺，灭螺后 12 个月回升至 0.64 只/平方市尺。[①]

铲除、火烧杂草虽然只是消灭钉螺的一个辅助措施，且对地形的要求也比较高，在低洼、积水等地都无法采用，但是铲草沤肥灭螺，可以增加肥料来源，减少作物虫害。铲除下来的杂草，沤烂后放入田中，都是很好的肥料，可以增加田里的有机质。有机质充足，不但可使土壤松软，易于耕耘，又可增加土中的氮、磷、钾等肥料，对于作物生长非常有利，其增产效果非常明显。[②]

四 药物灭螺

鄱阳湖区药物灭螺经历了两个阶段：第一阶段主要是使用"中农牌"酸性砒酸钙、石灰氮和石灰等药物灭螺；第二阶段主要是使用五氯酚钠、"血防—67 糊剂"等药物灭螺。

在第一阶段，水稻田大量使用石灰、茶子枯饼及其他农药灭螺。江西能大量生产石灰和茶枯饼，群众有用石灰和茶枯饼施肥的习惯，供销

① 江西省血吸虫病研究会委员会编：《血吸虫病防治研究（1956—1985）》，1986 年编印，第 211 页。
② 同上书，第 151 页。

社商业部门也可购买。1953 年，省血吸虫病防治所德兴工作组结合生产发动群众烧石灰，用作肥田与灭螺，并在畈大乡进行巴豆浸液杀螺试验。1954 年 3 月，余江血防站在上黄村做茶枯浸液杀螺试验，钉螺死亡率 97%。玉山县 1959 年 6 月调集 120 万斤茶枯，6000 多斤五氯酚钠和大量石灰用于灭螺。① 除此之外，在各个疫区还尝试了其他的药物杀灭钉螺。在余江县，1955 年底开始，用"鱼藤"灭螺，效果显著，但因该药毒性较强，容易造成鱼虾、蛙类大量死亡，只得停用，后改用"闹羊花"药杀钉螺（个别地区称"黄杜鹃"），在疫区药杀水塘共 135 口，约 19 万平方米，稻田施用石灰茶馥等灭螺 600 多万平方米。②

　　在第二阶段，使用的药物主要是五氯酚钠，主要有撒粉、喷洒和浸杀等用法，一般在春季使用。不同的用法有不同的效果，比较有效的措施是浸杀。五氯酚钠的喷洒对杀灭钉螺有一定的效果，但是容易造成钉螺的回升。草洲喷洒以吴城前河洲为例，1968 年春在吴城前河洲草滩用解放 18 型远程喷雾器喷洒五氯酚钠溶液，灭后 1 月钉螺密度下降83.78%—98.1%，灭后 1 年与灭后 1 月的密度相似，但灭后 2 年钉螺回升很快，与灭后 1 月相比，平均上升 6.3 倍，高的可达 31 倍，最低的也有 2 倍。③ 对于面积大、任务重、季节短、劳力少、距离远的地区则使用飞机撒药。飞机撒粉灭螺相对于机器喷洒而言，是具有进步性的，灭螺效果良好。根据省革委会的指示，各地开展了飞机撒药灭螺工作。先在南昌县试点取得经验，后在余干、波阳、永修县修建 3 个简易机场，以地区为单位成立飞机灭螺指挥部，军代表在第一线指挥，调动基干民兵装药，血防专业人员负责技术指导。1971 年 4 月 15 日起，星子、永修县相继使用飞机撒药灭螺。④ 江西省 1971—1972 年使用飞机对鄱阳湖区 40 余万亩草洲进行药物灭螺，对血吸虫病感染确实起到了

---

　　① 江西省地方志编纂委员会：《江西省卫生志》，黄山书社 1997 年版，第 132 页。

　　② 刘玉瑞、万国和：《送瘟神纪实》（上册），载江西省政协文史资料研究会《江西文史资料——送瘟神纪实》第 43 辑，江西人民出版社 1992 年版，第 60 页。

　　③ 江西省血吸虫病研究会委员会编：《血吸虫病防治研究（1956—1985）》，1986 年编印，第 171 页。

　　④ 江西省地方志编纂委员会：《江西省卫生志》，黄山书社 1997 年版，第 133 页。

明显的控制作用。此后连续数年，湖区血吸虫病感染人数降到历史最低水平，有些草洲灭螺效果可保持 5 年以上。波阳的牧牛坪、南昌县的瞰鱼洲和山湖北楞，灭前钉螺密度分别为 6.3 只/平方市尺、1.7 只/平方市尺和 2.6 只/平方市尺，灭后 7—9 年仍未查到钉螺；南昌县的大沙荒、小沙荒、边湖一带，灭螺后 10 年未见螺情回升。这些地区的血吸虫病感染都得到了较好的控制。再以波阳县银宝湖为例，这个地区有 6 块面积合计为 7014 亩的狭长形有螺草洲，由于连续 8 年进行药物灭螺，并建立了复查复灭的制度，钉螺密度和感染率显著下降（见表 5—4），钉螺密度由 1972 年的 3.08 只/平方市尺下降到 1980 年的 0.07 只/平方市尺，钉螺感染率由 2.74% 下降到 0。沿湖血吸虫病急性感染得到控制（见表 5—5），急性血吸虫病人数由 125 例减少到 1 例。[①]

表 5—4 银宝湖钉螺年间变化

年份		钉螺	
		密度（只/平方市尺）	感染率（%）
灭前	1972	3.08	2.74
灭后	1973	2.08	2.15
	1974	1.23	1.23
	1975	0.63	0.74
	1976	0.49	0.74
	1977	0.20	0.19
	1978	0.43	0.04
	1979	0.14	0.01
	1980	0.07	0

---

① 江西省血吸虫病研究会委员会编：《血吸虫病防治研究（1956—1985）》，1986 年编印，第 56 页。

表 5—5   **银宝湖区血吸虫病急感年间变化**

年份		急性感染（例）
灭前	1969	111
	1970	133
	1971	107
	1972	125
灭后	1973	51
	1974	23
	1975	8
	1976	6
	1977	5
	1978	5
	1979	3
	1980	1

从上述两个表所展示的银宝湖药物灭螺前后钉螺年间变化和血吸虫病急感年间变化的情况看，药物灭螺尽管不能立即彻底消灭钉螺和血吸虫病，但在撒药粉之后，无论是钉螺密度、感染率，还是血吸虫病急感病例，都呈现出逐年下降趋势。

1978 年江西省机械灭螺队创建以来，在鄱阳湖区采用机耕为主、药杀为辅的方法灭螺 20 余万亩，49 万亩次，其中 7 万亩草洲已达到无螺，14 万亩草洲的钉螺密度下降 95% 以上。① 飞机撒粉灭螺方法也曾采用，但由于对水产资源造成的损失较大，从经费消耗、生态平衡、群众得益等角度考虑，不久被禁止采用。此后推行矮圩蓄水药浸法，星子、波阳、进贤县分别推行分级作埂浅水药杀灭螺，即时与远期效果都较

---

① 江西省血吸虫病研究会委员会编：《血吸虫病防治研究（1956—1985）》，1986 年编印，第 67 页。

好。1973 年 4 月，丰城县药湖关闸蓄水撒药浸杀灭螺。省委血防领导
小组副组长王卓超、张国震协调丰城、新建县联圩作战，丰城县委派出
4 名常委，抽调县直和公社干部 253 人、医务人员 47 人到药湖，出动
137 条民船，组织 1456 名民兵撒药，投药 915.5 吨，一次灭螺 8.9 万
亩。20 世纪 70 年代至 80 年代这 10 年间，在药浸区累计查出残存螺点
仅 18 处，面积 443.5 亩，经突击灭螺后已无螺，创造我国内湖大面积
水浸药杀灭螺之最。[1]

五　管粪管水

管好粪便和水源，是防治血吸虫病综合措施中的一个重要环节。但
是两管工作特别是粪管工作，面临着一个很严重的问题，即群众对粪管
的必要性和重要性认识不清。在农村，卫生情况和生活环境比较糟糕，
基本上每一两户人家就有一个厕所，一方面是为了方便生活，一方面则
是为农业生产积累肥料。且粪窖全部无盖，设置不当，人畜共居，完全
不符合卫生要求的。当时在农村中广泛流传着这样的说法："前世修得
到，下床便是灶，灶边是猪栏，栏边是粪窖。"这些不卫生的条件和不
卫生的习惯，世代相传，群众习以为常。因此必须向群众反复进行说服
教育工作，并通过群众集体讨论，制定出公约，使大家自觉遵守，互相
监督。

粪便管理是增积肥料改善环境卫生、减少肠胃道传染散播和消灭湖
区钉螺感染的一个重要措施。因此粪管工作从防治血吸虫病工作之初就
被定为重要环节。1954 年，江西省人民政府关于防止血吸虫病工作的
指示当中也提到了粪便管理的方法：择定玉山县第十区古城乡，余江县
第一区马岗乡和邓家埠国营更新两农场，九江兴中纱厂、砖瓦厂、机械厂
以及丰城尚庄等处为重点逐步推行粪便管理。将人粪、狗粪、牛粪收集存
储一个月以上，把虫卵杀灭后再用为肥料。[2]

为了防止虫卵扩散，需要做到不让带虫卵的新鲜粪便下田。余江县
马岗乡上黄村采用合厕分储的办法，在原各家各户粪窖基础上，全部集

---

[1]　江西省地方志编纂委员会：《江西省卫生志》，黄山书社 1997 年版，第 133 页。
[2]　江西省档案局编：《江西省人民政府关于防止血吸虫病工作的指示（1954 年 12 月 7
日）》，载《鄱阳湖开发历史进程及生态建设》，中国档案出版社 2010 年版，第 627 页。

中建立公厕，每户一个蹲位，蹲位后面接上粪窖，日后轮流储存，这样既可集中管理，做到新粪不下田，又可避免分肥发生纠纷。① 在一些地区进行成功试点之后，政府开始全面推广集体厕所，并在 1956 年的血吸虫病防治规划当中提出了具体的措施。余江县邓埠镇的粪管工作是从 1956 年 4 月开始的，根据县委会议指示精神，全面推广集体厕所，要求做到"经济、方便、实用和杀死虫卵"，统一修建，专人管理。仅仅两个月时间，兴建了 22 个公共厕所，改造了公共厕所 16 个，废除旧粪窖 270 个。家畜粪管，采取圈养，镇郊野粪，设专人收检。②

切实管好粪便和水源，能有效地防止血吸虫病的蔓延。根据各地经验，要管理粪便和水源，必须依靠合作社，广泛深入地发动与组织群众，做到粪尿集中混合储存，粪窖、粪缸加盖。1956 年，玉山县古城区根据上级指示，也进行了粪管工作，在 4 个多月时间内集中了粪窖 2313 口，占全区总数 99%，采用两缸制储存法或两窖制储存法。③ 玉山古城区 80% 的粪缸分片集中搭棚加盖，并设置清水缸，渗水坑洗刷和倒马桶，制定出用肥计划和管理公约，由社内专人处理粪便，有些地区组织拾粪堆肥、带粪桶下田和建立民间厕所。④

在进贤县，为了搞好防护工作，除了加强组织管理外，县委还专门发出通知，要求各地坚持"三便"、"两远"（上厕所便、倒马桶便、粪出窖便与厕所离水源远、离厨房远）的原则搞好粪便管理。根据上述指示，1956 年至 1957 年，全县疫区改造了不符合卫生要求的厕所 1178 个，拆除私人厕所 2328 个，新建厕所 6359 个。凡不符合卫生要求的粪窖一律加棚、加盖，有效地控制了新粪下田、下水。⑤ 不仅人、畜粪便要做到无害化处理，而且野粪和水上粪便也必须同时做到有效管理。1956 年江西省血吸虫病防治规划规定船户必须使用粪桶，禁止随便拉

---

① 江西省地方志编纂委员会：《江西省卫生志》，黄山书社 1997 年版，第 134 页。
② 刘玉瑞、万国和：《送瘟神纪实》（上册），载江西省政协文史资料研究会《江西文史资料——送瘟神纪实》第 43 辑，江西人民出版社 1992 年版，第 120 页。
③ 江西省地方志编纂委员会：《江西省卫生志》，黄山书社 1997 年版，第 134 页。
④ 江西省档案局编：《几个月来防治血吸虫工作的情况报告（1956 年 6 月）》，载《鄱阳湖开发历史进程及生态建设》，中国档案出版社 2010 年版，第 634 页。
⑤ 进贤县地方志编纂委员会：《进贤县志》，江西人民出版社 1989 年版，第 517 页。

野屎和倒洗粪桶。① 水上作业的其他船只，也必须做到用粪桶，船民不随便在江湖河水里大便，在河港码头建立公共厕所和粪窖。进贤县，1957—1969 年在三阳航运组进行了试点，要求船民在船上生活须携带有底马桶，靠岸时将粪便倒入厕所。这样，不但改变了船民们过去"船头吃水，船尾拉屎"的坏习惯，而且防止了粪便污染水源。②

水是生命之源，但是在疫区如果不注重饮水卫生的话，水将成为传播病菌的无形杀手。水源管理一方面是以修建水井为主，提倡饮用井水，分塘用水；另一方面则是提倡河水分段用水，尽可能减少湖区群众和疫水接触造成感染的机会。1954 年的江西省人民政府关于防止血吸虫病工作的文件指出：应结合爱国卫生运动来改善环境卫生。如说服群众拆除临近河岸塘边的粪缸、粪窖或厕所。在条件可能时应提倡饮用井水，饮用河水或塘水时须经过消毒等。③ 在 1956 年的防治血吸虫病工作五年计划当中也提到：要严格管理用水，必须做到用水清洁，切实搞好农村环境卫生，把所有的污水沟都要填平或疏通。生活用水应用井水，生产用水，除了要注意清洁水流外，应商请水利部门安排血防水利工程项目。④ 于是各个疫区在对水源的管理上，严格执行上级指示，积极开展"管水"工作。

在余干县，对重疫区原有 228 口水井进行了清理和改造，废除了一些污染严重的土井、水井和污水沟，新建水井 1670 口。沿河规定上游洗食品，下游洗衣服（特别是带粪便的衣物）。建立安全用水处 48 处，使疫区居民基本做到能吃井水，用安全水，从而大大减少了新的感染。⑤ 进贤县的血防部门在管水方面，一是要求疫区群众分塘用水，彻底改变洗衣、洗菜、洗马桶同在一口水塘的坏习惯；二是提倡饮用井水、

① 江西省档案局编：《江西省血吸虫病防治工作五年规划（1956 年 1 月 18 日）》，载《鄱阳湖开发历史进程及生态建设》，中国档案出版社 2010 年版，第 630 页。
② 进贤县地方志编纂委员会：《进贤县志》，江西人民出版社 1989 年版，第 517 页。
③ 江西省档案局编：《江西省人民政府关于防止血吸虫病工作的指示（1954 年 12 月 7 日）》，载《鄱阳湖开发历史进程及生态建设》，中国档案出版社 2010 年版，第 627 页。
④ 江西省档案局编：《江西省血吸虫病防治工作五年规划（1956 年 1 月 18 日）》，载《鄱阳湖开发历史进程及生态建设》，中国档案出版社 2010 年版，第 630 页。
⑤ 余干县地方志编纂委员会：《余干县志》，新华出版社 1991 年版，第 544 页。

不饮用疫水。针对有的村庄迷信思想严重，不敢挖井、不敢喝井水这一情况，县委血防领导小组要求，在原来有水井的村庄，大力搞好现有水井的维修工作，无井台的建井台，无井圈的做井圈，水井四周开挖排水沟，搬迁所有建在井旁的厕所、粪窖，千方百计保持水源卫生。对那些世世代代不敢挖水井、喝井水的群众，血防干部大力帮助他们破除迷信，宣传饮用井水的好处、不用井水的害处，从而使疫区群众自觉地开挖水井、饮用井水。[1]

在当时的社会环境下，湖区人民主要采取"治疗病人、病畜，消灭传染源"，"围湖造田、变水田为旱地，改变钉螺滋生环境"，"开新填旧，铲除、火烧杂草，消灭钉螺"和"药物灭螺、管粪管水，避免群众接触有螺水体"等四项改变湖区生态环境的措施，积极开展血吸虫病防治工作。通过上述措施和办法，鄱阳湖区形成了全党全民动手防治血吸虫病的大好局面，取得了令人瞩目的成绩。从环境史的角度看，鄱阳湖区特定的自然环境为血吸虫病的流行蔓延提供了温床，血吸虫病的流行又对湖区生态环境造成严重的污染和破坏。湖区人民采取各种措施对灭螺、防控血吸虫病流行等产生了良好的效果，有效地阻断血吸虫病的传播，对鄱阳湖区的生态环境是一种优化，但是这种通过改变环境的办法也带来了严重的生态环境问题。

第四节　"环改血防"与湖区环境变迁

"环境改造"血防措施，对鄱阳湖区域生态环境变迁产生了深刻的影响。一方面它对血吸虫病流行确实是产生了一定的防控效果，疫区的感染率降低，疫区面积压缩，有利于湖区的经济发展和人民的身心健康，优化了疫区生态环境。另一方面它也付出了沉重的环境代价，导致了湖区水情恶化、洪涝不断、水域污染、生物多样性减少等生态环境问题。

---

[1]　进贤县地方志编纂委员会：《进贤县志》，江西人民出版社 1989 年版，第 517 页。

一　"环改血防"与湖区生态环境优化

鄱阳湖区拥有辽阔的湖滩洲地，普遍滋生钉螺，是江西省和我国最严重的血吸虫病流行区之一。鄱阳湖区各县自20世纪50年代普遍建立血防专业机构以来，由于各级领导的高度重视、血防站的卫生防护专业人员的积极努力、疫区群众的大力支持和有关部门的密切配合，血防工作已取得显著成绩，优化了鄱阳湖区域的生态环境。

（一）压缩了有螺面积

在制定血防措施上，湖区的血防一直都是以灭螺为主，灭螺方法包括围垦、机耕、开新填旧和矮围药浸等，且掌握了各种杀螺方法的适用范围、杀螺机理和关键技术。这些方法都是通过改变钉螺的滋生环境或者直接杀灭钉螺这种生物来防治血吸虫病，使得血吸虫病易感地带的灭螺取得了显而易见的成绩。鄱阳湖区有螺草洲原有210余万亩，占全省有螺面积的80%以上。经围垦和堵汊消灭钉螺的草洲约有90万亩，于枯水季节垦种一季作物基本消灭钉螺的约20万亩，通过药杀、机耕等其他方法基本消灭钉螺的也约有20万亩，至1981年时尚有实际有螺面积60余万亩。[①] 湖区各个县的灭螺成绩是值得关注和借鉴的，他们因地制宜，从改变钉螺滋生环境着手，控制本地疫情。

余干县把查螺灭螺作为消灭血吸虫病的重要措施，且采用各种方式基本消灭了钉螺。该县多次组织力量对钉螺进行调查，规模大的有四次：1966年对康垦范围所有草洲进行系统调查；1970—1971年对全县草洲进行系统调查；1976年八县联合调查；1982—1983年全面调查。历年累计调查面积3286518亩，共发现有螺面积618489亩，最高密度为867个/平方米，有的草洲钉螺最高阳性率高达88.9%。该县根据草洲适宜钉螺滋生繁殖的特点，采取了围垦、矮围浸杀、铲草皮等方式来改变钉螺滋生的环境。至1985年，累计灭螺面积825229亩，消灭钉螺面积442420亩，压缩钉螺面积71.53%，有14个乡、镇、场圩内基本消灭了钉螺。[②]

---

① 江西省血吸虫病研究会委员会编：《血吸虫病防治研究（1956—1985）》，1986年编印，第30页。

② 余干县地方志编纂委员会：《余干县志》，新华出版社1991年版，第543页。

安义县 1958 年组织群众 3000 余人在黄堰港采取埋老港、开新港的灭螺方法，开展了灭螺大会战，取得了较好成绩。随后，采取土埋、改田、铲草、药杀等综合措施，集中力量围歼黄洲、鼎湖、长埠、龙津等地的钉螺老巢，有螺面积减少 90% 以上。1985 年，全县有螺面积与 1956 年比较压缩了 95% 以上，疫区面貌发生了深刻的变化，基本消灭了血吸虫病。①

彭泽县坚持群众性的灭螺与专业灭螺队相结合的方式，采取水改旱、开新沟、铲草皮等改变钉螺滋生环境的方法灭螺，有螺面积逐年减少。1980 年底全县有螺面积 3230281 亩，占历史有螺面积 140180722 亩的 2.3%，下降了 97.7%。②

高安县先后开展了 8 次较大规模的灭螺大会战。主要是通过外围战集中消灭外围钉螺，通过修水库进行水淹灭螺，通过水改旱进行消灭钉螺的持久战，最后发动群众进行消灭钉螺的扫尾战役。从 1956 年到 1976 年，全县累计参加灭螺人数达 138000 余人次，完成灭螺主体工程 8 项，中小型工程 600 多座，大小建筑物 1800 余个，土石方 1560 余万方，扩大农田灌溉面积 12000 多亩，增加旱涝保收面积 119000 余亩，消灭钉螺面积 41500 余亩，使原有钉螺面积下降 90% 以上。③

湖区灭螺确实有效地控制血吸虫病的流行，即使周围拥有辽阔的有螺草洲，仍可在一个特定的区域范围内，采用灭螺措施来阻断血吸虫病的传播。但是由于鄱阳湖区拥有辽阔的有螺草洲，当时的灭螺措施适应不了大面积湖区灭螺的需要。采用全面灭螺阻断血吸虫病传播困难极大，沿湖一带的疫情至 20 世纪 80 年代时仍十分严重，成批急性感染屡见不鲜。④ 80 年代机耕灭螺和小面积药杀灭螺，每年处理面积不足 10 万亩，和 72 万亩有螺草洲相比，差距太大，疫情回升。这一阶段的血防经验表明：对于已经消灭钉螺的地区，应坚持血防力量进行长期的监

① 安义县地方志编纂委员会：《安义县志》，南海出版公司 1990 年版，第 401 页。
② 彭泽县地方志编纂委员会：《彭泽县志》，新华出版社 1992 年版，第 408 页。
③ 刘玉瑞、万国和：《送瘟神纪实》（上册），载江西省政协文史资料研究会《江西文史资料——送瘟神纪实》第 43 辑，江西人民出版社 1992 年版，第 54 页。
④ 张绍基：《鄱阳湖区血吸虫病流行特征及防治对策的研究》，《江西医药》1983 年第 1 期。

测和巩固成果。一旦发现钉螺,立即组织力量进行扑灭;一旦发现新感染的病人和病畜,需及时治疗并在人畜活动范围内仔细搜查钉螺。因此,鄱阳湖区的血防工作需要坚持"反复斗争"的原则,将灭螺作为防治血吸虫病的重要措施,吸取相关经验教训,采取正确的防治对策,积极组织力量进行反复的斗争。

(二)控制了疫情扩散

由于中央政府和地方政府的重视,鄱阳湖周围的疫区经过几十年的治理之后,基本上消灭了血吸虫病。血吸虫病疫情减轻,民众感染率和死亡率大大地降低,疫区人口增多,民众体质普遍增强。

首先,疫区疫情减轻,人群感染率降低,患病人数减少,疫情基本得到控制。在余干县,经过反复的查治病人,感染率和死亡率大大地降低。1953—1985年,累计收治血吸虫病患者14.5万人次,其中晚期8488例,急性4369例,死亡149人,死亡率0.1%。30多年来,收治率最高的年份是1958年和1970年,其中1958年收治约1万人次,其中晚期375例,急性24例,死亡16人,死亡率0.16%;1970年收治1.7万人次,晚期540例,急性182例,死亡率0.07%。[1]

波阳县的鸦鹊湖垦殖场是1961年在钉螺繁殖的草洲上建设起来的,经过20余年的艰苦奋斗,消灭了钉螺,居民血吸虫病感染率由1961年的41.6%下降到1970年的11.5%,1978年又下降为5.1%,7岁以下儿童无一人感染。[2]

在上高县,1958年以前,人群感染率在13%以上,1959—1969年间下降到5.6%,1974年阳性率为0.01%,累计查出病人4195人次,治疗病人6983人次;查出病牛178头,进行了治疗。1975年以后,用单一粪检法未发现新病人。1980年用综合查病法,查出两例新病人。[3]

疫情减轻表现最为突出的是彭泽县,出现了"三少两降"的现象,即患病人数减少、急血病人减少、晚血病人减少与粪检阳性率下降、儿童发病率下降。在该县,新中国成立以来积极治疗病人,历年来共发现血吸虫病患者51202人,其中早期慢性患者47981人,经过

① 余干县地方志编纂委员会:《余干县志》,新华出版社1991年版,第544页。
② 波阳县地方志编纂委员会:《波阳县志》,江西人民出版社1989年版,第755页。
③ 上高县地方志编纂委员会:《上高县志》,南海出版公司1990年版,第448页。

反复治疗，普遍恢复健康，增强体质。急血病人不同的年代有不同的发病率，但是有逐年递减的趋势，20世纪60年代初急血发病达到高峰，1962年有727人，以后逐年减少。特别是通过消灭血吸虫病的斗争，过去许许多多腹大如鼓、气息奄奄的晚期病人，经过中西医的治疗和救护，绝大部分从死亡边缘上挽救过来，晚血病人减少。经过20多年的防治，全县阳性感染率下降。1958年全县平均粪检阳性率为17.8%，1980年降至7.9%。通过对太平公社的太平、古镇大队抽样检查可以看出儿童发病率显著下降，大多数单位在80年代几乎没有查出儿童患者。[①]

其次，因为疫区的疫情基本得到有效控制，疫区的劳动力不断增多，人民的健康水平不断提高，体质不断增强。人民积极参与到生产劳动当中，且有越来越多的人以参军的形式来报效祖国。

余干县的东塘村，昔日病态恹恹、愁容满面的疫区人们，灭病后容光焕发，身强体壮。原来人烟稠密的东塘村，到新中国成立前夕，只剩下19户52人，当地有一首歌谣："东塘，东塘，有女无郎，男人二十大肚肠，女人三十守空房。"新中国成立后，特别是1970年兴起了东塘圩后，在原来防治的基础上又对有螺草洲进行了反复垦种，彻底消灭了钉螺，原有20多个腹水病人也治好了。其中丧失劳动力的仅剩一人。1970年后东塘疫情基本得到控制，全村已发展到60余户300余人，60岁以上的12人。20世纪50年代和60年代，东塘青年因大都感染了血吸虫病而无一人参军。1985年已有4人光荣地参加了中国人民解放军。[②]

进贤县新中国成立后20多年来，血防工作者不怕脏、不怕臭，为疫区群众查病、治病。七里公社已经消灭了血吸虫病，其他社的疫情也大为减轻，晚期及有症状的病人显著减少，人民健康水平不断提高，体质不断增强。由于政府对于晚期病人采取切脾的手术治疗方式，治疗效果好，以至在三里公社出现了"铁树开花"、"枯树发芽"和"破镜重圆"的现象。新中国成立初，征兵工作是疫区党政组织感到压力最大

---

① 彭泽县地方志编纂委员会：《彭泽县志》，新华出版社1992年版，第408页。

② 余干县地方志编纂委员会：《余干县志》，新华出版社1991年版，第547页。

的一件事。因为这些地方的适龄青年大部分都染上了血吸虫病，体检不合格，是他们不能完成征兵任务的主要原因，这使得疫区的干部和群众背上沉重的思想包袱。20 世纪 60 年代以来，由于县人民政府年年抓防护，血吸虫病患者得到了积极治疗，参军人数不断增加。①

在高安县 108 个疫区村，1957 年共 3100 户，人口 10353 人，劳力 4828 个。1977 年共有 3581 户，人口 18789 人，6002 个劳动力，20 年来户数增加 4.8%，劳力增加 22.9%，人口增加 74.6%。人口增长幅度较大的 108 个村中，人口增加一倍以上的有 42 个村，增加一半以上的有 50 个村，增加三分之一的有 10 个村。②

（三）改善了疫区生活环境

鄱阳湖区属于"鱼米之乡"，但是由于血吸虫病的威胁，农业产量一度受损。随着血吸虫病的消灭，生活环境逐渐优化，村民体质普遍增强，生产日益发展，农业产量逐年提高。

余干县东塘乡新田村，是疫区消灭血吸虫后 20 世纪 60 年代由信河公社迁来的小村。在血吸虫病猖獗期间，广大疫区农民背井离乡，纷纷出外逃生。在解除了血吸虫病的威胁之后，疫区外的许多农民又被这辽阔而又肥沃的土地所吸引，纷纷迁入新田村。新田村的 22 户农民，在这里辛勤地耕种着 480 亩水旱田地，水田亩产粮食 600 公斤，平均每户向国家提供商品粮 7500 余公斤。50 余亩旱地全部种上经济作物，每亩收入在 300 元以上。水面养鱼 65 亩，养牛 40 多条，每户年平均养猪 7 头，养鸡 30 多只，人均收入超 1000 元。③

波阳在基本完成血吸虫病的查治之后，人民体质普遍增强，生活得到改善，粮、棉、油大幅度增产。莲湖乡表恩村是受血吸虫病危害最大的村庄之一，经过治理之后村民体质普遍增强，生产日益发展，粮食产量逐年增加，和 20 世纪 50 年代相比，80 年代该县粮食亩产由 75 公斤增加到 525 公斤；皮棉亩产由 20 公斤增加到 57.5 公斤，每年向国家交售粮食 13 多万公斤，棉花 400 余担。鸦鹊湖垦殖场是 1961 年在钉螺繁殖的草洲上建设起来的，经过 20 余年的艰苦奋斗，生产

①　进贤县地方志编纂委员会：《进贤县志》，江西人民出版社 1989 年版，第 518 页。
②　高安县地方志编纂委员会：《高安县志》，江西人民出版社 1988 年版，第 519 页。
③　余干县地方志编纂委员会：《余干县志》，新华出版社 1991 年版，第 547 页。

连年丰收，全场每年向国家上交商品粮300多万公斤，成为本县重要的商品粮基地，曾先后三次派代表出席全国农垦系统先进单位代表大会。①

在彭泽县，荒芜的田地被重新开垦种植，萧条残破的村庄，今日已是犬吠鸡鸣，人丁兴旺。昔日号称"钉螺窝"的太泊湖，经过治理已变成粮库，每年向国家提供商品粮达250多万公斤。为灭钉螺和生产需要而修建的瀼溪水库和太泊湖蓄水区已成为本县重要的渔业基地。瀼溪水库水电站电力，除供沿湖地区照明和电灌外，还能供给县城。人称"大肚尖嘴"的马蝗山，原是血吸虫病重疫区，如今是太泊湖乡政府所在地，湖区实行机械耕作，电力排灌。重疫区方湖沿湖地区如今面貌大变，昔日钉螺遍地的油店湖、丁家湖一带经过芙蓉农场多年的建设，人工渠、灌溉沟纵横交错，年产粮食265万公斤，皮棉2000多担，还开展了果树、茶园、油桐、养鱼、酿酒、羽绒制品等多种经营，已成为农、林、牧、副、渔全面发展的国营农场。②

随着生产的发展，生活环境也不断改善，旧貌换新颜。余干的东塘乡新田村在解除了血吸虫病的威胁之后，一排排青砖瓦房掩映在绿树丛中。村子中央有两条笔直的长50米、宽4米的碎石路面的主村道，60%的农户装置了压水机。村内还兴建了新校舍，办起了村学。全村有大中专学生3人，中学生13人，适龄儿童入学率达100%，全村干群全部脱盲。村内设有文化室，订阅了各种报刊，有各种书刊300余册。还修建了篮球场、乒乓球室，购置篮球、羽毛球、乒乓球、象棋、扑克等体育娱乐器材，农民们劳动之余，在文化室从事各种有益的文化活动。③

彭泽县的重疫区乐观乡乐观畈村，过去"种田种田心，隔田不见人，放牛不出村，野兽闯进门"，通过水田改旱地，种上棉花，生产不断发展，人民生活显著提高。1980年该村人均收入为200元，80%以上的农民修建了新住宅，收音机、电视机等家用电器也进了村子，全村购手表110块，自行车24辆，缝纫机8台。1980年底全村存款25000多

---

① 波阳县地方志编纂委员会：《波阳县志》，江西人民出版社1989年版，第755页。
② 彭泽县地方志编纂委员会：《彭泽县志》，新华出版社1992年版，第409页。
③ 余干县地方志编纂委员会：《余干县志》，新华出版社1991年版，第547页。

元，90%以上的家庭有存款，其中一户存款 2050 元。疫区椿树村经济收入也稳定上升，1980 年全村人均收入达 300 多元，成为江西省人均收入最高的七个村之一。①

高安县的独城乡鹿江大队庄上村，公共积累增加，初级社时只有 9 头不像样的黄牛，1972 年全村有水牛 24 头，膘肥体壮，还购进手扶拖拉机 1 台，抽水机 5 台，碾米机、打豆机、打禾机等 11 台，另有集体仓库和猪牛栏 4 座；相城乡樟浒村，新中国成立前，血吸虫病严重，群众中流传着 "樟浒曹陂下，作田最可怕，男人大肚子，女人尽守寡" 的民谣。消灭血吸虫病后，面临毁灭的村庄又重新充满着生机，疫区面貌发生了深刻的变化，群众高兴地说："樟浒曹陂下，盛开文明花，消灭血吸虫，生产跨骏马。"②

可见，"环改血防" 在一定的程度上，的确有效地控制了血吸虫病的蔓延，使湖区变得更加适宜人类生存，从这个意义上讲，"环改血防" 优化了湖区生态环境。但 "环改血防" 的重点是灭螺，是要改变原有适宜血吸虫病流行传播的生态环境，是要改变原有的水环境、植被环境等，这势必造成严重的生态问题。

二　"环改血防" 带来的生态环境问题

（一）水情恶化、洪涝不断

鄱阳湖是我国第一大淡水湖，也是江西省血吸虫病防治最困难的地区。沿湖的南昌、进贤、新建、余干、波阳、永修、都昌、星子 8 县的血防任务仍十分艰巨，是江西省血防任务的重点。湖田洲地的开发利用是防治濒湖地区血吸虫病重要措施之一，在 20 世纪 50 年代多数地区已经行动起来了。鄱阳湖区以垦殖湖滩洲地为目的筑堤建圩活动，大致在宋代才逐渐兴起，及至明、清时期，湖区筑堤建圩活动有了迅速发展，湖滩地的围垦进入盛期。③ 民国年间鄱阳湖圩堤围垦主要是对老圩进行改建扩建，围垦活动有增无减。新中国成立后，鄱阳湖的围垦则进

---

① 彭泽县地方志编纂委员会：《彭泽县志》，新华出版社 1992 年版，第 409 页。
② 高安县地方志编纂委员会：《高安县志》，江西人民出版社 1988 年版，第 519 页。
③ 《鄱阳湖研究》编委会编：《鄱阳湖区自然和社会经济历史资料选》，江西科学技术出版社 1985 年版，第 70 页。

入了一个由过度围垦到退湖还田的过程。新中国成立后的围垦大致可以分为四个阶段：50年代的围垦主要是为了防洪固堤，恢复生产，围垦方式是以联圩并垸为主，局部建设新圩；60年代湖区掀起了向湖滩洲地要粮、与水争地的热潮，此阶段出现了围垦的高潮，围垦面积最大、建圩数量最多；因围垦的大部分地区水情恶化，洪涝灾害严重，70年代的围垦速度明显下降；80年代之后，湖区大规模建圩活动已基本得到控制，无新的圩子出现，主要进行联圩并垸工程。①

　　以防洪、灭病、围垦为目的综合工程主要建于20世纪50年代和60年代，这个时期的围垦具有时代特殊性，兼具了防洪灭病的功能。围垦作为防治血吸虫病的一项重要措施，在前面章节也已经提及，围垦对于生态的积极影响则是有利于杀螺。在围内有螺区采取各种灭螺措施，可有效地加速钉螺消亡。围垦灭螺的机制，主要是改变了钉螺的生态环境，由于缺少必要的水情条件，不利于钉螺的存在、发育和繁殖，因此，其灭螺的效果是显而易见且可以长期保持下去的。湖滩草洲原是钉螺滋生的"钉螺窝"，血吸虫病猖獗流行，严重危害湖区人民的身心健康。到1984年，经围垦，湖区消灭有螺洲滩90余万亩，占杀螺面积65.2%，使血吸虫病疫区范围缩小约2/3，发病率大为降低。②

　　但是，大规模围垦造成的消极影响也是不容小觑的。一方面，围垦使鄱阳湖体面积缩小，改变了湖泊形态，引起鄱阳湖水情日益恶化和洪涝灾害不断。围垦使鄱阳湖天然水域在1954—1984年缩小了1011.57平方公里，岸线也由2049公里减至1200公里，弯曲系数由9变为6，湖盆形态系数由85变为107。③ 湖的大量围垦以及由此而导致湖泊面积、容积的急剧缩小和调蓄功能的减弱，是引起鄱阳湖水情日益恶化和洪水位不断抬升的最主要原因。由于湖泊容积锐减，库容减少，调蓄功能下降，即使是在同等入湖流量的情况下，也更容易导致洪水位的抬高以及高水位持续时间长。④ 以都昌水文站为代表，19米为鄱阳湖警戒水

---

① 黄新建、甘筱青、戴淑燕等：《鄱阳湖综合开发战略研究》，江西人民出版社2007年版，第183页。

② 《鄱阳湖研究》编委会：《鄱阳湖研究》，上海科学技术出版社1988年版，第265页。

③ 同上书，第266页。

④ 窦鸿身等：《围垦对鄱阳湖洪水位的影响及防治对策》，《湖泊科学》1999年第1期。

位,自20世纪50年代以来,水位超过19米的频率从50年代的35%,逐步增加到90年代的49%,超过警戒水位1米、2米的频率从50年代的10%和1.5%提高到90年代的24%和6.5%。①

另外,由于围垦缩小了湖面,同等泥沙淤积于湖内,湖床必然抬高,洪灾频率必然增加。加之,"五河"和长江中上游毁林开荒,水土流失加剧,入湖泥沙有所增加,湖床抬高更见显著。② 据统计,"五河"向鄱阳湖输沙,导致鄱阳湖的年积沙量为1052万吨。1956—1975年的20年中,赣、抚、信、潦河的后10年比前10年年均输沙量增加10.4%,1976—1984年的年平均输沙量为1672.9万吨,为1966—1975年的103%。"五河"属于少沙河流,且泥沙淤积主要发生在三角洲地带,这些泥沙无疑对水位的抬高起了推波助澜的作用。但是近50年内湖盆因泥沙淤塞而减少的容积仅3.82亿立方米,只占鄱阳湖容积减少量的4.8%。③ 由此可见,鄱阳湖泥沙淤积对湖盆形态的影响较小,湖盆形态的改变主要缘于围垦。新中国成立后,经过多年的围垦,长江中下游洪水位逐渐提高,鄱阳湖高水位出现频率增大的趋势明显。以年最高水位20米以上为例,九江1904—1983年共出现22次,在79年中,后16年竟出现10次,平均1.6年1次,前63年平均5年1次;星子在34年中共出现9次,后16年有7次(另有3年接近20米),平均2.9年1次,前18年平均9年1次。星子在1950—1967年年最高水位均值为18.40米,1968—1983年为19.48米,也说明洪水位越来越高。④ 水位年变幅大,水位越来越高,大洪水次数也越来越多,鄱阳湖的洪灾发生频率加大,对滨湖地区人民的生产、生活造成了越来越大的损失。湖区的防洪形势尤为严峻,这个问题应该得到重视和解决。

(二)水域受到污染、渔业资源受到破坏

鉴于湖区的疫区范围广、草洲面积大,药物灭螺不管是主要措施或

---

① 虞孝感等:《鄱阳湖围垦对洪水的影响及对策》,《环境保护》1998年第10期。

② 《鄱阳湖研究》编委会:《鄱阳湖研究》,上海科学技术出版社1988年版,第266页。

③ 朱海虹、张本等:《鄱阳湖水文·生物·沉积·湿地·开发整治》,中国科学技术大学出版社1997年版,第97页。

④ 《鄱阳湖研究》编委会:《鄱阳湖研究》,上海科学技术出版社1988年版,第19页。

者是辅助措施，在防治血吸虫病过程中都是必不可少的。药物灭螺在血吸虫病防治中起着举足轻重的作用，药物灭螺的效果我们在前面第三章当中已经提及。药物灭螺中使用的药物主要是五氯酚钠，有撒粉、喷洒和浸杀等用法，一般在春季使用。在大面积的草洲上使用撒粉或喷洒的方法，可以杀灭绝大部分钉螺，如果连续使用，也能够把钉螺控制在很低的密度，从而达到控制感染的目的。江西省 1971—1972 年更是使用飞机在 40 余万亩草洲上进行五氯酚钠药物灭螺，且灭螺效果显著。在一部分围垦地区，也采用机耕为主、药杀为辅的方式进行灭螺，疫情也相应减轻。但是鄱阳湖区的药物灭螺不仅对水质造成了污染，对渔业资源也有一定的影响。

多年来，江西省广泛使用五氯酚钠杀钉螺，药物灭螺对水体污染是显而易见的。尽管鄱阳湖水域水量多，换水周期较短，湖水的自净、稀释能力强，流域内虽有大量污、废水入湖，湖水水质情况尚属良好，但已受到污染。按全国水系水质分级标准，将水系和全湖分别按有机物、"五毒"（汞、砷、酚、铬、氰）两种污染进行水质综合评价，鄱阳湖88.9%的水面未受有机物污染，只有 11.1% 的水面受到有机物的轻污染，但有 88.9% 的水面受到"五毒"中酚的轻污染。[1] 在鄱阳湖，酚年平均密度为 0.0038 毫克/升，变化范围在 0—0.020 毫克/升。其中酚在丰水期的平均浓度高达 0.0055 毫克/升，达到地表水环境质量中的Ⅵ类水质标准，而且最高浓度为 0.033 毫克/升，达到五类水质标准，污染比较严重。平、枯水期比较好，可达到Ⅰ类水质标准。[2] 但是由于五氯酚钠在自然条件下易为紫外线所破坏，在灭螺现场，一般施药后 3—7 天即已失效，故其对水产的影响和湖水的污染可能是短暂的。五氯酚钠仅在湖口断面左、断面右、蛤蟆石、波阳化肥厂和波阳造船厂采集的底质中检测到，其他采样点都未检出。在全湖区基本上不存在五氯酚钠残留量的污染。[3]

① 《鄱阳湖研究》编委会：《鄱阳湖研究》，上海科学技术出版社 1988 年版，第 89 页。
② 朱海虹、张本等：《鄱阳湖水文·生物·沉积·湿地·开发整治》，中国科学技术大学出版社 1997 年版，第 130 页。
③ 《鄱阳湖研究》编委会：《鄱阳湖研究》，上海科学技术出版社 1988 年版，第 42 页。

表 5—6　　　　　　　　　　　　底质中五氯酚钠的残存量

地点名称	残存量（毫克/公斤）
湖口断面左	0.33
湖口断面右	0.32
蛤蟆石	0.24
波阳化肥厂	0.25
波阳造船厂（下）	0.37

尽管五氯酚钠对鄱阳湖水质的影响是有限的，但是对渔业资源却危害很大。鄱阳湖区为了防治血吸虫病，常在湖滩草洲的浸水区施洒五氯酚钠以杀灭血吸虫的中间寄主——钉螺。五氯酚钠对水生动物的毒性很大，如对白鲢的 96 小时平均忍受限值，5—7 厘米的鱼种在 27℃水温时为 0.198 毫克/升，鱼苗在 22.5℃—23.5℃水温时为 0.48 毫克/升。由于不合理的施药，严重地破坏了渔业资源。[1] 1971—1972 年鄱阳湖区大规模的飞机洒药，对渔业资源危害很大。鄱阳湖地区为了杀灭钉螺以预防血吸虫病，1971—1972 年竟向湖中洒下五氯酚钠 4000 吨，致使湖中水生生物大批量死亡，使鄱阳湖 1972 年渔获量降低到历史最低水平 9570 吨。[2]

（三）生物多样性剧减

生态环境及生物系统与人类的生活息息相关，既相互依存又相互作用。由于人类不合理的开发利用，鄱阳湖区生态环境严重退化、生物多样性锐减。主要表现为湖滩草洲面积的萎缩、植被及植物多样性的变化和动物多样性的变化。

20 世纪 50 年代开始，由于围垦灭螺，鄱阳湖湖滩草洲面积减少的情况逐渐加剧，植被生物量逐年递减，有些植物种类正在消失或灭亡，动物的种类和数量也呈逐年递减的趋势。有关研究表明：从 1927—1988 年的 61 年间，鄱阳湖湖滩草洲面积共减少了 318.7 平方公里，相

---

[1]　《鄱阳湖研究》编委会：《鄱阳湖研究》，上海科学技术出版社 1988 年版，第 372 页。
[2]　朱海虹、张本等：《鄱阳湖水文·生物·沉积·湿地·开发整治》，中国科学技术大学出版社 1997 年版，第 165 页。

对面积减少了 33.5% ，平均每年减少 5.22 平方公里；从 1927—1964
年，年平均减少面积为 3.92 平方公里；1964—1988 年的 24 年中，每
年平均减少湖滩草洲 7.23 平方公里。[①] 植被的自然扩展速度，远不及
因围垦而导致其缩减的速度，植被生物量呈逐年递减的趋势。如蚌湖等
周边湖滩草洲苔草群落的生物量 1965 年为 2500 克/平方公里，1986 年
是 2416 克/平方公里，1993—1994 年骤降到 1716.7 克/平方公里，前后
30 年时间下降了 31.3%；芦苇和荻群落生物量 1965 年为 2450 克/平方
公里，1989 年为 2249.9 克/平方公里，1995 下降为 2025 克/平方公里，
前后 30 年时间下降了 17.4%。[②] 鄱阳湖湿地较常见的水生、湿生和沼
生植物，几十年时间减少了 18 种，一些植物种类正在消失或严重退化。
如原产于鄱阳湖的红花子莲和白花子莲、芡实等已基本灭绝，只是在圩
堤内的一些小水体中有些分布；野生菱角、荸荠、慈姑、芋等一些湿生
和沼生经济植物，也遭到了极大的破坏，资源已开始枯竭。[③] 湿地植被
是鄱阳湖生物多样性的基础，随着湖滩草洲面积的缩小和湿地生物量的
减少，动物的多样性遭到了破坏。鄱阳湖生活的哺乳动物有 52 种，随
着植被的退化，其中许多已极为罕见或已基本消失。鄱阳湖区珍稀水生
动物已大为减少。鄱阳湖区内珍禽候鸟种群数量及栖息地也在不断地萎
缩。鄱阳湖曾被誉称为"全球濒危迁徙鸟类的天堂"，但由于围垦造成
了鄱阳湖水面锐减，候鸟觅食区域缩小，洲滩外露，越冬候鸟珍禽已越
来越少。[④] 70 年代滥用毒药物杀灭钉螺，生态环境进一步恶化，此后在
鄱阳湖就很难见到鹤类越冬。

　　鄱阳湖的湖滩草洲还是鱼类重要的食料基地，在湖滩草洲上生长的
绝大部分植物都是草食性鱼类的适口食料。鄱阳湖中属于草食性鱼类食
料的水生维管束植物的生物量达 375 万多吨，草食性鱼类的产鱼潜力可
达 1.5 万吨以上。湖滩草洲被洪水淹没后，便成为鱼类，特别是幼鱼良

①　王晓鸿主编：《鄱阳湖湿地生态系统评估》，科学出版社 2011 年版，第 62 页。
②　朱海虹、张本等：《鄱阳湖水文·生物·沉积·湿地·开发整治》，中国科学技术大
学出版社 1997 年版，第 215 页。
③　黄新建、甘筱青、戴淑燕等：《鄱阳湖综合开发战略研究》，江西人民出版社 2007 年
版，第 180 页。
④　朱蕴丽、彭艳华：《生态文化视野下鄱阳湖野生动物多样性保护》，《江西社会科学》
2010 年第 7 期。

好的育肥场所，招引着成群结队的幼鱼在鄱阳湖的滨岸带栖息生长。围垦使得湖滩草洲面积减少，鱼类的食料也随之减少。鄱阳湖的围垦之处几乎都是喜草性产卵鱼类的产卵场和育肥场，湖滩草洲面积减少影响了鄱阳湖渔业资源的保护和自然增值，降低了喜草性产卵鱼类再生能力和发展空间，对鱼类产卵场和育肥场造成了破坏，鱼类种群、水生动物数量不断减少。在1961—1984年的23年间，鄱阳湖良好的和较好的鲤鲫鱼产卵场的面积从 5.2×10^4 公顷减小到 2.6×10^4 公顷，被围垦了一半。如按鄱阳湖区综合调查组的估算[1]，每围垦1000公顷鲤鱼产卵场年损失后备渔业资源250吨计，围垦 2.6×10^4 公顷鲤鱼产卵场则鄱阳湖约损失渔业资源 0.65×10^4 吨，相当于鄱阳湖多年平均渔获量的1/3，围垦改变了动植物的生存环境，使得生物多样性出现剧减的情况。动植物的种类和数量的减少影响湖泊的自净能力，导致鄱阳湖自然生态的调节出现紊乱，生态环境的严重恶化值得我们深思。

---

[1] 鄱阳湖综合调查组：《鄱阳湖综合调查研究》铅印本，1963年编印，第30页。

第六章

20 世纪 80—90 年代疫情回升、
防治与环境变迁

20 世纪 80—90 年代环鄱阳湖地区血吸虫病出现了反复。为了有效地防治血吸虫病，江西省委、省政府及时调整了血防策略，鄱阳湖地区血防从此进入了以人畜化疗为主的综合防治阶段。从山江湖工程实施，到《鄱阳湖区农业开发综合治理血吸虫病"八五规划"》执行，到人畜同步化疗的推行，说明鄱阳湖地区血防渐渐改变了过去那种单纯依靠改变环境，"灭螺应压倒一切"的片面认识和做法，开始把血防同生态环境优化、农业综合开发结合起来，把血防工作的重点放到依靠血防医学技术的进步上来。这一阶段各项血防措施对抑制湖区血吸虫病疫情都产生了一定的积极作用，但依然没有解决好生态环境问题。

第一节 20 世纪 80—90 年代环湖地区
血吸虫病的反复

一 血吸虫病疫情回升

20 世纪 80 年代到 90 年代鄱阳湖血吸虫病疫情出现反复，局部地区出现了严重回升态势。这一阶段前 10 年血吸虫疫情反弹主要表现在以下几个方面：

第一，阳性检出率增高。1989 年湖区血吸虫病平均粪检阳性的检出率已经由 1980 年的 48.16‰增加到 116.54‰，增加了 1 倍多。根据鄱阳湖世行血防贷款项目地区《1980—1989 年粪检阳性检出率统计表》

（以‰为单位）①，1980—1989 年鄱阳湖地区血吸虫病粪检阳性率的具体情况如下：

1980	48.16‰
1981	33.58‰
1982	41.52‰
1983	60.43‰
1984	55.47‰
1985	54.34‰
1986	60.30‰
1987	53.50‰
1988	83.31‰
1989	116.54‰

据有关资料，1987 年江西全省尚有 13 个县（市）血吸虫病尚未得到控制，几乎全在鄱阳湖地区，全省钉螺面积仍有近百万亩，全省急性血吸虫病发病人数是近 25 年来最高纪录，为 2253 人；全省血吸虫病人超过 30 万。② 说明整个 80 年代，江西血防工作曾经一度面临着严重的形势。

第二，急性感染病人人数居高不下。1981 年以后，鄱阳湖地区急性感染血吸虫病的人数有逐年增多的趋势。据鄱阳湖世行血防贷款项目地区《1980—1989 年急性感染血吸虫病人数统计表》，鄱阳湖世行血防贷款项目地区历年感染急性血吸虫病人数为：③

1980	1508
1981	829
1982	957
1983	780

---

① 中华人民共和国卫生部地方病防治司编：《世界银行贷款中国血吸虫病控制项目文件资料选编》（内部发行），1992 年 7 月编印，第 22 页。

② 罗澄清、谢治民：《江西血吸虫病防治工作》，载《江西党史资料——江西血吸虫病防治》第 37 辑，中央文献出版社 1996 年版，第 11 页。

③ 中华人民共和国卫生部地方病防治司编：《世界银行贷款中国血吸虫病控制项目文件资料选编》（内部发行），1992 年 7 月编印，第 23 页。

1984	363
1985	414
1986	1064
1987	2253
1988	1333
1989	1244

第三，有螺面积增加。据 1990 年的资料，鄱阳湖地区有螺面积比上年净增 37542 亩，净增面积主要分布在彭泽 1.55 万亩、南昌 1.28 万亩、进贤 0.28 万亩。有螺面积在 10 万亩以上的县分别是鄱阳、余干、都昌、新建、南昌等县。5 万亩以上的有永修、进贤、星子等县。1 万亩以上的有彭泽和珠湖农场。上述 10 个县（单位）共有钉螺面积1078348 亩，占全省有螺面积的 97.89%。许多原来已经达到灭螺标准和基本无螺的地区，由于钉螺的自然繁殖，又重新沦为螺区。在鄱阳、星子共发现 2 个新的疫区乡，5 个新的疫区村，疫区面积有不断扩大的趋势。[1]

第四，疫情日趋严重。1980 年鄱阳湖区血吸虫病患者 14 万人，占全省血吸虫病患者的 70%，主要分布在有辽阔草洲的南昌、新建、永修、星子、都昌、鄱阳、余干、进贤 8 县。据 1980 年对鄱阳、永修、进贤等地的调查，因年年下湖重复感染，虽经 20 多年的查治，其感染率仍然分别高达 39%、48% 和 52%，并无明显下降。沿湖的家畜感染率也相当高，以进贤三里的 4 个大队为例，黄牛的感染率为 43%，水牛的感染率为 17.7%，猪的感染率为 16.7%。[2] 由于下湖的人数逐渐增多，急性血吸虫病患病人数呈明显增加趋势，成批急性感染血吸虫病事件屡见不鲜，如 1980 年星子县新池刘家 28 名妇女打猪草全部感染急性血吸虫病；新建 56 名学生捞湖草也无一幸免全都患上了急性血吸虫病；余干信河公社 36 人捕鱼捞虾，下湖只有一夜，就病倒了 24 人。南昌山

① 上官春桥：《江西省血吸虫病防治情况分析》，载江西省血吸虫病研究所、江西省寄生虫病研究所《寄生虫病防治研究》（内部资料），1990 年编印，第 58—59 页。
② 尹作民：《关于鄱阳湖综合治理利用中控制血吸虫病问题的商榷》，载江西省血吸虫病研究所、江西省寄生虫病研究所《寄生虫病防治研究》（内部资料），1982 年编印，第 1页。

头第11生产队有11个劳动力，急性发病6人，农活也干不成。①

这一阶段后10年鄱阳湖地区血吸虫病疫情虽然没有进一步反弹，但形势依然十分严峻。据有关材料，90年代鄱阳湖地区血吸虫病的疫区范围遍及11个县的149个乡镇和农场，受到血吸虫病威胁的人群达250万，有疫区行政村930个，其中居民感染率在20%以上的重疫区或超重疫区村有129个，占14.3%，有血吸虫病患者20多万人，其中晚期血吸虫病患者3000多人，每年急性感染人数1000人左右，新感染和重复感染人数为3万人左右，家畜血吸虫病感染率高，沿湖一带黄牛感染率大多在30%以上，水牛在10%以上，有些村水牛感染率达80%以上。②

到1999年鄱阳湖地区血吸虫病疫情依然没有得到很好的控制。据《1999年全国血吸虫病疫情通报》③，1999年江西血吸虫病病人数有119994人，其中急性病人48人，慢性病人117588人，晚期病人2358人；流行乡数375个，查出有螺乡数142个，流行村数2293个；实际有螺面积67094万平方米。1999年同1990年相比，流行情况显然未得到大的改善。

二　疫情回升的原因分析

20世纪80—90年代，鄱阳湖地区血吸虫病疫情之所以出现反弹，其原因主要有以下几点：

1. 社会原因。20世纪八九十年代，由于农村改革开放政策的推行，湖区在重视经济发展时，忽视了对血吸虫病的防治工作。家庭联产承包责任制实施后，基层政府和群众对血防工作参与的积极性大为减弱，很难再组织像五六十年代那样的大规模的群众血防运动。导致血防部门在开展工作的过程中，不是根据实际需要确定任务，而是按照资金情况安排任务，有多少钱办多少事，致使血防工作无法开展，出现了钉

① 尹作民：《关于鄱阳湖综合治理利用中控制血吸虫病问题的商榷》，载江西省血吸虫病研究所、江西省寄生虫病研究所《寄生虫病防治研究》（内部资料），1982年编印，第2页。
② 张绍基等：《鄱阳湖区血吸虫病流行因素和流行规律的研究》，载江西省血吸虫病研究所、江西省寄生虫病研究所《寄生虫病防治研究》（内部资料），1990年编印，第17页。
③ 王立英等：《1999年全国血吸虫病疫情通报》，《中国血吸虫病防治杂志》2000年第6期，第321页。

螺该灭的未灭、病人应治未治的现象，严重影响血防工作。随着农村家庭联产承包责任制的实行和家庭副业的发展，人们纷纷到湖中捕鱼、到草洲放牧、打湖草等，湖区各地实行渔场和草洲承包责任制，上草洲开发草地和经营渔业的人员往返穿梭，络绎不绝，造成钉螺的大面积扩散，人畜接触疫水而感染血吸虫病的机会增加，加大了草洲和水域的感染，从而导致血吸虫病患者增多和急性血吸虫病现象经常发生。

2. 血防本身的原因。一是对血防工作重要性和艰巨性认识不足。一些疫区领导对血防工作的重要性、长期性、艰巨性认识不足，放松了对血防工作的领导。部分疫区领导忽视了血防工作与发展经济间协调发展的关系，认为血防工作只是单纯的卫生防病工作，在流行严重地区普遍存在畏难厌战情绪，而在达到传播控制标准和传播阻断标准的地区又有思想麻痹松劲现象，影响了防治工作的进一步开展。二是经费投入严重不足。世行贷款项目结束后，由于缺少项目支撑，血防经费投入相应减少。农村税费改革实施后，疫区血防义务工的使用受到一定影响。经费短缺制约了药物灭螺工作的开展，有关部门在疫区安排工程项目时，难以将血防设施投入纳入工程预算，综合治理措施落实困难。三是专业机构和队伍难以适应血防工作的需要。血防机构大多是20世纪50年代建立的，许多办公和实验用房年久失修，交通工具和检验、诊疗仪器设备陈旧、简陋。血防队伍一方面由于专业人员待遇低、工资得不到保障等原因，导致人才流失，出现青黄不接；大量非专业技术人员涌入血防队伍，又造成机构臃肿、人浮于事、工作效益低下。四是血防科学研究不能满足防治工作的需要。血防科学研究滞后于血防工作形势的变化与发展要求，防治技术无突破性进展。

3. 客观原因。在大湖地区防治血吸虫病，自然环境因素复杂，防治难度大。由于湖区生态环境复杂，钉螺分布区域辽阔，人畜暴露感染难以控制，疫情往往在降低至一定程度后便停滞徘徊，一旦防治力度稍有减弱，疫情即很快反弹，防治成果难以巩固。鄱阳湖流域洪涝灾害频繁，使湖区钉螺扩散加剧。钉螺是地球上的一个古老的生物种群，它是一个能适应各种环境、生命力极强的物种，通过改造环境在大范围内消灭它是困难的。每种消灭钉螺的方法都具有很大的缺陷，尤其是鄱阳湖有如此之大的湖区面积，加上复杂的地貌特征，使针对湖区草洲和湖水的各种灭螺措施都具有很大的局限性，使得所有的灭螺方法都无法发挥最佳作用，造成湖区血吸虫病防不胜防。

第二节　20世纪80—90年代血防措施

党的十一届三中全会后，我国跨入改革开放新的历史时期，血防工作也同样进入新的历史阶段。江西省的血防工作紧紧围绕着经济建设这个中心，抓住综合治理这个主题，积极探索新形势下血吸虫病防治工作的新途径，鄱阳湖区又一次掀起了"送瘟神"的高潮。

一　山江湖工程："治虫与治水、治山、治穷"相结合

山江湖工程是1983年以来江西省委省政府主导的一个综合治理鄱阳湖的战略方案。山江湖工程的内涵极为丰富，概括地说，就是把山江湖作为一个互相联系的大流域生态经济系统，把治山、治江、治湖、治穷有机结合起来，辨证施治。1983年，省委、省政府组织600多名自然科学和社会科学工作者，联手对鄱阳湖和赣江流域进行全面、深入的综合科学考察和开发治理研究试验。经过考察发现，治理鄱阳湖的关键在于解决泥沙淤积问题，要解决泥沙淤积只有从山区、源头和水土保持抓起。由此得出共识："治湖必须治江、治江必须治山、治山必须治穷。"山是源，江是流，湖是库，山、江、湖互相联系，共同构成了一个互为依托的大流域生态经济系统。

山江湖工程从1983年至2010年约30年，大致分为四个阶段：（1）20世纪80年代初期为科学考察、探求工程思路阶段。1985年江西省成立了"江西省人民政府山江湖开发治理领导小组"，由省长挂帅，下设山江湖开发治理领导小组办公室，强力推进山江湖工程。（2）20世纪80年代中后期为试验示范、培育典型工程阶段。通过典型示范探索把治理山江湖和发展经济、脱贫致富结合起来的新路子。在此基础上，1990年完成《江西省山江湖开发治理总体规划》的编写工作，1991年12月18日《江西省山江湖开发治理总体规划》修订本提交省人大常务委员会第25次会议审议并获批准。山江湖工程从此有了法律

依据。（3）以 1992 年世界环境发展会议为契机，山江湖工程进入整体部署、全面推进阶段。山江湖工程成为《江西省经济社会发展"九五"计划和 2010 年远景目标纲要》的重要组成部分，成为省委省政府的谋划江西社会经济发展的重大决策依据。（4）21 世纪以来，在山江湖工程基础上逐渐形成鄱阳湖生态经济区战略，最终上升为国家级战略。

从 1983 年至今，山江湖工程在赣南山区、吉泰盆地、赣西丘陵和鄱阳湖滨湖地区先后建立了 9 大类 20 个试验示范基地。其中既有山区、丘陵综合开发治理工程，又有湖区综合开发、草业开发、生态农业、血吸虫病控制等项目。

血吸虫病防治是山江湖工程的一项重要内容。山江湖工程积极实施以控制传染源为主的血防新策略，积极探索实现经济目标、生态目标和健康目标相统一的血吸虫病防控新模式。

成功的探索案例主要有二：

一是 1993 年在瑞昌市官田湖开展"结合农业综合开发、控制血吸虫病"的试点，探索湖区治虫与治穷结合的开发模式。官田湖位于鄱阳湖区，总面积 584 公顷，其中湖滩草洲 307 公顷。由于血吸虫肆虐猖獗，水土资源难以利用，人民生活困苦。试点项目采取"治虫与治水"、"治虫与治山"、"治虫与治穷"三结合的办法，以破坏钉螺繁衍的水陆生态环境。项目以水产养殖为龙头，带动农业综合开发，以科学技术为依托，调整农业产业结构；把农业综合开发与治虫、治水相结合，改变钉螺滋生环境，最终达到了控制血吸虫病的目的。项目通过疏通和拉直南阳河，兴造灭螺林，使官田湖区的森林覆盖由 5% 提高到 57%。同时，加快产业结构调整，改水田为旱作，低洼地蓄水养殖，增加了农民收入，达到既治虫又治穷的目的。试点工作取得了良好的效果，找到了一条在农村实行家庭承包制的条件下，控制血吸虫病与发展经济相结合的路径，为组织和发动群众积极参与血吸虫病防控工作，探索出了有效的激励机制。

二是 2000 年在南昌、都昌等地 6 个村实施了农业综合开发、改水改厕、改善生活环境和健康教育相结合的控制血吸虫病的试点工作。通过阻断血吸虫病传播环节的综合防治，使血吸虫病流行的态势得到了有效遏制。在继承官田湖试点经验的基础上，进一步提高到把控制血吸虫病和发展经济、改善人居环境、提高生活质量结合起来。

经过反复试验、不断完善，山江湖工程积累了许多成功的血防经验。主要有改水改厕、管好人畜粪便、控制传染源；结合农业综合开发和健康教育的防治策略，把控制血吸虫病与发展经济、改善群众生活条件有机结合起来；建立了群众积极参与血吸虫病防控的激励机制，创新了大型湖泊等自然条件复杂区域控制血吸虫病的策略和有效模式。这一策略得到世界卫生组织的高度评价，为国务院制定《血吸虫病防治条例》提供了参考案例，并在全国范围得到推广。

二 综合治理血吸虫病措施的提出

必须指出，20世纪80—90年代鄱阳湖区始终坚持了综合血防的方针。早在1979年9月7日《中共江西省委转发省委血防领导小组关于上半年血防工作主要情况和秋冬季工作安排意见的报告》中提出："要结合秋冬大搞农田基本建设，统筹安排灭螺工作，充分发动群众，采取切实有效的措施，进行综合治理。农田基本建设和灭螺工作必须紧密结合，统筹兼顾，全面安排，综合治理。各地要在部署今年秋冬季农田基本建设任务时，把灭螺任务统一安排进去，结合进行。对鄱阳湖有螺草洲，要抓住秋冬枯水季节，有计划地不围而垦，种植春熟作物，消灭钉螺。"[1] 1982年12月15日中共江西省委办公厅转发省委血防领导小组办公室关于解决血防工作中几个问题的报告强调：各有关部门要密切配合，农业、农垦、水利、水产、轻工等部门要把血防工作纳入本部门的工作规划，在鄱阳湖区采取机耕与药杀相结合的办法灭螺，各有关部门应予以大力支持。[2] 1989年12月15日江西省人民政府关于切实做好血防工作的会议再次强调：鄱阳湖区的血吸虫病防治必须搞好综合治理。血吸虫病人、家畜的治疗必须同步进行，逐户逐人抓紧抓好。认真抓好查螺灭螺工作。大面积机械灭螺和药物灭螺，农业、林业、水利等部门

---

[1] 中共江西省委党史资料征集委员会：《江西党史资料——江西血吸虫病防治》第37辑，中央文献出版社1996年版，第115页。

[2] 同上书。

要结合农业开发项目，为血防工作贡献力量。农业部门要推广在有螺洲滩机耕灭螺、试种农作物的经验；林业部门在有利于灭螺和不影响泄洪的前提下，种植欧美杨等经济林；水利部门将湖区的灭螺围堤工程纳入兴修水利工程规划。[①]可见，综合血防是 20 世纪 80—90 年代鄱阳湖区始终坚持的血防方针。

1990 年江西省制定了《鄱阳湖区农业开发综合治理血吸虫病"八五"规划》，是综合血防策略的集大成者。其主要精神如下[②]：

一是指导思想：既要治山、治江、治湖，又要治乱、治脏、治虫；既要开发，又要治理。在开发治理中，要注意生态效益、经济效益和社会效益的有机结合，注意当前利益和长远利益的有机结合，注意治山治江治湖治虫的有机结合，把治理血吸虫病与农民脱贫致富结合起来。

二是血防工作的重点：抓好鄱阳湖区易感地带灭螺，提出要以改造钉螺滋生环境的措施为主、药杀为辅，对湖区有螺地带宜围则围、宜堵则堵、宜耕则耕、宜药则药，有计划、有步骤地进行。今后凡上工程项目，尤其是围堵工程、涵闸建设、植树造林等建设项目，一定要有利于灭螺。

三是各地各部门密切配合：省计委和农、林、水等部门要抓紧安排上几个湖岸整治项目。波阳、都昌、湖口等县政府应尽快组织实施。各疫区都要结合灭螺大搞农田水利建设项目。南昌地区要结合机耕灭螺扩种油菜，进一步总结不围垦种的做法和经验。其他凡能结合农业建设开发的地方，也要作出安排，开展大面积灭螺。充分利用冬季农田水利建设、积肥造肥、改造低产田的有利时机，抓紧进行，力求做到灭一块、清一块，巩固和发展血防成果。

四是加大人畜血吸虫病的查治力度：各级医疗卫生单位要继续组织医务人员下疫区，派出血防医疗队，与疫区县、乡长期挂钩，以实际行动支援血防。要采取必要防护措施，减少急感病人的发生，根据灭螺的区域统一部署，协调开展人畜治疗同步进行工作。

五是做好家畜血防工作：要组织力量，开展耕牛集中放牧、生猪圈养和沼气试点工作，总结经验，逐步推广。加强疫区粪便管理，改建厕

---

① 中共江西省委党史资料征集委员会：《江西党史资料——江西血吸虫病防治》第 37 辑，中央文献出版社 1996 年版，第 138 页。

② 同上书，第 146—149 页。

所，搞好环境卫生，逐步改变疫区卫生落后面貌。

六是抓紧改水和血防科研工作：省爱卫会要把湖区改水作为全省农村改水工作中的一个重点，负责抓好落实。卫生、血防、农业、水利、林业等部门都要结合综合治理血吸虫病工作开展科学研究，制定课题。各级血防部门要对综合治理的有关技术问题、防治对策、血防管理、晚血治疗、灭螺、治疗药物的研制等，组织多学科的专家进行协作攻关，争取多出成果，加以推广应用。

20 世纪 80 年代特别是 90 年代，湖区各地在血防实践工作中坚持综合血防方针牢牢把握了三个结合。（1）领导、医务人员和群众结合。各地一方面广泛发动群众，有计划地组织群众消灭血吸虫病；另一方面加强血防专业队伍的建设，在防治血吸虫病的规模、效果、技术等方面，都取得令人满意的成果。（2）将血防工作与整治河岸、兴修水利、农田建设、植树造林、渔政管理、发展多种经营等有机结合，把灭螺与兴修水利工程、发展农业生产相结合。从 1991 年起，逐年安排并完成结合农业开发的工程灭螺项目 12 个，不仅解决了湖区的不少灭螺难题，还获得较好的经济效益。（3）治病、灭螺、管粪、防护和安全用水相结合。通过采取周期性、大规模、反复化疗为主，结合易感染地带灭螺，安全供水和粪便管理相结合，有效地控制疫情和病情。

经过十几年的努力，江西的血防事业进一步得到发展。据 1995 年底统计材料，"八五"期间，全省累计查病 418.3 万人次，人群化疗 121.9 万人次，累计查螺 22.2 亿平方米，灭螺 3.8 亿平方米。在此期间已有 18 县（市、区）达到国家规定的消灭血吸虫病标准，7 县（市、区）达到基本消灭血吸虫病的标准，取得了十分喜人的成绩。[①] 1992 年，彭泽县被列为国家和江西省综合防治试点县。1994 年南昌又被列为全国 3 个地级血防综合试验区之一。两地综合血防试点地的设立，是中央对鄱阳湖区综合血防成绩的充分肯定。

三　人畜化疗为主血防措施的实施

1984 年以前，防治血吸虫病的目的是为了阻断其传播，重点放在

---

① 中共江西省委党史资料征集委员会：《江西党史资料——江西血吸虫病防治》第 37 辑，中央文献出版社 1996 年版，第 13 页。

消灭钉螺上。其理论依据主要是消灭了钉螺，血吸虫病就失去了唯一的中间宿主，也就失去了传播的基础，就可以阻断血吸虫病传播。另外，在 80 年代以前用于治疗血吸虫病的药物毒性过大，疗效又不够理想，要想通过此类药物来阻断血吸虫病的传播不太现实。1984 年，WHO（世界卫生组织）防治血吸虫病专家委员会考虑到当时现实的防治情况，加上当时已经出现了新的安全有效的血吸虫病治疗药物吡喹酮、奥沙尼喹、敌百虫等，因此，提出新的防治策略，把控制的重点转到医学技术上来，寄希望通过"人畜同步化疗"，以控制血吸虫病传播。WHO提出的这一防治策略主要着眼于人及人的行为。在当时看来这一血防策略是一种"大退却"，它放弃对钉螺的消灭，对环境的改造，是一种向自然环境的"妥协退让"策略。但今天看来，这种转变是可取的、可行的。

进入 80 年代中期以来，随着环境问题的产生、新兴医学技术的兴起和社会经济发展等因素，前一阶段的血防策略越来越凸显其不足之处。基于以下两点原因，血防策略开始向下一个阶段转变。

第一，从环境保护的角度出发，曾经的措施已不适合大湖地区血防。到 1980 年代初，经过 30 余年的积极防治，江西省疫区面积大大压缩。而且随着社会经济的发展，疫区面貌也发生了翻天覆地的变化。但是，过去血防工作的重点主要是放在山丘地区，而 80 年代初期，占全省98%以上的钉螺面积集中在鄱阳湖区，在水位未能控制的湖区有螺洲滩，由于普遍滋生着钉螺，人畜频繁地接触疫水，血吸虫病的疫情仍相当严重，病人占全省的2/3以上。江西省委、省政府历来十分重视对鄱阳湖区实行综合开发治理，提出既要治山、治江、治湖，又要治乱、治脏、治虫；既要开发，又要治理，在开发治理中，要注意生态效益、经济效益和社会效益的有机结合，注意当前利益和长远利益的有机结合，注意治山治江治湖治虫的有机结合，把治理血吸虫病与农民脱贫致富结合起来。[①] 对鄱阳湖的开发和利用，一直都是江西省现代化建设中的一项重要课题，当然，也是一项难题。它涉及水利、农业、血防、旅

---

① 吴官正：《在全省血吸虫病防治工作会议上的总结讲话（节录）》1990 年 12 月 11日。中共江西省委党史资料征集委员会：《江西党史资料——江西血吸虫病防治》，中央文献出版社 1996 年版，第 147 页。

游等很多的部门和专业。就血防而言，鄱阳湖区是江西省防治工作的重点地区，也是我国血吸虫病防治任务最重、防治难度最大的地区之一。因考虑到湖区水资源污染、破坏生物多样性及其他生态环境等问题，曾经的灭螺措施已经不适合再使用。

80年代江西省委省政府提出了"治穷先治病，致富先治穷"的综合治理方针。由于血吸虫病防治工作上遇到了很多困难和问题，如开新填旧等在山丘地区行之有效的血防办法，在鄱阳湖区无法采用，也无效果；湖区大面积药物灭螺又因影响水产资源和生态环境，因而必然要受到限制；群众运动式的血防模式又因家庭联产承包责任制的实施而难以推行；曾通过垦种已达到基本无螺的洲滩，由于大部分丢荒，尤其是放牧的牛、猪粪便的污染，而造成钉螺密度和感染性钉螺密度升高重新沦为易感地带；机耕虽是一种大面积压缩性灭螺的有效措施，但因受到草洲高程、人为纠纷和灭螺经费的限制而难以广泛推行，特别是毗邻县之间的"飞地"，彼此制约，无法开展灭螺。① 以上情况的存在，说明以往的血防策略很难继续实施下去，也难以进一步取得血防效果。

第二，吡喹酮的研制成功及临床试用成功，在医疗技术上为选择新的血防策略提供了条件。治疗血吸虫病的药物，新中国成立前我国用的是锑剂，副作用非常大。新中国成立后，采用酒石酸锑钾，治疗病人近百万人次，以酒石酸锑钾为代表的三价锑对血吸虫杀灭作用较佳，但也有较大的毒性和不良反应，严重时可引起病人死亡，且疗程长，需静脉注射，给治疗工作带来很大的困难和风险。大批治疗中，每年发生锑剂中毒的死亡率，50年代为1%左右，60年代总结了经验，死亡率也有万分之一左右。为了寻找安全有效的防治药物，我国广大医药专家和科研人员始终坚持理论与实践、实验室与现场相结合的原则，经过长期的努力，"先后合成和筛选了11000多个化合物，仿制或创制了五氯酚钠、'血防67'、磷苯甲酸二丁酯防护膏、酒石酸锑钾、呋喃丙胺、'锑273'、硝硫氯胺、吡喹酮等几十种防治药物。"② 1960年以后，几种口

---

① 谢治民：《试述鄱阳湖区控制血吸虫病的战略决策》，载江西省血吸虫病研究委员会、江西省寄生虫病研究所《寄生虫病防治研究资料汇编（1989）》，第2页。

② 《当代中国》丛书编辑部：《当代中国卫生事业》（上），中国社会科学出版社1984年版，第241—242页。

服药物相继问世，如呋喃丙胺（F30066）、六氨对二苯（血防 846）、没食子酸锑钠（锑 273）、敌百虫等，血吸虫病治疗效果进一步提高。[1]另外，硝硫氰胺曾在几个省做了较大范围的临床试用和治疗效果观察，医务人员还发现中草药中的南瓜子、萱草根、黄花蒿、仙鹤草根、贯仲等也是治疗血吸虫病的有效药物。[2] 70 年代我国合成了治疗血吸虫病药物吡喹酮[3]，在吡喹酮反复的试用以及与其他药物如硝硫氰胺比较之中发现：吡喹酮毒性低、疗程短、疗效高、给药方便，使血吸虫病的治疗方式由传统的住院治疗或设点集中治疗，转变为上门治疗或乡村医生送药上门，可以大区域化疗，以控制疫情。从 1983 年起，全省普遍采用口服药吡喹酮，1992 年扩大化疗 9 万人。[4] 以上安全有效治疗药物的发现，为大规模人畜同步化疗奠定了医疗技术基础。

1984 年，世界卫生组织提出以大规模和反复化疗为主、结合易感地带灭螺的防治血吸虫病新策略，使世界上不少国家的血吸虫感染率和感染度有所下降。根据世界卫生组织提议，我国政府与世界银行签订世界银行贷款中国血吸虫病控制项目——"传染病与地方病控制项目开发信贷协定"，江西省鄱阳湖地区共获得世行贷款等资金共 1618 万美元血防资金，鄱阳湖区的工作重点及时地从以消灭钉螺为主转到以疾病控制为主。对一些感染率较低的地区则以阻断传播渠道为目标，采取以灭螺为重点的综合防治。对以疾病控制为策略目标的地区，启动世行贷款项目，采取周期性、大规模、反复化疗为主，并且结合易感染地带灭螺的综合措施。化疗目的在于通过杀灭人和哺乳动物体内的血吸虫，降低人畜感染率和感染度，获得控制患病和消灭传染源的双重效果。

根据世界卫生组织和世行的要求，项目根据不同的血吸虫病流行程度，将项目地区分为三类，即高度流行区（感染率≥15%的流行区）、

---

① 江西省地方志编纂委员会：《江西省卫生志》，黄山书社 1997 年版，第 130 页。

② 毛守白、邵葆若：《中华人民共和国的血吸虫病防治》，载卫生部医学科学研究委员会、血吸虫病专题委员会《血吸虫病研究资料汇编（1980—1985）》，南京大学出版社 1987 年版，第 1 页。

③ 可参见胡玉琴等《治疗血吸虫病新药吡喹酮的合成》；王锐《治疗日本血吸虫病新药吡喹酮的合成》。卫生部医学科学研究委员会、血吸虫病专题委员会：《血吸虫病研究资料汇编（1961—1979）》，1985 年编印，第 523—524 页。1985 年 9 月。

④ 江西省地方志编纂委员会：《江西省卫生志》，黄山书社 1997 年版，第 130 页。

中度流行区（感染率≥3%和≤15%的流行区）和低度流行区（感染率≤3%的流行区），分别采取了不同的措施。①

一是高度流行区（人群感染率≥15%）。在这一区域，目标是减轻疾病。采取的方法分为人、牛、螺三个层面：（1）人群方面。对6—60岁的人群进行化疗（约占人群总数的80%），化疗的覆盖面约占化疗对象的90%。对频繁接触疫水的高危人群（如渔民及其家属和其他船民）每年治疗两次（在湖沼及江河地区这些人群约占本类流行区人口的10%）；之后，按系统抽样调查结果进行化疗，感染率仍在15%或15%以上的地区，进行全民化疗（不需筛查）；感染率降到15%以下的地区将作为中度流行区对待。（2）牛群方面。黄牛和水牛（含乳牛）不作个别筛检，每年对高度流行区全部牛进行一次化疗。（3）查、灭螺。查螺：每年春季或秋季将对易感地带的钉螺情况进行调查。调查地点为村周围生产、生活区及人畜活动频繁的易感地带。每年调查当地易感地带面积的40%，不少于1000筐。且各种环境均采用系统抽样法，以等距离设筐，捕捉筐内全部钉螺，记录筐号，逐筐用压碎法鉴别死活及感染螺数。灭螺：钉螺调查后在合适条件下及时对感染性钉螺密度大于0.005只/0.11平方米的地区，进行灭螺。方法是用氯硝柳胺做喷洒或浸杀，对适宜的地区将开展有限的环境改造灭螺。②

二是中度流行区（3%＜人群感染率＜15%）。目标是控制疾病。方法如下：（1）人的化疗：采用Kato-Katz法对本层较高感染率地区6至60岁的人群筛查（每个粪样查两张玻片）。粪检发现虫卵者给予化疗。治疗人数估计占查病人数的10%。在治疗前先进行定性检查，留下玻片以后随机抽取其中部分作定量检查和质量控制。在这些流行区，对经常接触疫水的高危人群（渔民及家属和其他船民）每年治疗两次（这类人群约占本层流行区人口总数的10%）。所有筛检玻片必须保留10

---

① 中华人民共和国卫生部地方病防治司编：《世界银行贷款中国血吸虫病控制项目文件资料选编》（内部发行），1992年7月编印，第12—14页。

② 喷洒法：约70%的面积用喷洒法，每平方米用药2.0克；浸杀法：约30%的面积用浸杀法，每立方米水量用药2.0克（2PPm）。施药季节、气候：4—10月份，气温20℃—30℃。喷洒时如土面干燥，则需先浇水。浸杀法在稳水期进行，夏季稳水3天，秋季稳水5天。改造环境灭螺：采用翻耕种植、土埋、水淹等因地制宜的方法。

天，供质量监测部门抽查。（2）黄牛和水牛的化疗：每年对较高感染率地区（即经常在易感地带放牧的地区）的所有耕牛进行治疗。（3）查、灭螺：对村庄周围有螺地带均进行抽样查螺（这相当于本层易感地带面积），对阳性（压碎法）螺点进行药物灭螺（大约占查螺面积的一半）。在项目执行的第2、3、4年，对村庄周围面积的一半进行抽样查螺，对有感染性钉螺的地方进行灭螺，期望对其中一半的易感地带进行灭螺处理。如条件合适，辅以有限的环境改造。调查钉螺的方法和灭螺的方法同高度流行区一样。每年调查钉螺的筐数不应少于1000筐。

三是低度流行区（人群感染率≤3%）。目标是控制疾病，在可能的地区，阻断传播。方法如下：（1）人的化疗：各项目省，对全部7—14岁儿童每隔一年，采用以下三种血清学检查方法的任一种进行检查，即环卵、间凝或酶标。检查人数约占低度流行区人口的14%。对血清检查阳性者给予治疗，治疗人数约占检查人数的3%。此外，对下列人群进行血清学检查，阳性者经予治疗。第一，频繁接触疫水的高危人群；第二，在医院或诊所等就诊的可疑的血吸虫病患者；第三，血吸虫病患者的家属、邻居和共同劳动者（上述人口中的治疗人数约占检查人数的5%）。（2）黄牛和水牛的化疗：对流行区输入牛和在有螺地带放牧过的牛以及2岁以下的牛进行检查（约占本层流行区牛数的15%），发现阳性者进行治疗（约占低流行区总牛数的5%）。（3）查、灭螺：每年对有螺面积的一半进行抽样查螺，对查出的有螺地带的20%采用药物灭螺或进行适当的有限的环境改造。

具体的"人畜化疗"措施包括两个方面：一是化疗方面：人采用吡喹酮片剂治疗，每片200毫克。人群化疗按40毫克/千克体重，饭后顿服，对孕妇和发热、癫痫史及其他严重疾病者暂缓治疗。急性患者应住院治疗，剂量120毫克/千克，疗程4—6天。黄牛和水牛则用兽用吡喹酮粉剂治疗，剂量：黄牛30毫克/千克体重；水牛25毫克/千克体重。二是药物灭螺方面：采用氯硝柳胺（商用名，含原药50%）每年灭螺一次。约70%灭螺面积将采用喷洒法，药量每平方米2克；其余的采用浸杀法，药物浓度为2ppm。

实践表明人畜化疗策略的关键在于人、畜同步化疗，包括查治时间同步和查治空间的同步。人、畜同步化疗要求防治时间上基本一致，要求人群与牛群的化疗间隔不超过20天。如果人、畜化疗的实施时间在一年中相差时间太长，则当治疗后一批家畜或人群时，前一批已化疗了的人或家畜又已重复感染并可作为传染源排放虫卵，血吸虫病传播环节不能切断，流行过程不能终止。人、畜化疗空间上同步，就是要以易感洲滩为中心，在同一块易感洲滩上活动的人、畜要同时化疗，因为在同一块洲滩上活动的人、畜可以涉及许多乡、村，以村庄为中心的人、畜化疗，在大多数疫区不能"净化"洲滩，不能防止新螺感染，致使感染螺密度不能显著降低。在鄱阳湖环境未得到有效治理的情况下，单纯化疗的效果是不稳定的。重、中度疫区中止化疗后2—3年，人群感染率即可反弹至原有水平。据江西矶山岛连续两年实施夏季选择性化疗效果观察，居民感染率曾由化疗前1989年的39%下降至1990年的29%，1991年又上升至33%。①

20世纪80—90年代，人畜化疗策略在湖区得到广泛使用，这促使鄱阳湖区的血防成就进一步地巩固和发展。据1997年统计，血吸虫病感染率≥15%的"一层村"，在5年内减少51.1%；感染率介于3%—15%的"二层村"，减少了35.7%，而感染率≤3%的"三层村"，增加了48.8%；一、二层村的人群平均感染率，分别从1992年的16.6%和4.8%，下降至1997年的5.8%和1.6%，降幅分别为82%和63%。三层村从1993年始，已无粪检阳性病例发现；耕牛感染率和洲滩感染性钉螺密度也有显著下降。② 1986年开始对鄱阳湖洲岛型疫区南矶山进行的4年的流行病学调查结果也证实了这一点："经一年一度的春季普治居民和耕牛，同时改生猪放养为圈养，居民感染率从57.9%下降至11.9%，耕牛感染率从18.20%下降至1.6%，猪的感染率从43.6%下降至13.2%，草洲感染性钉螺密度由0.028只/0.11平方米下降至0.0015只/0.11平方米。"③ 1995年血吸虫病抽样调查，鄱阳湖区的患病人数，

① 袁鸿昌等：《血吸虫病防治的理论与实践》，复旦大学出版社2003年版，第94页。
② 林丹丹、张绍基、刘志德等：《鄱阳湖大区域控制血吸虫病的质量控制与策略调变》，《南昌大学学报》（理科版）1998年第22卷第6期，第20页。
③ 谢彰武等：《南矶山试区血吸虫病流行因素和流行规律的研究》，载中华人民共和国卫生部地方病防治司《血吸虫病研究资料汇编（1986—1990）》，上海科学技术出版社1992年版。

已由 80 年代末 20 万以下，减少至 10 万以下。① 多方面材料说明，"人畜同步化疗"对降低疫区钉螺感染率和控制病情有一定的效果。

第三节　20 世纪 80—90 年代血防与鄱阳湖区域环境变迁

一　药物灭螺与水体污染

药物灭螺。使用的药物主要是五氯酚钠，使用方法有撒粉、喷洒和浸杀等，一般在春季使用。药物灭螺效果非常明显，根据重点观察的结果：（1）在未被水淹的草洲上用飞机撒粉，如王家洲、牧牛坪、七斤湖等地灭后钉螺的死亡率为 35.4%—88.1%。（2）草洲机械喷洒，以吴城前河洲为例，灭螺前钉螺密度平均每平方市尺 37.5 只，灭螺后密度减至 0.21 只，下降了 83.8%—98.1%。但灭螺后两年，钉螺回升很快，平均密度为每平方市尺 1.53 只。（3）撒粉在浅水或在被水淹没的草洲，实际上起到了浸杀的作用，如山湖、盘湖、莲子湖、象湖等，就是采取这种办法，灭螺后即时死亡率为 99.2%—100%，灭螺 5 个月后未查到钉螺。南昌鲤鱼洲、山湖北椤、南昌边湖采取飞撒水浸，至今仍未回升。（4）矮围浸杀。如新建 1.25 万亩的徐洲湖，丰城 0.35 万亩的前湖，波阳 6796 亩的牧牛坪，原有钉螺平均密度分别为每平方市尺 14 只、9.7 只和 6.3 只，围浸后 4 年保持无螺。② （5）连年喷洒。例如波阳银宝湖，由于连年喷洒，钉螺密度已由 70 年代每平方市尺 1.20—7.44 只降到 80 年代的 0—0.35 只，急性感染病人也由 70 年代每年 100 多人降至 80 年代每年个别病例。③

药物灭螺的优点在于和三料（肥料、燃料、饲料）的取得没有矛盾，缺点是严重污染湖水。据江西省鄱阳湖综合科学考察领导小组办公室对 1983—1984 年鄱阳湖水生生物污染状况分析，发现鄱阳湖水几种

---

① 卫生部地方病防治司：《中国血吸虫病流行状况——1995 年全国抽样调查》，南京大学出版社 1998 年版，第 40—47 页。

② 江西省血吸虫病研究所、江西省寄生虫病研究所：《寄生虫病防治研究资料汇编》，1982 年编印，第 5 页。

③ 同上。

主要污染物六六六、DDT、五氯酚钠、重金属之中，五氯酚钠含量最高。[①] 调查结论是："使用五氯酚钠进行药物灭螺，对鄱阳湖环境造成了一定的污染"。[②]

鄱阳湖地区有丰富的水土资源、生物资源。其资源不可能不开发和利用。鄱阳湖区濒湖地区，平畴万顷，沃野千里，湖泊星罗棋布，河汊纵横交错，自古以来就是中国的鱼米之乡。农业历来是湖区的主业，也是湖区人民经济收入的主要来源。鄱阳湖鱼类100多种，其多年渔获量波动在3.0万—3.5万吨，湖滩洲地生长着非地带性的草甸、湿生植物，是湖区燃料、肥料、饲料的重要来源。湖区草洲丰富的牧草和水生植物是发展畜牧业的"绿色饲料库"，为大规模发展畜牧业，尤其是养牛、养鹅等草食动物的发展提供了得天独厚的条件。大面积药物灭螺对湖区水草、泥土、生物等都产生了不利影响，影响了各种资源和生态环境。

二 江湖堤岸、草地的整治灭螺与植被破坏

鄱阳湖区辽阔的洲滩地与圩堤临水面堤坡杂草地普遍滋生钉螺，为血吸虫传播提供了良好的滋生环境。湖堤坡面硬化防螺是鄱阳湖区血防的重要措施。湖堤临水坡环境潮湿、杂草丛生，非常适宜钉螺滋生。可结合堤防加固及堤坡整治等工程措施，通过硬化堤面，改变钉螺滋生环境，彻底消灭钉螺。堤防硬化工程可采用现浇混凝土或预制混凝土与浆砌石等方法，在工程实施时应注意在混凝土或浆砌石分缝处填满沥青料、勾缝完整等，防止衬砌体缝间长草形成新的钉螺滋生环境。位于江西省余干县康山乡、大唐乡、康山垦殖场的康山大堤是鄱阳湖区的重要圩堤，属康山蓄滞洪区安全建设工程，全长36.25千米，80年代以来堤面逐步实施硬化措施。星子县南康堤长3.69千米，有钉螺堤长236米，90年代以来修筑了一条平均宽4米、高程16.3米的防螺平台，

① 江西省鄱阳湖综合科学考察领导小组办公室：《鄱阳湖水体污染调查监测和评价研究》，1987年编印，第25页。

② 同上书，第56页。

16.3 米高程范围采用现浇混凝土护坡。[1] 尽管达到了堤面未再发现钉螺的目标，但堤边的丰富植物资源也一扫而光。

机耕翻地灭螺。1978 年江西省在波阳县成立机耕队，并在新建、余干、永修、都昌、进贤等县成立机耕分队。在这些县份开展大规模的机耕翻地灭螺。当时血防机耕队，每年可耕耙草洲 10 多万亩。例如，1980 年仅省机耕队就耕垦了 2.6 万亩草洲。[2] 这种方法的优点是不会污染湖区水环境，能在短时期内消灭大面积的钉螺，且可以结合种植某种作物。通过机耕，鄱阳湖已有 6 万亩草洲达到无螺，14 万亩草洲的钉螺密度下降 95% 以上。[3] 在有些地方可达到无螺目标，如 20 世纪 70 年代曲尺子河、月光湖，原有钉螺密度为每平方市尺 1.60 只和 4.09 只，机耕翻地后近 10 年未发现钉螺。[4]

然而针对草类的灭螺措施，其直接的生态后果是造成湖区植被破坏。芦苇在鄱阳湖随处可见，是优质造纸原料和湖区人民燃料的重要来源，芦苇荡还是鱼类重要的生活场所。但由于芦苇嫩叶是钉螺的食料之一，枯水期芦苇是钉螺良好的生长场所。为了达到灭螺的目的，各地不得不采取措施限制芦苇的生长，有的地方甚至提出要消灭芦苇。据有关材料，70 年代鄱阳湖有芦苇 8.2 万亩，到 1985 年下降到 2.6 万亩。[5]

鄱阳湖区在全国植被分区中属于中亚热带常绿阔叶林带，自然条件复杂，植被类型多样。长期以来，鄱阳湖湿地植被受自然和人为因素的影响，发生着一系列的演变，其中人为因素的影响更为强烈。鄱阳湖滩地发育良好，发育系数达 0.79，但由于长期掠夺式的利用和围垦，实际分布面积逐年缩小。根据资料，从 20 世纪 80 年代以来，鄱阳湖区沙化现象十分明显，湖区固定沙地的植被覆盖度一般在 30% 左右，流动

---

[1]　刘道南：《鄱阳湖区水利工程与血防措施浅议》，《中国血吸虫病防治杂志》2013 年第 1 期。

[2]　江西省血吸虫病研究所、江西省寄生虫病研究所：《寄生虫病防治研究资料汇编》，1982 年编印，第 4 页。

[3]　同上书，第 14 页。

[4]　同上书，第 6 页。

[5]　江西省科学院生物资源研究所：《鄱阳湖湖滩草洲资源及其开发利用》，1987 年编印，第 32 页。

沙丘上植被的覆盖度则小于15%。① 另有材料表明，1999年鄱阳湖沙化土地面积为21.7万公顷，2007年有沙化土地面积38.9万公顷。② 受沙地小气候影响，鄱阳湖沙地原生植被种类极其单调，数量稀少。

鄱阳湖的湖滩草洲，是鄱阳湖生态系统的一个子系统，草洲植被是湖泊生态系统中消费者的生存基质，草洲植物是鱼类的食料，是湖泊中物质循环与能量流动的一环，同时又是鱼类产卵的重要场所。草洲被破坏后，湖泊水域中物质流及能量流的路线及速率受到影响，昔日鄱阳湖"千顷湖草，莲藕飘香，野禽飞翔，鱼肥虾壮"的自然生态景观逐渐发生变化，至今不复存在。

三　江湖洲滩垦种带来的生态问题

围垦因能使水位相对稳定，从而改变钉螺的滋生环境，故不利于钉螺的生存、发展和繁殖。垦区内无论是旱地或水田，均可在1—2年内达到基本无螺，其灭螺效果可以长期保持下去。正因为如此，20世纪80—90年代，围垦成为鄱阳湖地区的一项主要灭螺措施。当时围垦灭螺形式主要有三种：一是高围垦种灭螺。秋季退水后，修筑高围，围内开发耕地，深耕细耙，种植作物。如波阳鸦鹊圩，围垦前的钉螺平均密度为每平方市尺16只，围垦后第三年达到无螺。③ 其他如恒湖、信丰、鲤鱼洲、康山等垦殖场的情况也是如此。二是堵汊围垦灭螺。堵汊蓄水，水线以上可以垦种，水线以下可以养鱼。水线以上地带钉螺的消亡和围垦区相同。水下的钉螺，可在水淹两年内消灭。如赛城湖在水淹18个月后，钉螺的死亡率在97.7%，活螺密度降至每平方市尺0.01只。观音港在堵汊20个月后，水淹区钉螺的密度由每平方市尺5.6—20.5只降至0。④ 赛城湖、军山湖、湖口的南北港，都昌的100多处湖汊，都是通过堵汊的办法达到无螺的。三是枯垦灭螺。其办法是在地势

① 邓凤兰、刘国庆：《鄱阳湖生态资源综合开发利用战略思考》，《价格月刊》2010年第2期。

② 尤鑫：《鄱阳湖沙化土地植被重建问题与对策研究》，《连云港师范高等专科学校学报》2011年第6期。

③ 江西省血吸虫病研究所、江西省寄生虫病研究所：《寄生虫病防治研究资料汇编》，1982年编印，第4页。

④ 同上。

高于海拔 16 米的湖洲，利用枯水季节垦种一种作物，如油菜、芝麻、小麦、萝卜等，在垦种一二年后即可达到基本无螺。1980 年仅南昌县枯垦面积就达到了 5 万亩以上，垦区均在两年后钉螺绝迹。[①] 枯垦灭螺的机制是在翻耙填埋灭螺的同时，也影响到土表的生态条件，因此无论是机耕还是牛耕，也无论种植何种作物，只要连成一片，不留死角，均可达到灭螺的目的。

据史料记录，1977—1997 年鄱阳湖围垦面积高达 112 平方公里，20 年时间围垦了 112 平方公里，鄱阳湖面积也就缩小了 112 平方公里，到 2000 年与新中国成立初期相比，鄱阳湖萎缩了近 1/4。[②]

围垦灭螺产生的生态问题主要有三个：一是缩小了鄱阳湖的面积，减少了调蓄洪水容量，削弱了鄱阳湖的调蓄能力，也加重了水灾对圩区的威胁。二是破坏了鱼类产卵、育肥场所，割断了鱼类洄游路线，导致渔业资源衰退。三是导致草类资源大量消失，减少了湖区三料来源，使湖区群众出现了生产缺绿肥、生活缺燃料、放牧缺饲料，严重影响了湖区人民的生产和生活。据 1985 年朱宏富、刘会庆《鄱阳湖区围垦的综合评价》一文，鄱阳湖现有圩堤中约有 1/3 或处于行洪道上，妨碍行洪；或围堵了鱼类产卵场所与鱼类洄游路线，导致渔业资源减少；或减少了草洲，影响了草类资源的生态效益的发挥。[③]

四　农业、水利工程灭螺与 1998 年洪灾

1990 年 12 月 11 日，省长吴官正在全省血吸虫病防治工作会议上指出，血防工作的重点要放在疫情严重的江湖洲滩地区。首先要抓好鄱阳湖区易感地带灭螺的综合治理，以改造钉螺滋生环境的措施为主、药杀为辅，把血防工作与农业开发结合起来，对疫区进行综合治理。本着因地制宜、分类指导的原则，按照先内湖江滩、后大湖滩，先上游、后

---

① 江西省血吸虫病研究所、江西省寄生虫病研究所：《寄生虫病防治研究资料汇编》，1982 年编印，第 4 页。

② 江西师范大学地理系课题组 1986 年《鄱阳湖区围垦的综合评价》第 7 页记载：解放前夕鄱阳湖共有大小圩区 363 座，圩长共 1391.1 公里，圩区总面积 237 万亩（1580 平方公里）。

③ 江西省科学院生物资源研究所：《不同利用方式对鄱阳湖湖滩草洲土壤生态系统影响的研究》，1986 年编印，第 13 页。

下游，先孤立有螺场所、后成片有螺地带的顺序，宜围则围、宜堵则堵、宜耕则耕、宜药则药，有计划、有步骤地进行。今后凡上工程项目，尤其是围堵工程、涵闸建设、植树造林等建设项目，一定要有利于灭螺。[①]

从 1991 年开始，由省计委牵头，组织水利、农业、林业、卫生等有关部门，大力开展了综合治理工程灭螺，在鄱阳湖区结合农业开发逐年安排了综合治理工程灭螺项目。几年来，先后在湖口、都昌、星子、波阳、余干、彭泽等县兴建了 11 项大型工程灭螺项目，共投资 6539 万元，其中省专项投资 4033 万元。动员近 40 万劳动力，完成土石方 1500 万方，治理钉螺面积 3200 万平方米。1994 年省农业开发办组织制定《药湖地区农业开发项目》，实施 4.5 亿元投入的农业开发项目，使这个地区的钉螺滋生地得到彻底的大面积环境改造。彭泽县于 1992 年被列为国家和省的综合防治试点县，实施了太泊湖灭螺续建工程。完成土石方 3698 立方米，完成阳光闸主体工程。[②]

湖区低洼沼泽地由于长期处于荒芜或半荒芜状态，杂草丛生成为血吸虫的携带者——钉螺生长繁衍的地方，附近地区也就成为血吸虫重疫区。1991 年，都昌县枭阳湖、湖口县泊洋湖、星子县浆潭坪三湖滩实施农业开发血防综合治理工程，取得了良好的防治效果。当时采用的方法主要有高围垦种，围内开发耕地，深耕细耙，种植作物；水改旱作，将原来的水稻田，改种旱作物，改变钉螺滋生环境；修建鱼池，挖池筑埂，用土埋紧压实作池埂；蓄水养水产品和放鸭群；以林代芦，毁湖滩芦苇，处理钉螺滋生地，改造环境；药物浸杀。以上措施灭螺效果良好，1993 年同 1991 年相比，有螺面积下降 91.4%，钉螺感染率下降 96.0%，居民感染率下降 76.70%。[③]

但是另一方面，鄱阳湖向心性水系结构是自然因素形成的，而阻塞性水系结构是在人为因素的作用下形成的。大量湖泊围垦、阻塞性水

① 《吴官正在全省血吸虫病防治工作会议上的总结讲话》（节录）（1990 年 12 月 11 日），《江西党史资料》第 37 辑，中央文献出版社 1996 年版，第 148 页。
② 《黄懋衡在全国血防工作会议上的汇报》（节录）（1994 年 11 月 18 日），《江西党史资料》第 37 辑，中央文献出版社 1996 年版，第 161 页。
③ 朱立德：《鄱阳湖三湖滩综合治理工程控制血吸虫病流行的效果观察》，《中国血吸虫病防治杂志》1996 年第 5 期。

利、农业工程的兴建，造成湖水进出不畅，水土流失严重，湖床淤积，湖泊调蓄能力减弱，严重破坏其生态功能，致使湖区洪水频繁发生。1998 年同 1954 年相比，鄱阳湖因淤积围垦因素减少容积 180 多亿立方米，调蓄容积影响水位约 1 米。① 这是导致鄱阳湖区 20 世纪 80—90 年代洪水灾害日益增多的根源之一。

　　1998 年鄱阳湖出现水位异常偏高，高水位持续时间特别长的恶劣水情，就是在这种背景下发生的。据闵骞教授用大湖计算法，计算 1954 年洪水出现在 1998 年蓄泄条件下重现的洪水位，1998 年洪水出现在 1954 年蓄泄条件下的洪水位，比较这两次洪水出现在不同蓄泄背景下的水位特征值，结果是 1954 年洪水的量级明显大于 1998 年洪水，但破坏程度却小于 1998 年洪水。② 研究表明，鄱阳湖 1998 年水灾主要是由于鄱阳湖的调蓄洪量显著减少造成的。1998 年大洪水，造成鄱阳湖区 200 多座千亩以上圩堤溃决，淹没农田近 100 万亩，受灾人口 90 余万，直接经济损失约 250 亿元，鄱阳湖区受灾农户达 95.27%，户均损失达 9254 元，给湖区人民群众造成了巨大灾难。③

五　人畜化疗未能防止病原扩散

　　"人畜同步化疗"在实施过程中存在以下问题：首先没有以易感洲滩为中心，对包括外地耕牛在内的全部上洲耕牛进行普治，也没有以"圈养生猪"来减少猪粪对村旁洲滩的污染，使家畜化疗缺乏力度。其次"易感地带灭螺"在不少疫区存在"走过场"现象，致使灭螺质量和灭螺效果难以落实，钉螺数量变化不大，感染螺密度居高不下。在策划人群化疗方案时，人群感染率较高的自然村，由于实施两年一轮的筛治，许多病人得不到及时的治疗，导致居民的感染率在中止化疗后两年迅速回升。显然人畜化疗，只能治愈病人和减轻疫情，而不能解决重复感染问题，这不能不影响其血防效果。

　　为了考察化疗控制洲岛型疫区血吸虫病传播的防治效果，江西省寄

---

①　黎安田：《长江 1998 年洪水与防汛抗洪》，《人民长江》1999 年第 1 期。
②　闵骞：《鄱阳湖 1998 年洪水特征》，《水文》2001 年第 21 卷第 3 期。
③　张元柱、黄精明：《关于鄱阳湖退田还湖区生态农业发展的思考》，《江西科学》2001 年第 3 期。

生虫病研究所等单位科研人员，于 1989—1993 年在江西新建县矶山社区，进行了连续 3 年的纵向观察。矶山社区为鄱阳湖洲岛型疫区，四周分布大面积冬陆夏草的草洲，季节性水位变化达 5—7 米。1989 年矶山草洲钉螺密度 1.78 只/0.11 平方米；感染性钉螺密度为 0.059 只/0.11 平方米，属高度流行区。通过连续 3 年对 3—70 岁居民共计 235 人的粪检和分析，考察结果为血吸虫病感染率从化疗前的 39.57% 下降到 30.64%，显示出化疗可以有效地降低该病的流行强度和控制患病，缩短血吸虫病人病程，防止血吸虫病人向晚期病程转化，但难以阻断血吸虫病的流行和传播。在鄱阳湖区，约 1/3 地区因水位未控制，结果血吸虫病流行仍十分严重。①

九江市血吸虫病防治研究所 1984—1989 年以永修县吴城镇荷溪村为试点地区，开展了此项研究。该村大堤外有螺草洲 6 块 743.8 万平方米，堤内以种植水稻为主，全村 355 户，1624 人。耕牛 379 头，生猪 852 头。有 5 个自然村，化疗前居民感染率 67.7%，耕牛感染率 24.5%，生猪感染率 7.1%，哨鼠感染率 100%，草洲阳性螺密度 0.122 只/0.11 米，钉螺阳性率 2.6%。通过 5 年纵向观察发现，人、畜同步化疗具有减少传染源、逐步净化草洲的作用，这是由于吡喹酮的药物效应大大减少了虫卵污染草洲的机会。如试区草洲野粪阳性率下降为 0，感染性钉螺密度下降 87%，钉螺阳性率下降 65%，说明试区草洲已开始得到净化。② 但是试区草洲感染性钉螺的分布仍属一类易感草洲，哨鼠感染率仍高，这与人、畜感染的明显下降不相一致。其主要原因是试区的草洲水系和毗邻疫区相连，无自然屏障相隔，人、畜活动相互污染草洲，尤其是涨水时，各草洲形成一个水体，尾蚴随水漂流各处，对试区构成感染威胁。

1991 年在人畜同步的配合下，江西省家畜血防站重点抓了 13 个湖区县的家畜血防工作，1992 年 9—10 月抽检 22 个乡镇 360 头受治耕牛，平均感染率由 1991 年 9.82% 下降至 1992 年的 6.10%，仅一年时间下降

---

① 曾小军等：《鄱阳湖洲岛型疫区采用吡喹酮化疗控制血吸虫病效果的纵向研究》，《中国寄生虫病防治杂志》1996 年第 2 期。

② 王又槐等：《单纯化疗防治湖区血吸虫病的纵向观察》，《中国血吸虫病防治杂志》1992 年第 6 期。

3.72 个百分点。1993 年上半年又对鄱阳湖 8 个县，约 8 万头耕牛进行化疗，化疗耕牛数占该疫区实际存栏耕牛的 90%。1993 年 9 月以"一送三检"粪孵法抽检，其治愈率为 94.7%。[①] 大面积的家畜化疗，使传染源得到了控制，也使人畜感染率大幅度地下降，并减少了人畜粪便中的虫卵排出量及虫卵对草洲和周围环境的污染。

据江西省寄生虫病研究所、江西省恒湖农场血防站 1987—1994 年在恒湖农场进行的化疗效果的观察，在鄱阳湖血吸虫病中度疫区恒湖农场，1987 年和 1988 年连续两年单纯采用每年 1 次虫卵阳性人群化疗，居民血吸虫感染率迅速下降，并稳定在 3% 以下，表明上述措施是控制鄱阳湖此类疫区血吸虫病的有效措施。但由于垸外洲滩未采取任何灭螺措施，居民点距有螺洲滩较近，人群接触疫水在所难免，造成化疗后居民重新感染。因此，1989 年选择性化疗后，1990 年和 1991 年连续 2 年中止化疗，居民血吸虫感染率迅速回升。[②] 这说明，人畜化疗，只能减轻疫情，而不能解决重复感染问题，不能彻底阻断血吸虫病传播，也不能有效地防止病原对周边地区扩散及其对环境的污染。

六　灭螺、发展经济与生态的矛盾

灭螺是防治血吸虫病最有效的办法之一，要血防就要灭螺。但灭螺必然会破坏生态，从生态主义的角度看，要保护鄱阳湖的生态环境，就不能灭螺，也不要开发、利用湖区资源。但是开发、利用湖区资源是不可避免的，生态主义的最终目的是要有利于人类的生存，鄱阳湖不可能永远保持原生态，必须要利用其丰富的自然资源来满足人民群众的需要。关键在于选取合理的开发利用，同时兼顾血防、生态的办法。

20 世纪 60 年代兴办余干信丰农场，省派的 36 个干部中，35 人得了血吸虫病，其中急性感染 28 人，结果农场被迫停办。60 年代中期九江蛟滩湖曾引进新疆细毛羊，由于感染血吸虫病全部死亡；九江东湖牧场，引进良种牛，由于急性感染死亡 42 头，牧场经营陷于失败。1969年在富有大堤防洪抢险中，南昌市各单位参加抢险的干部中，有 1000

---

① 李成亮等：《我省家畜血防概况及化疗效果》，《江西农业科技》1995 年第 1 期。
② 胡广汉等：《鄱阳湖血吸虫病中度疫区人群选择性化疗效果 8 年纵向观察》，《中国寄生虫病防治杂志》1995 年第 4 期。

多人感染急性血吸虫病。① 事实说明要开发利用鄱阳湖，必须首先解决血吸虫问题。

血防、生态与湖区农业开发的矛盾。围垦能灭螺，对防治血吸虫病有效果，扩大了耕地面积，有利于增加农业产量，但也会导致洪涝灾害。机耕导致水土流失。能否寻找到兼顾三方面的办法？如矮围蓄洪垦殖，既能起到杀灭钉螺的效果，又不影响泄洪。在矮围的基础上种植油菜、芝麻、萝卜、红花草等，既能增加农民的经济收入，又能起到保持水土的作用。

血防、生态与湖区水产业的矛盾。由于湖区还存在大量的感染病人病畜，还存在大量的钉螺，有时还不得不采取药杀钉螺的手段。但这会造成严重的水体污染，会毒杀包括鱼类在内的许多水中生物，机耕也会破坏鱼类产卵场所，对环境保护和水产业都将产生不利影响。三者除了矛盾的一面，是否还有一致的一面。如矮围蓄水养鱼不但有利于水产，而且有利于灭螺。

血防、生态与湖区畜牧业的矛盾。鄱阳湖地区水草丰盛，是天然的优良牧场，放牧牛、羊、猪等家畜是湖区的传统产业，是湖区人民的重要经济和生活来源。但牛、羊、猪等家畜粪便严重污染草洲，是湖区血吸虫病的主要传染源，血防要求禁止在草洲上放牧牛、羊、猪等家畜，三者矛盾显而易见。近期提出的封洲禁牧，在一定的时间禁止在草洲放牧牛、羊、猪，禁止人们在草洲上活动，既有利于血防，也有利于畜牧业生产，较好地解决了这些矛盾。

血防、生态与湖区草植业的矛盾。鄱阳湖地区草类资源丰富，如芦苇、藜蒿等，是造纸、肥料、燃料、牧料资源，有的有很高的开发利用价值。这些草类为钉螺的生存提供了良好的条件，要灭螺，铲除这些草类是灭螺必然采取的措施之一。但采取围垦、翻耕等灭螺措施，又会破坏这些草类资源。另外草类有保持水土的作用，破坏这些草类会破坏鄱阳湖的生态环境。寻求一种既能保护草类资源，保持生态，又能有效防治血吸虫病的策略是今后鄱阳湖地区血防的一个重点发展方向。

---

① 尹作民：《关于鄱阳湖综合治理利用中控制血吸虫病问题的商榷》，载江西省血吸虫病研究所、江西省寄生虫病研究所《寄生虫病防治研究》（内部资料），1982年编印，第2页。

第七章

21世纪初血防与湖区生态环境变迁

由于血吸虫病传播环节多，鄱阳湖地区自然环境因素复杂，20世纪八九十年代实施的以人畜化疗为主的综合血防措施未能控制疫情扩散。进入21世纪，全国包括鄱阳湖地区血吸虫病疫情出现反复，局部地区有螺面积持续上升，疫情明显回升，血防形势十分严峻。据不完全统计，2003年全国有螺面积达36.20亿平方米，较2002年的33.55亿平方米上升了7.9%，血吸虫病人69.27万，较2002年的67.68万上升了2.35%。[①] 这种情况的出现迫使人们不得不对以往"以人畜化疗为主"的血防策略进行反思，逐步认识到传染源控制或许能够从根本上阻断血吸虫病传播。正是在这样的背景下，进入21世纪后，鄱阳湖地区及时制定和实施了以传染源控制为主的血防策略。

第一节　以传染源控制为主的血防策略的出台

一　21世纪初湖区与血吸虫病有关的环境状况

21世纪头几年，鄱阳湖地区血吸虫病疫情明显回升，阳性钉螺分布范围扩大，患病人数居高不下，急性感染呈上升趋势，新疫区不断增加。据2011年6—7月对南昌县抚河入湖口附近、五星垦殖场外湖堤脚、赣江南支和赣江中支入湖口附近8个监测区域共59个监测点的检

----

① 卢金友等：《"平垸行洪、退田还湖"对血吸虫病扩散的影响及对策研究》，《长江科学院院报》2011年第1期。

测，鄱阳湖区水体血吸虫感染强度仍然高达0.17%。[①] 2003年全省有39个流行区，2318个流行村，流行村总人口442.66万人，有血吸虫病人约13万，晚期血吸虫病人5154人，急性血吸虫病126例。[②] 即使到了2008年，在经济高度发展的南昌高新开发区，仍有20块有螺洲滩，有螺草洲1851.33公顷，32个疫区村有慢性血吸虫病人658人，晚期血吸虫病人43人，人群血吸虫病发病率仍有0.12%，耕牛阳性率0.73%。[③] 可见21世纪初，鄱阳湖区的血防形势依然十分严峻，血防工作变得更加艰难和复杂。

2004年卫生部疾病预防控制司确定的鄱阳湖区未达到传播阻断标准的样本村有34个村：[④]

南昌高新区昌东镇钱岗村

南昌县南新乡丰洲村

新建县大塘乡综合村和联合村

新建县联圩乡丰云村和黄坛村

新建县椎舍乡蔓湖村和巩固村

进贤县三里乡三里村和雷家村

庐山区海会乡谷山村和青山村

庐山区姑塘镇姑塘村和邓桥村

永修县吴城镇丁山村和天同村

星子县蓼南乡黄鸠龙村、下边刘村和上边张村

彭泽县芙蓉乡良亭村

彭泽县芙蓉乡墩镇红桥村和湖西村

彭泽县马当镇和团村

---

① 黄潮清等：《南昌县血吸虫病易感地带水体感染性系统监测》，《中国血吸虫病防治杂志》2012年第6期。

② 卫生部疾病预防控制司：《中国血吸虫病流行状况——2004年全国抽样调查》，上海科学技术文献出版社2006年版，第49页。

③ 王小红：《2004—2008年南昌高新开发区血吸虫病疫情调查分析》，《江西科学》2009年第5期。

④ 卫生部疾病预防控制司：《中国血吸虫病流行状况——2004年全国抽样调查》，上海科学技术文献出版社2006年版，第563页。

瑞昌市流庄乡龙窝村、三源村和夏阪乡三眼村

余干县金山嘴乡合水村

余干县江埠乡花门村和大港村

波阳县莲湖乡波湖村和波丰村

波阳县三庙前乡马墩村

波阳县银宝湖乡鸣山村

波阳县凰岗乡富林村

这些样板村环境污染情况十分严重。2004 年卫生部疾病预防控制司组织人员对样板村的草洲环境状况进行了调查，发现样板村有螺草洲占草洲总数的 99.4%，样板村 90% 以上的耕牛放牧于草洲之上，人的粪便流放率达 31%，其中渔民粪便流放率 78%，牛粪流放率 78%，64% 的流放粪便直接污染草洲水体。① 显然 2004 年鄱阳湖区样板村草洲污染严重，疫情严重，主要传染源是牛，主要感染途径是接触疫水，疫水形成的主因是草洲牧牛，主要感染场所是草洲及周边水体。

不仅样板村环境污染严重，而且，从全湖范围看，与血吸虫病有关的环境状况也不容乐观。

首先是血吸虫病流行仍然很严重。2003 年江西省疾病预防控制中心组织的对江西湖沼型疫区不同年龄组 15453 人的血清检查，阳性为 2663 人，对 2580 人的粪便检查，阳性为 315 人，阳性率分别为 17.2% 和 12.2%；② 家畜血吸虫粪检结果为黄牛 4.42%，水牛 5.59%。③ 可见传染源数量多，分布广。

其次是湖区与血吸虫病有关的环境状况令人担忧。2003 年江西省疾病预防控制中心对江西湖沼型疫区环境各项指标进行检测，结果如表 7—1 至表 7—4 所示：

① 卫生部疾病预防控制司：《中国血吸虫病流行状况——2004 年全国抽样调查》，上海科学技术文献出版社 2006 年版，第 563 页。

② 同上书，第 568 页。

③ 同上书，第 567 页。

表 7—1　　　　　　　　　**不同类型环境钉螺分布情况①**　　　　（单位：公顷）

环境类型	环境面积	调查面积	查出有螺面积	阳性螺面积	环境处数	有螺环境数	阳性螺环境数
洲滩	2342	2226	1681	25	14	14	3
湖滩	561	265	177	11	9	4	2

表 7—2　　　　**各种不同类型环境钉螺密度和感染螺密度情况②**（单位：公顷）

环境类型	活螺出现率（％）	活螺密度（/0.1 平方米）	阳性活螺密度（/0.1 平方米）	钉螺感染密度（％）
洲滩	19.66	0.719	0.001	0.14
江滩	11.97	0.152	0.0004	0.26
湖滩	16.14	1.020	0.0027	0.27

表 7—3　　　　　　　**各种不同植被环境钉螺分布情况③**　　　　（单位：公顷）

植被类型	环境面积	调查面积	查出有螺面积	阳性螺面积	环境处数	有螺环境数	阳性螺环境数
草类	2800	2386	1706	1322	30	18	4
树林	309	309	300	23	1	1	1
其他	22.7	22.10	0.084	0	7	3	0

①　卫生部疾病预防控制司：《中国血吸虫病流行状况——2004 年全国抽样调查》，上海科学技术文献出版社 2006 年版，第 571 页。

②　同上书，第 572 页。

③　同上。

表 7—4　　　　各种不同植被环境钉螺密度和感染螺密度情况①（单位：公顷）

植被类型	活螺出现率（%）	活螺密度（/0.1平方米）	阳性活螺密度（/0.1平方米）	钉螺感染密度（%）
草类	18.50	0.728	0.0007	0.10
树林	16.72	0.412	0.004	0.96
庄稼	10.20	0.463	0.0002	0.05
其他	5.59	0.160	0.000	0.00

　　上述表明，21 世纪头几年鄱阳湖区病源污染环境依然十分严重，有钉螺面积大，感染螺密度高，人畜患病数量居高不下，疾病威胁人口多，鄱阳湖区依然是"绿水青山枉自多"。

二　21 世纪初鄱阳湖区血吸虫病疫情回升

　　进入 21 世纪，江西地方政府吸取 1998 年洪灾的教训，在鄱阳湖地区全面实施"退田还湖、平垸行洪、移民建镇"，过去许多靠围垦消灭了钉螺的地区被"平垸"和"退田"，逐步变为适合钉螺滋生之地；同时，世行贷款项目的停止，造成血防人才、物资和资金短缺；加上湖区人口流动增加、种植和养殖业结构调整等因素的影响，鄱阳湖地区血吸虫病出现了明显的回升态势。主要表现在：

　　一是钉螺密度出现反弹。随着"平、退、移"项目的推进，垦区原有居民迁出，相当一部分耕地逐渐抛荒，湖滩草洲逐渐变成了开放式湖滩草洲，演变成钉螺滋生的"乐园"。鄱阳湖部分平垸圩区局部草洲化严重，垸外湖滩草洲钉螺向垸内扩散，导致钉螺面积和钉螺密度增加。②监测结果表明，鄱阳湖区湖滩草洲活螺平均密度从 1997 年的 1.4087/0.1 平方米下降至 1998 年的 0.4679/0.1 平方米，2002 年又回

---

　　①　卫生部疾病预防控制司：《中国血吸虫病流行状况——2004 年全国抽样调查》，上海科学技术文献出版社 2006 年版，第 573 页。
　　②　林丹丹等：《鄱阳湖区地理环境与血吸虫病传播》，《中华流行病学杂志》2002 年第 2 期。

升至 1. 0125 /0. 1 平方米。[①] 有关通报显示：赣皖湘鄂四省 2003 年有螺面积比 2002 年的 33. 55 亿平方米上升了 7. 90%，高达 36. 20 亿平方米。以上表明，"平、退、移"项目实施后鄱阳湖区钉螺密度出现了反弹。

二是疫区人群感染血吸虫病人数上升。由于移民建镇后，多数农民仍然要不定期返回原地，在湖滩草洲上或其附近生产、生活，接触疫水就难于避免。因此血吸虫病再感染率仍保持在一个较高的水平上。据 2002 年在湖区 8 个县疫情监测结果报告显示，分别属于南昌县、进贤县和新建县的玉丰、爱国和红卫 3 个湖区重疫区村庄人群粪检阳性率显著上升，分别达 33. 08%、13. 67% 和 13. 38%。2003 年新增的流动监测点永修县松丰村，人群粪检阳性率达 36. 67%。[②] 这种情况不是鄱阳湖区特有现象，而是全国普遍现象，其他类似湖区在实施"平、退、移"项目后，血吸虫病人数也有明显增加。如资料显示，赣皖湘鄂四省在"平、退、移"项目完成的 2003 年，血吸虫病患病人数较 2002 年的 67. 68 万人增加到 69. 27 万人，上升了 2. 35%。[③] 多方面的数据表明，"平、退、移"项目实施导致了湖区血吸虫病感染人数的上升。

三是新疫情的出现。2003 年 8 月 25 日《南方日报》报道，当年全国血吸虫病疫情出现反复，主要表现在：钉螺扩散明显，阳性螺分布范围扩大，人畜感染危险增加；染病人数居高不下，局部传播严重，急性感染呈上升趋势；新疫区不断增加，部分已达标地区疫情严重回升，并逐步向城市蔓延。江西等 7 个省的 110 个县（市、区）尚未控制血吸虫病流行，有血吸虫病病人 81 万，晚期血吸虫病病人 2. 6 万，病牛约 6 万头，钉螺面积 35. 2 亿平方米，受血吸虫病威胁人口约 6500 万人。2003 年 8 月，央视《焦点访谈》记者在深入江西疫区调查后，指出：江西是血吸虫病重疫区，共有 37 个县、市、区 3274 个行政村流行此疫，尤以鄱阳湖沿岸 8 县为甚。[④] 2003 年余干县有急性感染血吸虫病 40

① 林丹丹等：《鄱阳湖区世界银行贷款后血吸虫病疫情分析及防治对策》，《中华流行病学杂志》2004 年第 7 期。

② 同上。

③ 陈贤义等：《2002 年全国血吸虫病疫情通报》，《中国血吸虫病防治杂志》2003 年第 4 期；肖东楼等：《2003 年全国血吸虫病疫情通报》，《中国血吸虫病防治杂志》2004 年第 6 期。

④ 赵世龙：《瘟神重临人间——血吸虫调查》，转引自《调查中国：新闻背后的故事》，中国方正出版社 2004 年版。

人，晚期血吸虫病病人 600 多人，血吸虫病患者 1.5 万人。都昌县有
14 个乡、镇流行血吸虫病，其中有 5 个村属一级重疫村，有慢性病人
近 2 万例，晚期病人 300 多例，病牛 500 多头。① 2003 年鄱阳县荣七村
等地发生了 8 起急性血吸虫病感染事件，为此鄱阳县人民政府启动了血
吸虫病应急处理预案。②

四是家畜感染率明显回升。随着"平、退、移"项目的实施，平
退堤垸退田还湖使原圩堤围垦区的湖滩草洲面积增加，这些湖滩草洲很
快变成了钉螺繁殖与扩散的理想场所，钉螺的分布面积因此而扩大。湖
区为了发展经济，在"平、退、移"项目实施之后，放牧家畜也有增
多，造成湖滩草洲野粪尤其是牛粪污染严重，给血吸虫病的流行带来隐
患。同时放牧地点因"平、退、移"而内迁，导致疫区范围扩大和家
畜感染的加剧。据报道，2003 年鄱阳湖平垸区家畜血吸虫感染率呈上
升趋势，黄牛、水牛感染率分别为 3.33%、4.45%，其中 1—3 岁年龄
组耕牛感染率高达 5.56%。③

面对严重的血防形势，江西省于 2004 年提出了《预防控制血吸虫
病中长期规划纲要（2004—2015 年）》，及时地将鄱阳湖地区的血防策
略由人畜同步化疗为主转变为以控制传染源为主，把血防工作的重点放
到粪便等传染源切断、有螺地带环境净化等工作上来。

三 以传染源控制为主的血防策略制定

为尽快遏制血吸虫病快速上升的势头，针对 21 世纪出现的血防新
形势，2004 年由江西省卫生厅、江西省发改委、江西省财政厅、江西省
农业厅、江西省水利厅、江西省林业厅六家单位联合制定了《江西省
预防控制血吸虫病中长期规划纲要（2004—2015 年）》，④ 提出了以传
染源控制为主的血防策略。文件指出，今后江西血防工作的总目标是

---

① 中央电视台：《血吸虫又回来了！》，《绿色家园》2003 年 第 12 期。

② 赵山山等：《2003 年上饶市急性血吸虫病暴发疫情报告》，《中国血吸虫病防治杂志》
2004 年第 6 期。

③ 卫生部疾病预防控制司：《中国血吸虫病流行状况——2004 年抽样调查》，上海科学
技术文献出版社 2006 年版，第 51 页。

④ 江西省人民政府办公厅文件，文号：赣府厅发〔2004〕69 号，发文日期：2004 年 9 月
20 日。

"巩固血防成果，防止疫情回升，压缩疫区范围，大幅度降低人畜血吸虫病感染率，在一切可能的地方消灭血吸虫病"。文件提出实现这一总体目标大致要分两步走：一是到2008年底，鄱阳湖区的南昌县、新建县、进贤县、都昌县、星子县、永修县、共青城开放开发区、鄱阳县、余干县9个县（区）达到血吸虫病疫情控制标准；以山丘型流行区为主的彭泽县和瑞昌市达到血吸虫病传播控制标准；庐山区继续巩固血吸虫病传播控制标准。南昌市高新技术开发区、德安县、九江县、湖口县、九江市经济技术开发区等已达到传播控制标准的县、市、区，要求达到血吸虫病传播阻断标准。二是到2015年底，南昌县、新建县、进贤县、都昌县、星子县、永修县、共青城开放开发区、鄱阳县、余干县等力争达到血吸虫病传播控制标准；彭泽县、瑞昌市、庐山区在期内达到传播阻断标准；已达到血吸虫病传播阻断的县、市、区，要继续加强血吸虫病监测，巩固和扩大防治成果。纲要提出了各阶段的具体目标：（1）在降低血吸虫病感染率方面。到2008年底，南昌县、新建县、进贤县、都昌县、星子县、永修县、共青城开放开发区、鄱阳县、余干县等县区各疫区行政村，居民粪检阳性率降至5%以下，家畜粪检阳性率降至3%以下，不发生或极少发生急性血吸虫病。彭泽县、瑞昌市、庐山区各疫区行政村，居民和家畜粪检阳性率降至1%以下，不出现急性血吸虫病，无儿童和幼畜新感染。到2015年底，南昌县、新建县、进贤县、都昌县、星子县、永修县、共青城开放开发区、鄱阳县、余干县等县以行政村为单位，居民和家畜粪检阳性率控制在1%以下。彭泽县、瑞昌市、庐山区无新感染的人和家畜。（2）在压缩流行区范围和钉螺面积方面。到2008年底，以山丘型流行区为主的彭泽县、瑞昌市钉螺面积较2003年下降98%以上，鄱阳湖区9个县的易感地带感染性钉螺密度较2003年下降50%以上，易感地带钉螺面积下降30%以上。南昌市高新技术开发区、德安县、湖口县、九江县、九江市经济技术开发区、上饶县、玉山县、丰城市以及11个尚未控制流行的县、市、区中的50个山丘型乡镇，消灭辖区内钉螺。到2015年底，全省所有血吸虫病流行县、市、区，消灭山丘型和垸内钉螺，垸外感染性钉螺密度力争降至0.0001只/筐以下。

为实现上述目标，文件在总结鄱阳湖区以往血防工作经验教训的基础上，提出一套以传染源控制为主的血防策略。这一策略主要包括以下措施和目标：[①]

1. 封洲禁牧。封洲禁牧的目的是净化草洲。文件规定到 2008 年底，在以家畜为主要传染源的湖区血吸虫病流行的县、市、区，以行政村为单位，家畜圈养普及率达到 50% 或沿湖村家畜圈养普及率达到 70%。到 2015 年底，在以家畜为主要传染源的湖区血吸虫病流行的县、市、区，以行政村为单位，家畜圈养普及率力争达到 100%。

2. 以机代牛。耕牛是血吸虫病的主要传染源，以机代牛主要是在血吸虫病疫区县大力推进农业耕作机械化，以机耕代替牛耕，以此减少耕牛数量，切断血吸虫病传播途径，降低疫病感染率，直至消除耕牛传染源的危害。

3. 改水改厕。文件规定到 2008 年底，11 个尚未控制血吸虫病流行的县、市、区和 9 个达到血吸虫病传播控制的县、市、区，要使 110 万人改善饮用水条件，其中疫区农村自来水普及率达到 70%；25 万农户用上卫生厕所，疫区农村沼气池或三格式无害化厕所普及率达到 70%。到 2015 年底，全省血吸虫病流行的县（市、区），农村自来水普及率达到 90%，农村沼气池或三格式无害化厕所普及率达到 90%。

4. 健康教育。根据文件要求，到 2008 年底，在血吸虫病流行区普遍开展血防基本知识宣传教育，全省所有血吸虫病流行区的中小学生血防基本知识知晓率和正确行为形成率达 90% 以上，家庭主妇达 80% 以上。到 2015 年底，全省所有血吸虫病流行的区中小学生血防基本知识知晓率和正确行为形成率达到 95% 以上，家庭主妇达到 90% 以上。

总体来看，以传染源控制为主的血防策略是一个优化环境的血防策略，无论是封洲禁牧、以机代牛，还是改水改厕、加强健康教育对环境都不会产生副作用。

---

① 江西省人民政府办公厅文件，文号：赣府厅发〔2004〕69 号，发文日期：2004 年 9 月 20 日。

第二节　封洲禁牧与草洲净化

一　封洲禁牧的主要依据

"封洲"是对人群而言，在封洲期间，任何个人和集体不论是生产或生活活动都不得进入或停留在有螺草洲中；"禁牧"是对家畜而言，在禁牧期间禁止家畜进入有螺草洲放牧。"封洲禁牧"不仅能保护人、畜免受感染，而且重在切断病源，净化草洲，使之有螺无害，从而达到控制湖区血吸虫病流行的目的。"封洲禁牧"控制大湖区血吸虫病流行有较为充足的理论依据。[①]

其一，湖洲野粪95%以上属畜粪，而且牛粪中虫卵数占野粪总虫卵数的95%以上，人粪及其他野生动物粪便内的虫卵数不及5%，因此耕牛的放牧管理是湖区血吸虫病防治工作中的关键环节。[②]

其二，近20年来，由于市场经济的变化，饲养方式也在发生变化，青壮年外出务工，农业种养结构调整，机耕代牛耕等多种原因，耕牛数量明显下降。距离远的耕牛已经很少下湖上洲放牧，减少湖洲附近耕牛下湖上洲放牧的时间，是完全有可能的。

其三，血吸虫感染有明显的季节性。鄱阳湖为过水性湖泊，洪水和枯水季节分明。每年4—5月至9—10月为洪水季节，洪水期间湖区一片汪洋，此时也正是血吸虫病的易感季节。从11月起至翌年2月为枯水季节，水退洲露，草洲连片，一望无垠，地面干燥，气温较低，钉螺多潜伏在湖草根部或土壤裂缝中，人、畜入洲接触疫水的机会较少，相对来说是安全或不易感染的季节。如果在洪水期"封洲禁牧"，在枯水期开封开禁，既可净化草洲，避免感染，又不会对人们利用草洲产生太大的影响。

其四，钉螺繁殖虽快，但寿命较短。根据对湖区钉螺生态的研究，钉螺的寿命，绝大多数为1年，感染性钉螺一般还不超过此限，上年出

---

① 刘玮等：《"封洲禁牧"控制我国大湖区血吸虫病的意义和实践》，《中国兽医寄生虫病》2004年第4期。

② 黄飞鹏：《鄱阳湖区切断传染源控制血吸虫病流行的研究》，1983年单印本。

生或在洪水季节感染的钉螺，一般在翌年的洪水期内便会自然死亡，如果在上一年阻断钉螺的感染，则下一年就可减少或避免感染。通过封洲禁牧控制病源入洲，第三年即可达到有螺无害的目的，至少可使新感染率达到最低限度。

其五，有些寄生虫病，现已基本得到控制，但其中间宿主并未完全消灭，而是通过宣传教育、改变卫生、饮食习惯或加强灭源措施而使中间宿主达到无害或基本无害化。这些成功的经验，可资借鉴。血吸虫病是一种环境性、行为性疾病，通过加强血防教育，减少人、畜与疫水接触，就会有明显的效果。

应该说，封洲禁牧血防措施，重在传染源控制和避免疫水接触，抓住了预防血吸虫病传播的关键环节，是符合湖区的实际情况、具有针对性和可行性的血防措施。

二　封洲禁牧的方法和效果

封洲禁牧的基本方法主要包括以下：[1]

定期封洲禁牧。鄱阳湖一般每年 4—10 月为涨水期，草洲或现或淹，属血吸虫病的感染高峰期；每年的 11 月至翌年 2 月底为枯水季节，这时气温低，洲面干，钉螺栖于草根或土壤缝隙中，相对来说属于安全期。定期封洲禁牧，即在感染期不让人、畜入草洲，安全期则允许人、畜进入草洲。在有螺草洲设立封洲禁牧"公告牌"，明确规定封洲禁牧的地点、范围、时间和要求。

政府制定封洲禁牧地方性法规，加强领导，依法实施。一般由县人民政府颁布《关于在湖区草洲实施"封洲禁牧"，加速控制血吸虫病流行的通告》，同时制定《湖区草洲"封洲禁牧"实施细则》，作为地方性法规执行。地方政府成立封洲禁牧管理委员会，明确职责，层层签状，同时各乡村制定乡规民约或村规民约等，以保证封洲禁牧落到实处。

广泛宣传，提高血防意识。通过广播电视、标语、发放宣传资料、

---

① 张孔德等：《封洲禁牧控制湖区血吸虫病效果观察》，《中国兽医寄生虫病》2003 年第 3 期。

讲座等多种形式，宣传血防基本知识和封洲禁牧的做法、要求和意义，做到家喻户晓、人人皆知。同时在湖区中、小学开展血防健康教育活动，增强全民血防意识和防护能力。

实行专管，严格考核。每块草洲确定一名专职看管员和2—3名义务协管员，草洲看管员须经乡镇管委会严格考核，由工作踏实、责任心强、威信高的老党员或老村干部担任，协管员由村组配备。管委会对看管员的工作情况进行经常性监督检查，并组织年终评比验收。

在封洲禁牧期间，转移放牧牛群地点，搞好饲养管理服务。草洲禁牧期间，牛群可转向丘陵山地放牧或圈养，并由当地兽医站负责提供饲养管理技术指导和服务。

鄱阳湖东北部的都昌县是当年封洲禁牧的重点试验区，从都昌县情况看，鄱阳湖区实施封洲禁牧，取得了良好的血防效果。

首先，从全县的情况看。都昌县有12个乡镇，人口26.5万，耕牛5555头，有螺草洲面积5192.4公顷以上。2001年初开始实施"封洲禁牧"，到2002年11月居民血吸虫病感染率由之前的3.05%降至1.32%，耕牛感染率由10.33%降至1.27%；草洲钉螺阳性率由之前的0.592%降至0.093%，阳性螺密度由0.0068只/0.11平方米降至0.0017只/0.11平方米。[①] 试验期间，没有发生急性感染和新感染病例，特别是7—14岁高感染年龄段的学童和两岁以下的小牛未发生新感染。全乡人、畜、螺3大指标均达到国家控制血吸虫病传播的标准。[②]

再从细部观察，都昌县多宝乡的范垅洲，是一块面积达185.53公顷的草洲，2000年开始实施"封洲禁牧"，至2002年11月，居民血吸虫病感染率由1999年的2.7%降至0.56%；耕牛感染率由1999年的4.9%降至0.14%；草洲阳性螺密度由1999年的0.01488只/0.11平方米降至0.00011只/0.11平方米；草洲野粪100份及33只小白鼠疫水测

① 张孔德等：《封洲禁牧控制湖区血吸虫病效果观察》，《中国兽医寄生虫病》2003年第3期。

② 王小红等：《不灭钉螺（封洲禁牧）控制大湖洲滩血吸虫病的研究》，《中国血吸虫病防治杂志》2003年第4期。

定全为阴性。①

　　可见实施封洲禁牧后，草洲上的感染性钉螺密度和居民粪检阳性率均呈逐年下降趋势，防治效果显著，的确起到了净化草洲的目的。

第三节　以机代牛与切断主要传染源

一　以机代牛的必要性和可能性

　　耕牛是血吸虫病传染的主要传染源，它的粪便及流动性是疫区血吸虫病反复感染的主要原因。从源头上切断血吸虫病传播途径，以机代牛是有效措施之一。进入 21 世纪后，在鄱阳湖地区实施以机代牛具有必要性和可能性。

　　从必要性看：血吸虫病是由血吸虫在人体和动物体内寄生所引起的疾病，它是由随人或动物粪便排出的虫卵，入水后在适宜的温度下孵化出毛蚴，钻入钉螺体内寄生发育成尾蚴，再进入水中而致该水域为疫水，一旦人或动物接触疫水就会感染致病。耕牛是鄱阳湖农业的主要生产动力，加上鄱阳湖地区港汊、湖泊众多，水草肥美，是理想的耕牛放牧之地，而这些地方又是钉螺最佳的栖身之地，耕牛一旦进入这些地方就有被感染的危险。由于牛的流动性大，活动范围广，会将黏附于其身上的钉螺带到其他水域，特别是牛的粪便携带血吸虫卵更多，它会通过多种途径使疫区面积进一步扩大。可以说一头耕牛就是一台血吸虫病的播种机，以机代牛可达到三个目的：一是淘汰耕牛，使之退出农业生产环节，减少耕牛传播血吸虫卵的机会，这是控制耕牛这个主要传染源、切断血吸虫病传播途径的重要措施。二是以机耕代替牛耕，可减少农民下田劳动、与疫水直接接触的机会，从而能有效预防血吸虫病。三是"以机代牛"也是美化环境的需要。耕牛放牧踏坏田埂，毁坏庄稼、花草、树木，特别是随地大小便，污染水源和居住地环境。许多农民为了防止耕牛被盗，将耕牛圈养在家里，长期人畜同居，生活环境极不卫

---

　　①　王小红等：《不灭钉螺（封洲禁牧）控制大湖洲滩血吸虫病的研究》，《中国血吸虫病防治杂志》2003 年第 4 期。

生。因此，以机代牛是减少耕牛、切断血吸虫病传播途径、消除耕牛传染源的危害、保护生态环境、改善生活环境的有效途径。

从可能性看：一方面，农民对农业机械的购买力已经不是问题，随着社会经济的发展，江西湖滨地区的农村经济发展已经达到一定水平，农业机械的购买力大大提高。加上各级政府给予一定比例的购机补贴，农民购买农业机械的经济承受能力不成问题。另一方面，机械化耕作可降低农业生产成本。随着社会经济的全面发展，农村劳动力成本也在不断上升，机械化耕作的效率远比耕牛的效率高，而耕牛的耕作也必须要有人一块耕作才能完成。同时耕牛在农闲时间也需要人来饲养，所以无论从效率还是从经济成本角度来说都远不如使用农业机械划算。加上，从农业基础设施来看，鄱阳湖大部分疫区基本上是平原湖区，沟渠配套，地势平坦，作物连片，机耕道路畅通，十分适宜机械化耕作。应该说，到 2000 年以后，湖区的农业基础设施达到了较高水平，"以机代牛"的条件极为有利。

二　以机代牛方法

进贤县是采取以机代牛方法防治血吸虫病的典型县。2005 年上半年开始，进贤县三里乡爱国村、新和村和光辉村全面实施以机代牛措施，三个村的 2156 头耕牛全部宰杀或经化疗处理，同时政府为农户配备农机 488 台，培训农机手 500 余名，实现了耕作农机化。[①] 从三个村的情况看，在以机代牛的过程中，重点抓好了以下环节。

1. 宣传发动，营造氛围。血防人员一方面在群众中大力宣传血吸虫病的传播途径、对人畜的危害、预防和消灭血吸虫的方法、用农业机械替代耕牛的好处和作用等血防知识。另一方面发布最新适合血吸虫病疫区的农机产品信息，宣传国家购机补贴政策，让农民了解以机代牛、支持以机代牛、自觉参与到以机代牛血防综合治理行动中来。

2. 加强领导，成立由县政府办公室、农业、财政、银行、畜牧、农机、各乡镇等相关部门和单位组成的推进以机代牛领导小组，出台实

---

① 陈红根等：《鄱阳湖区以传染源控制为主的血吸虫病综合防治策略研究》，《中国血吸虫病防治杂志》2009 年第 4 期。

施方案，确定血防目标，制定实施步骤，明确职责，落实责任，合力推进。

3. 各级财政出资解决农民购买微型农机的补贴经费，鼓励农民在享受国家优惠政策情况下，踊跃购买微型农机。金融部门对科技示范户给予贴息贷款，优先安排购机补贴资金，血防办和畜牧局加强病牛和耕牛的治疗、预防和处置，农机部门积极建立农机服务网络，提高农机作业质量和作业效率。

4. 示范引导。通过不同形式和规模的农机现场演示会，扩大以机代牛示范效应，开展技术推广，鼓励农民淘汰耕牛，改进生产方式，实现农业生产全程机械化。

进贤县的做法在当时的湖区具有代表性，湖区其他地方在这方面的做法差不多。由于使用耕牛耕田耙地是鄱阳湖地区流传了几千年的耕作方式，是农民非常习惯的生产方式，要农民放弃耕牛不是一件容易的事情，所以只有耐心细致地做好农民的思想工作，才有可能真正做到以机代牛。

三　以机代牛效果

各地试点结果表明：实行机耕代替牛耕，同时对其他家畜实行圈养，既可以消除牛粪及其他家畜粪便污染有螺草洲滩地，也可减少人畜接触污染疫水的机会、防止畜源性传染源入水，同时还可以减轻劳动强度，提高耕作效率，是一项科学有效的防控血吸虫病措施。

2004—2010 年血防工作人员在进贤县三里乡的爱国村、章家村和罗家村三个试点村进行了以机代牛效果调查，其结果如下。[①]

草洲螺情变化情况：以 30 米×20 米系统抽样法对草洲进行螺情调查，2004 年和 2005 年在草洲上均查获了感染性钉螺。2005 年全面实施以机代牛后，2006—2008 年仍能查到少量的感染性钉螺存在，但其密度逐渐下降。到 2009 年和 2010 年 5 块草洲未再查到感染性钉螺。

居民病情变化情况：2004—2010 年 3 个自然村每年秋季均采用 1

---

① 王鑫英等：《进贤县以机代牛后血吸虫病传播因素调查》，《中国血吸虫病防治杂志》2012 年第 6 期。

粪 3 检法对居民开展粪检查病。居民粪检阳性率各年分别为 11.35%、7.32%、1.76%、0.53%、0.23%、0 和 0，呈逐年下降趋势，2009 年和 2010 年均未查到粪检阳性病人。

草洲野粪感染情况：2004 年以前，草洲上发现的野粪不仅数量多，且阳性感染率高。2009 年在草洲上发现的野粪有人粪、牛粪、猪粪、兔粪、狗粪、鼠粪等种类，其中以牛粪分布为最广，共捡获各类新鲜粪便 41 份，其中牛粪 16 份、兔粪 12 份、猪粪 8 份、鼠粪 2 份、人粪 2 份、狗粪 1 份，数量已不是很多，且经实验室孵化检测，均为阴性。

以上三种数据说明全面实施以机代牛后，居民粪检阳性率均呈逐年下降趋势，到 2009 年和 2010 年，居民和动物的粪检阳性率都降为 0，防治效果显著。

尽管如此，湖区部分草洲仍有牛、猪等家畜放牧，并以相邻地区的外来家畜居多，同时还发现有较多的野兔、鼠等野生动物活动。这一情况提示我们，当一地实施以机代牛后，一是需要关注和解决好异地家畜的输入问题，要加强对外来牛和复养牛的监管力度，只有这样才能发挥和巩固以机代牛取得的防治效果。二是草洲上有大量的野兔、野鼠分布，它们有可能成为切断家畜传染源之后湖区新的传染源因素，因此应引起重视。三是当地以捕鱼为生的人员较多，渔民粪便污染水体现象时有发生，其粪便无害化处理有待加强，要针对当地渔民较多的情况，加强重点人群粪便监管工作，最大限度地控制和消除当地血吸虫病的传染源。

第四节　改水改厕与湖区人居环境改善

一　改水改厕在血防中的作用

阳性粪便、感染性钉螺和含有尾蚴的疫水是血吸虫病流行传播的 3 个关键因素。含有血吸虫卵的粪便是源头，被粪便中虫卵感染后的钉螺成为中间桥梁，纵横交错的江湖沟渠水网构成血吸虫感染人类的场所。因此，除了灭螺之外，安全用水和粪便无害化处理是血防的关键环节。然而由于种种原因，鄱阳湖区粪便一直没有得到有效的无害化处理，疫水遍地皆是，这是造成湖区血吸虫病流行的重要原因。首先，湖区居民有的直接把粪便倒入江河水中，或在江河池塘中洗刷马桶，粪水随水道辗转流入江河湖泊，使之成为疫水。其次，湖区粪缸粪坑数量庞大，比比皆是，不仅臭气熏人，有碍清洁卫生，而且这些简陋的粪缸粪坑，每遇降雨，便溢出外流，使血吸虫卵得以大量进入自然水源，滋生繁衍，污染水源。再次，湖区农民有使用生粪肥田的传统，未经任何处理的粪便，直接施用于水稻田中，粪便中的血吸虫虫卵遇水很快孵化出尾蚴，并随水漂流，这样的水稻田及靠近水稻田的河渠逐渐成为最易感染血吸虫病的地方。最后，渔民、船民既是血吸虫病的受害者，也是血吸虫病的传播者，他们直接把大小便排泄到水里或者用马桶大小便，然后把粪便倒进水中，他们所有的用水基本上直接取自河中，是同疫水接触最频繁的人群之一。另外，因家畜散放，野粪数量大，散布广，牛粪直接拉在草洲上或湖水中，使鄱阳湖区许多水域中的水，成为含有尾蚴的疫水。改水改厕的目的就是要以干净的水作为生活生产用水，尽量使人们避免同疫水接触，通过适当方法，科学处理粪便，杀灭粪便中的血吸虫虫卵，然后作为自然肥料施用到农田。改水改厕既从源头上控制了传染源，彻底改变湖区那种臭气熏天、疫水遍地的境况，又能减少污染，改善卫生条件，从而使湖区既有优美的环境，又有安全的生态。

二　安全用水

接触污染的疫水是人、畜感染血吸虫病的唯一途径，因此，安全用水、避免与疫水发生接触是防控血吸虫病的重要措施之一。在长期的血防工作中，疫区主要采用了以下几种改水方法。

1. 开挖卫生井。在河边或溪边开挖浅井，使河中或溪中的疫水通过土壤自然过滤后渗入井中，这样成为无尾蚴的水。浅水井要筑高井台，以防尾蚴或钉螺随雨水流入，浅水井要有井盖和公用吊桶，应离厕所或粪池30米以上，以免井水受到污染，保持饮用水和生活用水卫生。

2. 打压水机井。在农家院子里，选择适当的地方，先用铁锹挖一个"V"字形坑，然后用机器垂直地挖掘，直到掘到地下水层为止，待水澄清后放入取水钢管，钢管的地上部分用水泥固定，钢管顶端安装手压泵即可取水。在湖区压水井水量大，可满足农民一家饮用、洗衣、洗菜、洗澡等生活用水，避免因生活用水与疫水接触。

3. 分塘用水。在血吸虫病疫区不具备打井的地方，实行分塘用水，做到家畜饮水与居民生活用水分开，确保用水卫生。一般的做法是，居民生活用水之塘，确保家畜不接近，家畜下塘之地确保居民不下塘。或选用无钉螺的水塘供家畜用水。如所用水塘有钉螺和杂草，则采取有效措施消灭钉螺，确保供家畜使用水塘的水，不流到其他地方。

4. 建农村自来水厂。在血吸虫病疫区，人口密集、家畜饲养量大的村庄，有计划、有步骤地兴建农村自来水厂，根据地形、水文、水质等方面的情况，确定厂址。自来水的水源一般用地下水、无螺区泉水等，如是江、河、湖地面水源，必须在江河湖的深处取水，经常检测水质是否符合国家饮用水标准，使疫区群众不会因饮用、洗衣、洗澡等生活用水而感染上血吸虫病。

三　无害化厕所

鄱阳湖区血吸虫病之所以大规模传染，与人畜粪便污染水源密不可分。牛粪通过封洲禁牧、以机代牛等方式加以控制后，人的粪便成为血吸虫病重要的传染源。从源头收集人的粪便并将其无害化，是防止血吸虫卵污染环境、控制血吸虫病传播的重要措施之一。厕所是最基本的卫生设施，也是提高人的粪便无害化处理率、防止粪便污染环境、控制传染源的主要措施，对改善疫区农村的卫生条件、保障人民群众身体健康和生命安全具有重要意义。因此，建无害化卫生厕所，提高农村卫生厕所普及率，成为21世纪初鄱阳湖区防控血吸虫病的又一项重要措施。当时国家有关部门推荐的卫生厕所类型主要有6类：三格化粪池式、双瓮漏斗式、三联沼气池式、粪尿分集式、完整下水道水冲式、双坑交替式等。各地群众根据水源类型、水处理方式、消毒情况、供水范围、覆盖人口等情况，选择适宜的厕所类型，积极开展农村改厕工作。

渔民、船民是湖区防控工作中的难点，其流动性大，接触疫水的机会多，有的粪便直接流入湖中。政府要求渔民、船民在船上建有底厕所，并对收集的粪便集中进行无害化处理。这一措施能有效地阻断渔民、船民粪便对水环境的污染。

建设沼气池是改厕的一项重要内容。发展沼气事业可使粪便无害化，从而达到阻断血吸虫病病源传播的目的。建沼气池之所以能阻断人、畜血吸虫病病源传播，原因有三：（1）沼气池是一个密闭的厌氧环境，会产生大量有机酸和游离氧离子，这样的环境能够杀死活的血吸虫虫卵；（2）沼气池在发酵过程中会分泌大量新的蛋白酶，具有消毒灭卵功能；（3）沼气池本身也是沉淀装置，血吸虫虫卵将被滞留在沼气池内至少半年以上才会随沼渣取出，用作肥料，此时血吸虫卵早已死亡。

在建设沼气池基础上，湖区进一步提出"三废入池"。三废主要是指人畜粪尿、垃圾及厨房废水。三废一并进入沼气池后，血吸虫卵在池中废物发酵过程中自然死亡，沼气可为生活提供能源，沼液、沼渣则成为农作物的有机肥，不仅起到了杀灭血吸虫虫卵、切断传染源、控制病源传播作用，也为农村解决了部分能源，是一项可持续发展的民生工程，值得推广。

在改水改厕和发展沼气的同时，各地结合农村爱国卫生运动，大力开展生态家园建设运动。通过农村环境卫生综合治理、整治村容村貌、建农村自来水厂、建卫生厕所、兴建沼气池等活动，达到了改善农村环境卫生的目的。

四　改水改厕的效果

长期以来，我国农村与发达国家农村在环境卫生方面的最大差距，就在于对人、畜粪便缺乏管理。未经处理的人、畜粪便内的大量病微生物，既传播了疾病，对人民群众的身体健康造成严重威胁，也严重影响了人类赖以生存的生态环境。有学者强调，"血吸虫病与不卫生的粪便处理和缺乏安全水源密切相关；改善基本的环境卫生可使该疾病感染率降低77%以上"。[①] 从各地实践情况看，以粪便管理为核心的改水改厕和大办沼气等方法，其血防效果是明显的。以沼气池建设为例，据中国疾病预防中心在江西等4省的抽样调查，在血吸虫病流行区，农户建沼气池，将厕所、猪圈与沼气池连通，粪便自动流入池内，在粪液静止状

---

① 王陇德：《中国控制血吸虫病流行的关键是管理好人畜粪便》，《中华流行病学杂志》2005年第12期。

态下，血吸虫卵或沉降于池底或浮于表层粪皮中，无法进入出料池，在沼气厌氧发酵和粪液中高浓度氨的作用下，血吸虫卵死亡率在 7 天至 22 天内可达 98％以上。[①] 改水改厕和大办沼气不仅对防治血吸虫病有显著的控制作用，而且，对于改变鄱阳湖区农村脏、乱、差的环境面貌效果也很好。改水改厕实施之后，过去那种粪坑到处有、粪便随处倒、污水四处流、人们生活在疫水的包围之中、频繁与疫水接触的状况有了明显的改善，居民的居住环境质量明显提高，一个舒适、健康、安全的人居环境正在形成之中。

第五节　健康教育的血防效果

一　行为疾病要靠行为控制来解决

根据疾病控制原理，人类的行为在血吸虫病传播中起着重要作用。血吸虫病是由于人们的不健康行为所致。这些行为包括：通过各种方式接触疫水、随地大小便、没有参加血吸虫病检查或患病后未能及时治疗等。人和疫水接触是血吸虫病传播的必备条件，如果人不和疫水接触，就不可能感染血吸虫病。人们只要自觉地避免与疫水接触，就能有效地防止被血吸虫病传染。因此，通过健康教育，在人们的思想上建立一个行为内约机制，一方面能够促使个体或群体改变不健康的行为或生活方式，尽量不与疫水接触，预防或避免血吸虫的感染；另一方面还可以使社会成员积极参与血吸虫病防治活动，而社会成员是否愿意积极参与血防活动，又是血防成功与否的关键。因为，血防是一项公共卫生事业，每个人都有传染和被传染血吸虫病的可能，人们必须共同组成一个合作整体，才有可能把瘟疫的危害降到最低程度。通过血防健康教育，提高疫区群众的防范意识，使群众知道血吸虫病是可以预防的以及如何保护自身不感染，从而增强群众参与血防活动自觉性、主动性和有效性，这种预防措施非常有效、经济，且完全具备可操作性。

---

① 李建：《粪便处理和农业利用与血吸虫病在长江流域的流行》，《长沙电力学院学报》2006 年第 4 期。

二　针对不同人群采取不同的干预措施

各地实践表明，血防教育要取得最佳的干预效果，关键是要根据接触疫水的方式和感染血吸虫病方式的不同，对不同目标人群采用不同的健康教育方式。

小学生接触疫水的主要方式是娱乐性的游泳和戏水，血防意识淡漠是他们感染血吸虫的主要原因。对小学生应利用教师威望，通过上血防课、放映血防录像、展示血防实物和张贴血防图片传播血防知识，讲授防护技术，示范穿戴防护器具和涂搽防护药品方法，使他们获得有关血防知识。在学校支持下，制定血防校纪班规，约束学生不卫生行为，对自觉不接触疫水或必须接触疫水时主动做好防护者给予表扬或奖励，否则批评或处罚。

成年妇女接触疫水的主要方式为生活性的洗衣，错误的血防价值观则是她们感染血吸虫的主要原因。健康教育必须针对其错误的血防价值观，才能取得较好的效果。虽然她们家中均有水井，然而妇女们认为用井水洗衣很麻烦，不如在鄱阳湖水中洗衣便利。健康教育时应重点向目标人群传递血吸虫病对妇女健康的危害和对家庭经济的影响，以及贪图一时方便而感染血吸虫将会付出沉重代价等方面的信息。从而使其树立"宁可忍受不便，也不要感染血吸虫"的正确血防价值观，不再用疫水洗衣。

成年男性接触疫水的主要方式是生产性接触疫水。当旧的生产方式还无法改变时，单纯应用健康教育降低该组目标人群血吸虫感染率似乎不太可能。这是因为在鄱阳湖区，农业的每个生产环节都必须与水接触，捕鱼更是离不开接触水。由于经常下湖接触疫水，多数人不能坚持做好个体防护，以致疫水接触率和血吸虫感染率居高不下。对成年男性应采取视听教育和技能培训教育方式，教育的重点是要提高他们血吸虫病预防的主动性和治疗的依从性。

三　健康教育的血防效果

健康教育在控制血吸虫病传播方面，也产生了良好的生态效果。据南昌市高新区的滁槎、尤口、太子殿三个片区的观察，2005—

2008年三个片区先后开展血防健康教育咨询服务活动5次，播放"送瘟神"国家行动DVD宣传片12场，发放血防宣传资料3万余份，刷写血防宣传标语110余条，发放血防宣传实用品3000余件，建造永久性血防警示牌12块，培训中小学老师和镇、村长300余人次，全区接受血防健康教育人群共达100多万人次。通过血防教育，群众增强了自我防护意识，5年来全区居民杜绝了血吸虫病新感染和再感染。①

从小学生情况看，江西省对鄱阳湖血吸虫病重疫区1993—1999年和2000—2007年分别应用"信息传播+防护技能培训+奖惩激励"和"信息传播+行为参与+行为激励"对小学生进行血防教育。据调查，教育后1年（1993）学生血防知识知晓率和血防态度正确率分别由教育前的8.99%、55.06%提高到94.38%、98.88%；疫水接触率和血吸虫感染率分别由教育前的14.55%、13.94%下降到1.87%、2.25%。教育后2—7年（1994—1999）学生疫水接触率和血吸虫感染率均较干预前显著下降。教育后8—15年（2000—2007）学生均无疫水接触者和血吸虫感染者。②统计数据说明，"信息传播+防护技能培训+奖惩激励"和"信息传播+行为参与+行为激励"教育方式可使重度疫区学生明显减少甚至可完全避免血吸虫病感染。

1994—2005年，江西省对鄱阳湖重度疫区成年女性采取了"血防价值观教育+防护技能培训"方式进行血吸虫病健康教育。据这一方式教育效果的13年纵向观察，教育后成年女性血防知识及格率和血防价值观正确率分别由教育前的55.34%和67.96%提高到84.85%和95.96%；疫水接触率由教育前的9.47%下降到4.94%；血吸虫感染率由教育前的19.42%下降到6.54%。③说明对成年女性采用的"血防价值观教育+防护技能培训"血防教育方式，效果也非常显著。

1992—2010年鄱阳湖血吸虫病重疫区对成年男性居民采用"血吸

①　王小红：《2004—2008年南昌高新开发区血吸虫病疫情调查分析》，《江西科学》2009年第5期。

②　陈海婴：《鄱阳湖血吸虫病重疫区学生16年健康教育效果纵向观察》，《中国人兽共患病学报》2008年第12期。

③　李东等：《重度疫区成年女性血吸虫病健康教育效果13年纵向观察》，《中国血吸虫病防治杂志》2008年第2期。

虫病化疗依从性干预+防护技能培训"方式进行血防教育。结果表明，教育后成年男性居民的血防知识知晓率、化疗态度正确率、疫水接触率和血吸虫感染率均有明显改变。干预 1 年后（1993 年）实验组居民血防知识知晓率由干预前的 67.35% 提高到 91.92%，化疗态度正确率由干预前的 56.44% 提高到 97.98%，化疗行为依从率由干预前的 46.46% 提高到 92.08%。干预 4 年后，多数成年男性患者肝、脾肿大及肝纤维化趋向好转和稳定，未见新发晚期血吸虫病人。干预 17 年后，目标人群血吸虫病化疗依从率均达 90% 以上。[①] 可见应用"血吸虫病化疗依从性干预+防护技能培训"血防教育模式，可显著提高重疫区成年男性居民血吸虫病化疗依从性，能有效控制成年男性居民病情和发病率。

第六节　以传染源控制为主血防策略的总体效果及存在问题

一　总体效果

鄱阳湖血吸虫病重度流行区进贤县三里乡是实施以传染源控制为主的综合防治措施的样板乡，据有关部门连续 6 年定期对 4 个沿湖村人群、钉螺、草洲、水体等变化情况的监测，结果为：[②]

人群血吸虫感染情况变化。4 个试点村人群血吸虫感染率均呈下降趋势。其中 2006 年开始扩大应用的黄家村，2007 年人群血吸虫感染率为 0，此后连续 5 年保持为 0；2007 年丰富村人群感染率较 2006 年下降了 77.24%，2009 年下降至 0，此后连续 3 年稳定为 0。2007 年开始推广应用的繁荣、曹门村 2008 年人群感染率分别较 2007 年下降了 82.33% 和 82.53%，此后均维持在 1% 以下。

急性血吸虫感染病例情况。实施综合防治措施前，4 个村每年均有急感病例发生，2003—2005 年分别为 1、1、2 例。实施综合防治措施后，试点村均无新发急感病人。

---

① 宋矿余等：《鄱阳湖血吸虫病重疫区成年男性居民 18 年健康教育效果观察》，《中国血吸虫病防治杂志》2010 年第 3 期。
② 曾小军：《鄱阳湖地区以传染源控制为主的血吸虫病综合防治策略中期效果评价》，《中国血吸虫病防治杂志》2012 年第 4 期。

水体感染情况。2010 年黄家牛洲、勾连洲分别解剖哨鼠 45 只和 41 只，结果均为阴性。2011 年黄家牛洲、勾连洲分别解剖哨鼠 34 只和 47 只，亦未发现血吸虫感染。

螺情变化情况。实施综合防治措施前，黄家牛洲和勾连洲共查出血吸虫感染性钉螺点 10 处，钉螺感染率分别为 1.89% 和 2.14%。实施综合防治措施后，两块草洲螺情逐年下降，黄家牛洲 1 年后、勾连洲 3 年后钉螺感染率和感染性螺点数均降为 0，此后均保持为 0。

进贤县三里乡 4 村连续 6 年定期监测结果表明，实施以传染源控制为主的综合防治措施减少了传染源，净化了草洲，压缩了疫区，的确优化了鄱阳湖生态环境。

二　存在的问题

如上所述，以传染源控制为主的综合防治措施，其血防效果是十分明显的。但是这一策略依然存在问题，在现实生活中有不少措施还不完全具备可操作性或者很难执行到位，正因为如此，鄱阳湖地区的血吸虫病至今还没有得到根除。

问题一：耕牛没有完全控制好。按"以传染源控制为主"血防策略要求，农村要以机代牛，耕牛应该趋于消失。但事实上，牛耕是湖区流行了几千年的生产方式，要农民放弃牛耕并非易事。据笔者调查发现，湖区许多地方农民依然在用耕牛耕田。加上封洲禁牧、以机代牛是以行政区为单位，不能禁止相邻地区的外来家畜进入草洲，湖区部分草洲仍有外来牛、猪等家畜放牧。另一方面随着市场经济的发展，人们对餐桌上的食品要求越来越多样化。牛肉因其味道鲜美，已成为餐桌上常见食物。而由于牛肉价格的不菲，有需求就会有供应，追逐利润的天性造成人们来饲养商品牛用于供应市场。鄱阳湖由于得天独厚的自然条件，是天然的优质畜牧场，目前许多商品肉牛在此放养，成为血吸虫病的重要传染源。

问题二：水上作业的人员的粪便基本未经处理直接入水。据笔者考察，因各种原因，对于长年在鄱阳湖捕捞的渔民产生的粪便基本未经处理直接入水。许多渔民是血吸虫病患者，具有传染性。造成这种局面的原因：一是血防部门没有宣传到位，应对每一条在水上作业的船都张贴宣传血防标语以及对粪便处理的操作规范告示等。二是没有相应的配套设施，比如对每一条船统一发放装粪容器，岸边修建公用厕所等。三是有关部门没有进行管理，没有对所有渔民都进行强制抽检。

问题三：对耕牛禁牧也没做到位。如今濒湖地区的人们饲养耕牛的主要方式仍然是放养。除了在夏季因湖水覆盖地过大外，其余时间放养地往往是选择在鄱阳湖区岸边草洲。这样做的原因是饲养成本低，这些草洲上的草不用付钱，而且面积广大，适合耕牛大面积放养。但正是因为这放养方式，为血吸虫病的传播提供了一个极为重要的路径。

问题四：健康教育功效还有待巩固。健康教育确实可以使疫区的人们增加对自身健康保护意识，但仅仅有这种意识还不够，他们自身的经济状况还必须达到一定的水平，这样人们才不会在明知下水肯定要感染血吸虫病的情况下，而仍然选择要下疫水去求财谋生。在疫区有些家庭如果不下水捕鱼，可能连温饱、小孩上学、就医等一些基本的问题都不能保证。这种情况下，大多数人不会过多地考虑身体的安危。加上血吸虫病对于生活在疫区、经常感染的患者而言，感染上血吸虫病后基本都是慢性血吸虫病。在短时间内，一般都不会有生命危险，也没有太多明显临床症状表现。所以说，从这个角度看，血吸虫病是一种贫穷病，贫穷患者首先要解决的是生存问题，明知有些行为有危险，他们也不得不去进行，教育对他们作用并不明显。

在这些客观和主观的因素下，湖区血吸虫病并没有得到彻底的控制，在一定区域范围还有很大的回升。这种情况不得不引起人们对半个多世纪以来的血吸虫病防治理念与策略进行反思。

第八章

新世纪湖区血防面临新的环境问题

进入 21 世纪，鄱阳湖区血吸虫病防治工作面临许多新的环境问题。"平垸行洪，退田还湖，移民建镇"项目的实施导致湖区血吸虫病反弹。三峡水利枢纽工程竣工后鄱阳湖区血吸虫病流行情况出现了新的变化。城市化、人口流动使湖区血吸虫病有扩散的风险。气候变暖引起的湖区环境变化，也有可能导致血吸虫病的流行范围扩大。这些问题的出现，使鄱阳湖区血防依然任重而道远。

第一节 "平、退、移"与血吸虫病防治

20 世纪下半叶鄱阳湖区经历了堵决复堤、大型国营垦殖场的出现、圩堤围垦快速发展的过程，鄱阳湖共被围垦了 1210 平方公里，接近明清至民国长达 500 多年的鄱阳湖区围垦总面积。2000 年与 1949 年相比鄱阳湖萎缩了近 1/4。1998 年长江流域发生特大洪涝灾害之后，国务院及时出台了"平垸行洪，退耕还林，退田还湖"的 12 字方针，目的是治理江河流域、根治水患和灾后重建。"平、退、移"的实施，使原垦区在洪水期间被水淹没，到枯水期废弃的圩垸内大量泥沙淤积，湖滩草洲相应扩大，丛生的杂草又成为钉螺的滋生地，有螺区域和钉螺密度亦随之增加，湖区血吸虫病出现了明显的反弹。

一 "平、退、移"的提出与实施

鄱阳湖犹如长江腰间的"宝葫芦"，担负着长江调蓄洪的重要任务。

1998 年长江流域发生特大洪涝灾害之后，江西省政府根据国务院的 12
字方针，结合江西本地的实际情况，制定了"平垸行洪，退田还湖，
移民建镇"项目的实施方案。方案规定，针对鄱阳湖区不同类型的地
区实施不同的"平、退、移"。（1）双退圩堤，圩内相应湖口水位 22
米（吴淞高程）以下或者同河段 20 年一遇洪水位以下的土地退还为水
域或者滩涂，圩内居住在相应高程以下的居民迁至圩外移民建镇。（2）
单退圩堤，圩内土地低水种养、高水还湖蓄洪，圩内居住在相应湖口水
位 22 米以下或者同河段 20 年一遇洪水位以下的居民迁出原居住地移民
建镇。（3）分蓄洪区，圩内居住在相应湖口水位 22.5 米以下的居民迁
出原居住地移民建镇。（4）堤外滩地，居住在相应湖口水位 22 米以下
或者同河段 20 年一遇洪水位以下的居民迁出原居住地移民建镇。（5）
地方政府积极性高，群众要求迫切，有条件安置移民的围垦区也可以移
民建镇。

　　实践中鄱阳湖区"平垸行洪，退田还湖"主要包括"单退"和
"双退"两种方式。"单退"是指退人不退田，实行"低水种养，高水
蓄洪"，一般洪涝灾害的情况下仍可进行农业生产，如遇大洪水则用于
分洪、蓄洪或行洪。"双退"是指退人又退田，平垸行洪，退田还湖，
恢复圩堤围垦前的地理面貌。"双退"则对现有圩堤进行平毁，圩内土
地不再耕作，还圩区为天然湖面。双退圩堤要施行扒口措施，分别在圩
堤上、下游段各设置一个扒口，保护面积在 667 公顷以上的圩堤扒口长
度 100—300 米，保护面积在 667 公顷以下的圩堤扒口长度不得少于 100
米，圩提的扒口深度为相应湖口水位 18.5 米。对位于河道的双退圩堤，
考虑到行洪作用，则不分其规模大小，均将现有圩堤全部拆毁至相应河
段警戒水位以下 2 米。[①]"单退"与"双退"由于性质不同，对行蓄洪
水所起作用也不同，"双退"可增加天然行蓄洪水的能力，而"单退"
通过防汛调度，当达到设计分洪水位时，破圩蓄洪，对一般洪水年份的
洪峰过程起调蓄作用。"移民建镇"原则上按照傍山移民建镇、傍堤移

---

　　① 江西省水利规划设计院：《江西省平垸行洪、退田还湖工程措施总体实施方案（修订
本）》，2002 年。

民建镇和分散安置三种方式实施。

　　鄱阳湖区"平、退、移"项目于 1998 年冬天开始，工期 5 年，到 2003 年全部完成。项目计划包括：1998 年冬到 1999 年春，湖区实施退田还湖的圩堤 180 座，还湖面积 599 平方公里，其中"单退"圩区面积 486 平方公里，"双退"圩区面积 113 平方公里；2003 年以前鄱阳湖区退田还湖圩堤共计 288 座，还湖面积 886 平方公里，其中"单退"圩区面积 721 平方公里，"双退"圩区面积 165 平方公里。项目采取"一次规划，分步实施"的方式进行。目标是 2003 年"平、退、移"项目完成后，鄱阳湖还湖面积 880 平方公里，增加蓄洪容积约 49.10 亿立方米。[①] 整个项目于 2003 年底实施完毕。

　　鄱阳湖地区"平、退、移"项目实施的防洪减灾综合效果主要体现在如下几个方面：（1）对长江沿岸的 46 座圩垸和鄱阳湖主支河道沿岸 134 座圩垸进行平退，分别恢复了长江主支天然河道 71.4 平方公里、478.4 平方公里，江河过水断面扩大、洪水下泄通畅，不但可以降低相应河段的洪水位，还可减轻对其上游河段洪水的顶托作用，相应提高了上游河段圩堤的防洪能力。（2）通过平退鄱阳湖区 288 座圩垸，增加了鄱阳湖高水位时湖面面积 885.6 平方公里，相应增加湖区蓄洪量 48.71 亿立方米。待鄱阳湖地区 4 个分蓄洪区完全建设完成后，按国家调度要求运用分洪时，还可在高水位时再增加鄱阳湖区蓄洪面积 537.7 平方公里，相应增加湖区蓄洪容积 26.24 亿立方米，可降低赣、抚、信、饶、修五河中下游洪水位，减轻沿江、河及鄱阳湖区重点圩垸的防洪负担及压力。（3）通过平垸行洪、退田还湖，使堤线缩短约 616 千米，可大大减轻防洪压力，节省防洪抢险和水毁工程修复经费及精力。（4）使得 247 座双退圩垸内的人民群众的财产不再遭受洪灾损失，221 座单退圩垸只有机遇性的种植损失，大大减少了群众的经济损失，减轻了社会和政府的救灾负担。（5）避免湖区人民伤亡和灾民流离失所给社会带来的动荡局面，有利于社会的安定。[②] 鄱阳湖地区"平、退、

---

　　① 唐冬梅、徐国新：《长江平垸行洪、退田还湖的建设情况与效果浅析》，《江西水利科技》2002 年第 4 期。

　　② 吴玉成：《鄱阳湖地区平垸行洪、退田还湖、移民建镇后防洪减灾态势》，《水利发展研究》2002 年第 12 期。

移"项目的实施，对长江总体防洪来说无疑是有利的，对于鄱阳湖地区今后防洪减灾的综合效果也是巨大的。但"平、退、移"项目实施给血吸虫病疫情变化产生的影响则是多方面的。

二　"平、退、移"可能使疫区范围扩大

鄱阳湖区无垸内型疫区，一般在筑堤或围垦3—5年后，垸内钉螺逐渐自然灭亡，无新生螺出现。1998年后鄱阳湖区实施"平垸行洪，退田还湖，移民建镇"后，湖区是否会演变为适合钉螺滋生的场所，并因此导致血吸虫病疫区的扩增和疫情的反弹，值得密切关注。

"平垸行洪，退田还湖，移民建镇"实施方式有两种，一种为单退，一种为双退。单退即退人不退田，在单退垸，保留土地耕种，只是将人员迁移出来，移民建镇于无螺安全区。洲垸采取堵口复堤，呈退居不退耕的状况。单退后影响钉螺和血吸虫病扩散的自然因素，如气候、水文、地貌、土壤、植被等并没有发生大的变化；人类农业等生产活动状况也没有发生大的变化，变化主要是人类的活动区域，即原来在垸内的人们退到安全区域居住生活，这种变化减少了人们接触疫水的机会，有利于控制血吸虫病的扩散。因此，单退垸一般来讲血吸虫病感染率并没有明显的增加，并且还有可能减少。但由于生产远离居住地，且需过江（湖），居民仍需不定期在洲滩上或洲滩附近居住生活，难以做到不接触疫水。随着平垸区居民的迁出，部分耕地逐渐抛荒，洲滩逐步演变为开放式湖滩而成为钉螺良好的滋生地。在实施"平、退、移"的过程中，湖区牛、羊等草食动物及放养家畜增多，造成洲滩野粪尤其是牛粪污染严重，给血吸虫病的流行带来隐患，加上放牧地点内迁等因素，最终有可能导致血吸虫病易感地带的扩增和疫区范围的扩大以及流行程度的加剧。[①]

双退即人、田均退，居民移民建镇于无螺安全区，原有垸堤扒开，平垸行洪，垸内在常年的高水位即有可能过水，被水淹没，洲滩淹没的

---

① 何加芬：《"平垸行洪、退田还湖、移民建镇"对长江流域血吸虫病传播的影响》，《国际医学寄生虫病杂志》2006年第4期。

水位随外江水位变化而变化。双退后影响钉螺和血吸虫病扩散的自然因素发生了变化，主要是水文条件的变化，即部分区域常年遭受水淹，使得垸内土壤含水率、植被等发生了大的改变，形成了有利于钉螺生存和扩散的环境，导致钉螺可扩散面积增加。由于自然环境变化，人类生产活动也由以前的耕种农业为主改为捕鱼为主，人们接触疫水的机会增加。同时由于农业可以直接改变土壤和植被状况从而改变钉螺生存环境，而渔业对于土壤和植被的改变能力较小。另外，双退后由于垸内卫生条件较差，人、畜粪便直接排向外洲，导致血吸虫虫卵入水和毛蚴感染钉螺的概率增加。因此在自然环境和人类活动共同作用下，双退垸的血吸虫病感染率和钉螺感染率明显增加。调查发现：双退平垸行洪后，鄱阳湖部分平垸圩区局部草洲化严重，垸外洲滩钉螺向垸内扩散，钉螺面积和钉螺密度大幅增加，部分废弃垸成为严重的血吸虫病易感地带。[①]

资料显示，至 2002 年底，江西省尚未控制血吸虫病流行的疫区主要分布在鄱阳湖区周围，鄱阳湖区仍有钉螺面积 7486.08 平方公里，患病人数 8.94 万，全省 95% 以上的有螺面积、血吸虫病患者集中于这一地区，病牛 3859 余头，约占耕牛存栏数的 3.06%，受疾病威胁的人口达 222 余万，防治任务十分繁重。[②] 此外，"平、退、移" 之后在某些区域出现新的流行态势。赣江流域新发现 11 块有螺草洲，邻村居民因此感染与发病；永修城郊发生急感和新螺点（6.87 平方公里），进贤 60 圩草洲有螺面积由 1995 年的 6.67 平方公里扩增至 2002 年的 267.80 平方公里，邻近居民感染明显上升，并出现儿童 "急感" 病例。据统计，2002 年江西省新查出有螺村 18 个，新发现有螺面积 953.41 平方公里，分别占全国新发现有螺村和新有螺面积的 41.86% 和 82.83%。[③] 显示 "平、退、移" 之后鄱阳湖区域血防形势依然严峻。

---

① 卢金友等：《"平垸行洪、退田还湖"对血吸虫病扩散的影响及对策研究》，《长江科学院院报》2011 年第 1 期。

② 林丹丹等：《江西省血防形势分析与防治规划探讨》，《中国血吸虫病防治杂志》2004 年第 2 期。

③ 同上。

第二节　三峡工程对鄱阳湖区血吸虫病防治的影响

　　三峡水利枢纽工程于 1992 年 4 月 3 日在全国人大七届五次会议上获得批准建设，1994 年 12 月 14 日正式动工兴建，2003 年开始蓄水发电，2009 年全面竣工。三峡水利枢纽大坝坝高 185 米，设计蓄水位为 175 米，汛期防洪限制水位 145 米，枯水期控制水位 155 米，相应水库库容为 393 亿立方米，防洪库容 221.5 亿立方米。根据工程设计需要，三峡水利枢纽工程每年 5 月至 9 月为泄流期，10 月至次年 2 月为蓄水期。而鄱阳湖流域的主汛期是每年的 5 至 6 月，而 10 月以后又是鄱阳湖区继伏旱后的秋冬干旱季节。因此，三峡水利枢纽以 5 至 6 月增加泄流量而 10 月以后又减少泄流量的方式运行，会对鄱阳湖区生态环境产生重要的作用，进而对钉螺、血吸虫病的扩散产生影响。

一　国内外类似工程的经验教训

　　埃及的阿斯旺水坝分为低坝和高坝。阿斯旺低坝修建之前，埃及血吸虫病流行区主要位于尼罗河三角洲，20 世纪 30 年代阿斯旺低坝的修筑使得埃及许多区域得以全年灌溉，但血吸虫病感染率却大幅上升，由 1934 年的 2%—20% 上升到 1937 年的 44%—75%。阿斯旺高坝始建于 1961 年，1970 年竣工。高坝的修建基本上解决了埃及全境农田的灌溉问题，[1] 但工程导致尼罗河三角洲血吸虫病扩散到埃及全国许多地区，血吸虫病的主要类型也从埃及血吸虫病转向曼氏血吸虫病。[2] 这就是说，埃及的阿斯旺水坝工程导致了血吸虫病的扩散。

　　安徽陈村水库，又名太平湖，电站大坝位于安徽黄山区与泾县交界处的青弋江上，是安徽省最大的人工湖。工程地质调查开始于 1957 年底，1982 年竣工验收。库区和坝址通水前 20 年间一直是血吸虫病非流行区，通水后至 1996 年有螺面积扩展到 9 万平方米，上下绵延 34 千

---

[1] 方子云主编：《生态与环境》，水利电力出版社 1991 年版，第 22—25 页。
[2] 中华人民共和国卫生部：《国际血吸虫病学术讨论会论文集》，1992 年编印，第 15 页。

米，支渠发现钉螺面积达 6.5 万平方米。1996 年调查发现钉螺感染率达 4%，1992 年干渠地区首次出现血吸虫病急性感染病例，1992 至 1996 年发现急性血吸虫病 5 例，慢性血吸虫病 184 例。[①] 陈村水库的建设也改变了库区生态环境，该区域从血吸虫病非流行区变成了流行区。

埃及阿斯旺水坝和安徽陈村水库说明，水库及其排灌系统的建成，改变了库区的生态环境，给血吸虫病的媒介——钉螺的繁殖和扩散创造了有利条件。加上库区流动人口活动日趋频繁，外来血吸虫病传染源输入的概率大大增加，加大了疫情大幅度上升和新疫情爆发的风险。

二　三峡水利枢纽运行方式对鄱阳湖水文的影响

鄱阳湖水位受赣江、抚河、信江、饶河（即鄱江）和修河五河来水与长江来水的双重影响。五河主汛期一般在 4—6 月，而长江主汛期一般在 5—10 月。五河汛期与长江汛期是否重叠决定着鄱阳湖的水位年过程表现为双峰型或单峰型。一般情况下，因为两个汛期时间跨度大，所以双峰型比单峰型较为常见。鄱阳湖第一个洪峰一般出现在 5—6 月，那是因为五河洪水到来；鄱阳湖第二个洪峰则由于长江洪水倒灌入湖而来，一般出现在 7—9 月。如果五河洪水延后，而长江洪水提前，两大汛期就重叠在一起，此时鄱阳湖水位过程表现为单峰型，很可能引发较为严重的洪涝灾害。三峡水利枢纽对鄱阳湖水位的影响，主要是通过调节长江流量而形成的，这在鄱阳湖洪水位和枯水位的影响不尽相同。在正常年份，鄱阳湖第一个洪峰一般出现在 5—6 月，而此时三峡水利枢纽正在增加泄流量来降低水位腾出库容以迎接长江洪水到来。三峡水利枢纽修筑前的有关资料显示长江干流来水会抬高鄱阳湖水位，6 月上旬湖口抬高水位的最大值分别为：大水年（1954—1955 年）1.08 米；丰水年（1964—1965 年）1.31 米；中水年（1956—1957 年）0.86 米；最小值>0.50 米。[②] 这就是说，5—6 月三峡水利枢纽的运行将抬高鄱阳

　　① 戴尚金等：《陈村灌区水利工程引起钉螺扩散和疫情变化的调查分析》，《中国血吸虫病防治杂志》1995 年第 6 期；张功华等：《三峡建坝对长江中下游江淮地区血吸虫病流行的可能影响》，《寄生虫病防治与研究》1997 年第 4 期。
　　② 胡细英、熊小英：《鄱阳湖水位特征与湿地生态保护》，《江西林业科技》2002 年第 5 期。

湖本来就已较高的水位。三峡水利枢纽 5—6 月的运行方式无疑会加大鄱阳湖区的防洪压力。2010 年夏季鄱阳湖长时间的持续高水位，也印证以上观点。持续高水位会加快钉螺的扩散，非常不利于血吸虫病的防治。

鄱阳湖处于枯水位时正是三峡水利枢纽的蓄水期，这无疑会加重鄱阳湖区的旱情。21 世纪以来，鄱阳湖水位连创新低，对湖区的生产、民众的生活及鄱阳湖湿地生态系统均造成了较大影响。但有关研究表明，三峡水利枢纽蓄水并非鄱阳湖区旱情发生的主要原因。有人以2006 年鄱阳湖枯水期为例，详细分析了三峡水利枢纽对鄱阳湖枯水位的影响。2006 年三峡大坝水位自 9 月 20 日的 135.39 米上升至 10 月 28日的 155.68 米，相应地，鄱阳湖水位（星子站）降幅介于 0.02—0.91米，枯水位的出现时间比平常年份大致提前了 10 天；实际上，由于当年夏秋两季四川和重庆的特大干旱影响严重，导致长江上游来水大幅减少，这对鄱阳湖枯水位严重偏低起了至关重要的作用。[①]

三   对鄱阳湖区血吸虫病防治的影响

从洪水期情况看，三峡建坝对鄱阳湖区血吸虫病防治的不利影响主要有二：一是导致疫区扩大。由于鄱阳湖每年 4—5 月开始涨水，6—8月达到高峰，湖滩草洲基本全被淹没。鄱阳湖地区是以湖滩草洲为主的湖沼型血吸虫病疫区，鄱阳湖有螺湖滩草洲大致有 8.13 万平方公里，其中感染血吸虫病风险极高的湖滩草洲约 1.67 万平方公里。有为数众多的病人、病牛等传染源。[②] 这里一直是我国血吸虫病流行最严重的地区之一，钉螺感染率高、传染源数量大。三峡水利枢纽竣工后，每年的5 月特别是 5 月下旬和 6 月上旬大坝泄洪，上游的泄水与本身高水位相结合，使鄱阳湖水位在这一时段迅速抬高，湖面扩大，感染钉螺和传染源可随水漂流到洪水到达的任何地方，从而使疫区得以扩大。二是加重湖区本身疫情。由于三峡建坝，6 月份以后，鄱阳湖滩草洲的浅水期将延长，浅水面积也会因此将扩大，感染螺密度处于上升时期。此时既是

---

①   李世勤、闵骞等：《鄱阳湖 2006 年枯水特征及其成因研究》，《水文》2008 年第 6 期。
②   朱宏富等：《三峡工程对鄱阳湖区农、牧、渔业的影响》，《江西师范大学学报》（自科版）1995 年第 3 期。

人、畜上洲的高峰季节，又是钉螺的繁殖期，湖滩草洲少量积水和浅水期的延长，使人畜接触疫水时间和机会相应增加，会加重鄱阳湖区血吸虫病的疫情。有人推算三峡建坝将使鄱阳湖区血吸虫病人每年净增10000例。[①]

从枯水期的情况看，三峡水利枢纽竣工后，湖水流速减缓，落差变小，这种水流情况十分有利于钉螺和血吸虫的生长和发育。湖水流速减缓，有利于湖区泥沙淤积，特别是三峡建坝后，上游来水大幅减少，鄱阳湖经常干枯见底，从而加速了湖滩草洲的发育和扩大。这不仅有利于钉螺的滋生和繁殖，还会使鄱阳湖区的草场扩大，草洲上人、畜活动增加，人、畜粪便对草洲污染也会加重，钉螺感染密度高，血吸虫病疫源地面积随之扩大，血吸虫感染率可能上升。有关调查结果显示：建坝后由于新近露出水面的江洲滩血吸虫病流行一般经由江洲滩露出水面—3至5年后植被生长—3至5年后钉螺滋生的过程。[②] 因此，三峡建坝后对鄱阳湖区血吸虫病流行造成的负面影响是显而易见的。

据陈红根等研究成果，三峡工程蓄水后对鄱阳湖血吸虫病流行的影响可见表8—1、8—2：

表8—1　2002—2005年鄱阳湖区12个县（市、区）人群血吸虫病疫情[③]

年份	病人数	急性感染数	晚期病人数
2002	94208	128	3174
2003	96841	106	2153
2004	98502	97	3182
2005	99405	114	3525

[①]　张绍基等：《三峡建库后长江江西段水位变化对鄱阳湖血吸虫病传播的影响》，《江西预防医学杂志》1995年第4期。

[②]　徐伏牛等：《江滩型地区血吸虫病流行因素及优化防治对策的研究》，《中国寄生虫病防治杂志》1996年第8期。

[③]　陈红根等：《三峡工程蓄水后鄱阳湖水情变化及其对血吸虫病流行的影响》，《中国血吸虫病防治杂志》2013年第25卷第5期，第448页。

表8—2   2002—2005年鄱阳湖区12个县（市、区）耕牛血吸虫病疫情[①]

年份	存栏数	检查头数	阳性数	感染率
2002	137013	66628	3890	5.84
2003	144915	74269	3499	4.71
2005	136627	64044	2893	4.52

上两表说明，三峡建坝后，鄱阳湖区血吸虫病患病人数有逐年增加的趋势，同时尽管实行了封洲禁牧，但耕牛感染率依然保持在4.52%以上。

总之，三峡工程蓄水运行后，鄱阳湖水文情势已出现了两方面变化，一是汛期与泄洪期重合，二是以低枯水位为特点的常态性改变。这两方面的水文情势的变化导致鄱阳湖钉螺在汛期大范围漂移以及部分以往长期淹于水下的低高程洲滩从泥滩转化为草滩，形成新的钉螺滋生地，并由此导致草洲面积和钉螺分布区域的扩大。这种情况已现端倪。都昌县周溪乡华桥村古塘绳草洲和门前草洲为相邻草洲，由于原泥滩部分演化为草滩，致使草滩面积由2005年的30.2公顷扩大至2007年的52.0公顷，新形成的草滩在2007年开始出现钉螺。湖口县的北汊凹、庙凹和座水凹等低高程湖岸汊滩分别在2006年、2008年和2012年复现钉螺，以及该县2013年出现成批急性感染，亦可能和近年的低水位使得这些低位洲滩的生态条件适合钉螺滋生有关。[②]

第三节   人口流动与湖区血吸虫病扩散的潜在风险

人口流动与血吸虫病流行有密切关系。一方面血吸虫病流行区人口向非疫区人口移动，可能引起血吸虫病人即血吸虫病传染源的扩散。另一方面如果非血吸虫病流行区的居民大量流入血吸虫病流行区，则可使

---

① 陈红根等：《三峡工程蓄水后鄱阳湖水情变化及其对血吸虫病流行的影响》，《中国血吸虫病防治杂志》2013年第25卷第5期，第448页。

② 同上书。

血吸虫病流行区易感人群增加，进而加剧疫区的疫情。随着社会经济发展和城市化进程加速，人口地域间的流动和农村人口流向城市将成为必然趋势，由此导致的血吸虫病扩散，给鄱阳湖地区血吸虫病防治工作带来新的课题，并已经成为我国血吸虫病防控中亟待强化的难点之一，值得我们高度重视。

一　湖区人口流动现状及趋势

人口流动是现代社会普遍存在的现象。随着城市化、工业化进程的加速，人口流动现象也将越来越普遍。在城市化、工业化过程中，必然出现大量的农村人口向城市集中，这部分人农闲时外出打工、经商，农忙时节回乡种田、收割，节日回到家乡与家人团聚，形成"民工潮"现象。寒暑假期间，学校师生度假，每年形成两拨数以百万计的流动"学生大军"。旅游业的不断发展，在旅游盛季，国内外宾客穿梭于山水、景点之间，存在大规模流动的"旅游人口"。由于中国经济发展不平衡，存在地区差距，经济欠发达的中西部地区人口流向经济较发达的东部地区在所必然。日益改善的交通运输条件，在客观上也推动着人口在地区间大规模流动。数据显示，2000 年第五次人口普查和 2005 年人口抽样调查时，我国流动人口已分别高达 1.44 亿人和 1.56 亿人，分别占总人口的 11.60% 和 11.90%。[①] 根据我国目前所处的阶段和国际经验，可以推断未来一段时期内，我国人口流动将更加活跃。

进入 21 世纪，整个江西省包括鄱阳湖区，人口流动呈现出规模日趋扩大趋势。江西人口向外省大量流动始于 20 世纪 80 年代中期，到1990 年第四次全国人口普查时有 29 万多人，90 年代以后开始激增，并逐渐形成一个庞大的流动人群。"五普"资料显示，到 2000 年 11 月 1日止，江西外出半年以上人口达到 368.03 万人，占全省直接登记的常住人口 4039.76 万人的 9.11%，外出人口总数仅次于四川、安徽和湖南，列全国第四位，但所占本省常住人口的比例却要高于上述三省，居全国第一。外出人口的来源地以乡村为主，流向为经济发达的东部沿海地区，并以近距离流动为主体。其中广东省最多，为 161 万人，占全省

---

① 陈天惠等：《我国人口流动研究综述》，《安徽农业科学》2009 年第 30 期。

外出人口总数的 43.78%；其次是浙江、福州和上海等周边地区。①

漆莉莉《江西流动人口规模的统计预测与分析》一文，利用已有的江西人口流动数据，描绘以往江西省人口流动曲线，建立了以往江西省人口流动分析模型，并在充分考虑未来影响江西人口流动的各种因素基础上，利用统计预测方法，从三种不同的角度预测了未来江西人口流动趋势。得到的结论是未来 35 年江西人口流动趋势如下：②

表 8—3　　　　　　　　　　江西省流动人口规模预测表　　　　　　（单位：万人）

年份	预测值（低）	预测值（中）	预测值（高）
2015	353.5	389.7	423.9
2020	355.0	395.0	435.6
2025	355.6	397.6	442.1
2030	355.8	398.9	445.7
2035	355.9	399.5	447.7
2040	355.9	399.7	448.7
2045	355.9	399.8	449.3
2050	356.0	399.9	449.6

显然，随着经济的发展，城市化进程加速，江西省包括鄱阳湖区在内的流动人口将必然趋于增长。

二　湖区人口流出与血吸虫病扩散的潜在风险

流动人口扮演着病源携带者的角色，如果他们已经是血吸虫病患者，就会直接将传染源输入非流行区和已控制地区，有可能使输入地区成为新的血吸虫病流行区，或造成血吸虫病的死灰复燃。另一方面，即使他们原来没有患病，但由于农村人口进入城市后，大多数人每年都要回家一两次，并且许多人在家乡从事农业生产劳动等接触水体的活动时

---

①　王建农等：《江西外出人口状况分析》，《数据中国》2004 年第 3 期。
②　漆莉莉：《江西流动人口规模的统计预测与分析》，《统计与信息论坛》2006 年第 2 期。

不加防护，这样就有可能在不知情的情况下感染血吸虫病，回到流入地后也有可能使流入地血吸虫病大规模流行。

上述可能性变成现实的必要条件是，居住地的气候比较适合钉螺生长，存在一定数量的钉螺，这样，当传染源和传播途径相结合时，就必然会造成血吸虫病流行。从现有情况看，鄱阳湖地区的人口流动主要是流向广东、江浙、上海等地，而这些地方原来就是疫区，有些地方虽然阻断了血吸虫病的传播，但仍存在适合钉螺滋生的生态环境。目前在江浙地区和珠江三角洲地区存在大量的适合钉螺滋生的空间，如有钉螺和传染源的输入，将可以导致血吸虫病的再度流行。以广东省为例，调查结果显示，2005 年至 2007 年广东省分布在粤东、粤西、粤北、粤中 4个区的外来流动人口中来自疫区的占 19.49%。来自疫区人群血吸虫抗体阳性率为 1.74%，血吸虫抗体阳性者血吸虫病患病率为 21.93%，调查人群总患病率为 0.38%，调查人群血吸虫病总确诊率为 0.05%。按此推算，广东省的外来流动人口中可能有血吸虫病患者 4 万例以上。[1]大部分患者的居住地区是水网地貌，目前依然存在大量的适合钉螺滋生的生态环境，如果钉螺和病人输入到一定的程度，将有可能导致该地区血吸虫病的流行传播。

近年在全国多个省份的非螺区发现钉螺，在一些已达到血吸虫病传播阻断标准多年的省份重新发现钉螺，已严重威胁当地血防成果的巩固。[2] 由于传染源和钉螺的输入造成血吸虫病的传播流行，形成新的血吸虫病流行区域的情况在国内外也均有报道。[3] 这说明湖区人口流出的确存在扩散血吸虫病的潜在风险。

三　湖区人口流入对血吸虫病传播的影响

鄱阳湖区自然资源非常丰富，尚有很多草洲、水面等资源尚未开

① 黄少玉：《广东省外来流动人口血吸虫感染状况的研究》，《华南预防医学》2008 年第 2 期。

② 郝阳等：《2004 年全国血吸虫疫情通报》，《中国血吸虫病防治杂志》2005 年第 6 期。

③ 吴昭武等：《黄石水库灌溉系统血吸虫病新流行区形成及防治研究》，《中国血吸虫病防治杂志》2001 年第 3 期。

发，且具有丰富的旅游资源，为此《鄱阳湖生态经济区发展战略规划》，将生态农业、畜牧业、水产养殖业、旅游业作为湖区的四大支柱产业。可以想象，伴随鄱阳湖生态经济区建设的开展，湖区社会经济都将发生较大改变，大量的外来资金、物流和人员会进入鄱阳湖区进行经济开发，这在促进湖区社会经济发展的同时，也为血吸虫病在湖区传播流行提供了可能。

随着未来鄱阳湖区具有湿地特色的水生作物、水体养殖、草食性动物养殖以及旅游业等替代产业的发展，原属湖区以外的人员会聚集湖区，从事生态农业、养殖业、畜牧业、旅游业的人口会不断增大，接触疫水人群数量和接触机会、强度等都将明显上升，疫区受血吸虫病感染威胁的人口将明显增加。另一方面，从业人员的流动性加强，如渔业、水上运输从业人员流动，家畜如牛、羊、猪远距离交易，藜蒿、芦苇等鄱阳湖特产跨境流通，都会把钉螺、感染性钉螺或传染源带入非疫区或已控制地区，使之成为新的疫区。

未来流入鄱阳湖区的人群，将主要从事生态农业、养殖业、畜牧业、旅游业的开发与经营，4个产业中无论哪个产业的从事人员，都存在传播血吸虫病的潜在风险。

从事以水生作物为主体的农业开发者，其生产、生活依然避免不了直接与疫水接触。由于鄱阳湖地区的农业生产，很大程度上依赖于湖区的天然气候、光照、降雨、地形等生态条件，因此，农业生产主要以水稻种植为主，而种植水稻使得农民时时接触到水，因为水稻从播种、犁田、插秧、蓄水、施肥直至收获，每一个过程都离不开农民双手双脚与水的接触。同时，水稻一般都是在春夏之交插秧，在7、8月间收割，对于多种双季稻的江西，意味着收获之后马上又要进行插秧，在这个时间段，也正是血吸虫尾蚴繁殖最活跃的时候，如果此时当地为血吸虫病疫区的话，农民就很容易因为接触疫水而感染血吸虫病。这在客观上增加了人们感染血吸虫病的概率。受农业生产力发展水平的制约，鄱阳湖区这种生产方式在短期内不可能得到根本性改变，加上堤垸废弃后，安全供水设施不复存在，预防措施还没有完全到位。因此，在鄱阳湖地区从事以水生作物种植为主的农业开发者，依然有感染血吸虫病的潜在危险。

　　旅游业的发展亦有可能导致血吸虫病扩散。鄱阳湖是我国最大的淡水湖，蕴藏着丰富的淡水、湿地、生物等自然生态旅游资源。在鄱阳湖生态经济区内，有国际重要湿地和没有受到污染的一湖清水。洪水期间这里碧波万里，犹如大海一般壮观；枯水期间，这里芳草萋萋迎风摇曳，被誉为"中国最美的草原"。秋末冬初成千上万只候鸟来此越冬，这里变成"候鸟的天堂"。目前鄱阳湖区每年都吸引着几百万以上的旅游者来此旅游、休闲。按照鄱阳湖生态经济区发展战略规划以及当前湖区旅游业发展态势，未来湖区的游客量将大为增加，旅客停留时间也更长。鄱阳湖区旅游业具有明显的"水、草接触"特点，由于湖区的传染源、感染性钉螺以及疫水在短期内都无法消除，因此，随着旅游业的发展，来此旅游的人有感染血吸虫病的危险和将病源带到其他地区的可能。

　　按照《鄱阳湖生态经济区发展战略规划》，水产养殖业将成为未来一段时期内鄱阳湖地区重点发展的产业。以往的经验表明，水产养殖业是血吸虫感染率最高、传播危险性最大的职业，未来随着湖区水产养殖业的快速发展，其从业人员也将相应增加，这也就意味着"血吸虫病高危人群"增加，同时这些人作为传染源，随着他们的四处扩散，最终会加剧血吸虫病的传播。

　　畜牧业的发展也有可能加剧血吸虫病的扩散。鄱阳湖洲滩面积巨大，植被茂盛，牧草资源丰富，是发展畜牧业的优良牧场。在未来鄱阳湖开发与发展过程中，利用湖区天然牧草资源发展畜牧业是必然选择。鄱阳湖畜牧业放养的传统畜种主要有牛、猪、羊等，这些畜种都是血吸虫的宿主，尤其是牛是湖区血吸虫病的主要传染源。牛、猪、羊等在草洲上放牧时，不仅可以感染血吸虫病，而且也在不断地从粪便中传播血吸虫卵，使草洲中长期形成血吸虫病的循环，即由牛、猪、羊等将病源传染给钉螺，再由钉螺将病源传染给人和畜。因此，未来湖区畜牧业的发展如果控制得不好，有可能会加速湖区血吸虫病流行。另一方面，由于家畜交易的频繁，则会造成血吸虫病的长距离扩散。

第四节　气候变暖对血吸虫病的影响

　　全球气候变化是当今世界面临的重大环境问题，其变化趋势是全球变暖和极端天气增多。气候变化会引起生态环境的一系列变化，是影响血吸虫病传播媒介的重要因素之一。血吸虫病是一种环境性疾病，因此，气候变化有可能对血吸虫病传播产生重大影响。

一　鄱阳湖流域气候变暖

　　近百年来全球气温正在逐步上升，特别到 20 世纪 80 年代，全球气温上升更加明显，其中高纬度地区比低纬度地区变暖明显，冬季比夏季明显，降水同时也发生了比较明显的变化。专家指出，1960 年以来，全球平均温度升高了 0.6℃，预计未来 50 年全球气温将继续变暖。[①]地球气候正在经历一次以全球变暖为主要特征的显著变化，同时我国气候也在变暖。1985 年以来，我国已连续出现 17 个全国大范围的暖冬。科学家预计 2020—2030 年我国平均气温将比 1990 年上升 1.7℃，到 2050 年将上升 2.2℃。[②]

　　鄱阳湖流域近百年来气温变化同全球和全国一样，呈波动上升趋势。根据已有研究成果，[③] 1961 年以来鄱阳湖流域气候变化，有以下七个方面的显著特征。

　　1. 年平均气温增高明显。鄱阳湖流域年平均气温自 1986 年开始呈现增加趋势，1990 年发生突变，进入显著性增温时期，20 世纪 90 年代平均温度比 1961—1990 年的平均温度高出约 0.27℃，而 1998 年增温幅度达到 40 年来的最大值，高出约 1.3℃。

　　2. 月平均温度增高显著。1986 年以来鄱阳湖流域全年有 8 个月份

---

　　① 马玉霞等：《全球气候变暖对人类健康的影响》，《环境研究与监测》2005 年第 1 期。
　　② 褚秀娟等：《气候变暖对血吸虫病传播的影响及相关研究技术的应用》，《中国寄生虫学与寄生虫病杂志》2009 年第 3 期。
　　③ 郭华等：《1961—2003 年间鄱阳湖流域气候变化趋势及突变分析》，《湖泊科学》2006 年第 5 期。

的月平均温度具有增加趋势，其中 6 月份和 12 月份的增加趋势较为显著；尤其是冬季温度自 1986 年以来，增温迅速而显著，1991—2003 年冬季平均温度增加 1.02℃。

3. 鄱阳湖流域气温变化趋势的空间分布。鄱阳湖流域气温显著增加的地区主要集中在北部，其中饶河流域气温增加趋势最为显著，其次为鄱阳湖区、信江流域中下游地区、抚河下游地区、赣江下游地区及修水中下游地区，而赣江流域中上游地区及抚河流域上游、修水上游变化并不明显。

4. 年降水量变化趋势。1961—1989 年平均降水量呈现振荡状态，并无明显趋势，但是在 1990 年发生突变后，降水量呈现明显上升趋势。1991—2003 年平均降水量比 1961—1990 年平均降水量高出 167.19 毫米。

5. 1991—2003 年的夏季平均暴雨量、平均降水量分别比 1961—1989 年的夏季平均暴雨量、平均降水量高出约 107.81 毫米、156.48 毫米，夏季暴雨频率增加显著，是夏季降水量增加的主要原因。

6. 1990 年代以来鄱阳湖流域大部分地区的夏季暴雨日数有所增加，在空间分布上，湖区北部、饶河流域、信江流域增加趋势更为明显。其中暴雨是夏季降水量增加的重要贡献者，继而导致年降水量突变增加。

7. 1991—2003 年鄱阳湖流域平均气温增高，降水量也在增加，说明鄱阳湖流域暖湿气候在加强。

总之，20 世纪 90 年代以来鄱阳湖流域不仅有气温逐年升高趋势，而且北部变暖明显，冬季变暖比夏季明显，夏季降水量显著增加。血吸虫病是一种环境病，气候环境的这些变化对血吸虫病传播产生的影响值得我们高度重视。

二　气候变暖对湖区血吸虫病传播的影响

钉螺是血吸虫的唯一中间宿主，在其生活史中，气候环境变化是十分重要的生态因子。血吸虫病的分布与温度、降水和湿度等自然条件密切相关，呈明显的相关性。气候变暖对血吸虫病流行影响，主要体现在以下方面：

第一，有利于钉螺和血吸虫的生长与繁殖。环境温度是钉螺十分重要的生态因子，其直接或间接地影响着钉螺的生长、发育、繁殖与分布。钉螺是一种狭温性动物，适宜钉螺生活与繁殖的温度为 20℃—30℃，过冷或过热均不利于其生存繁殖。[①] 冬季气温变暖有利于钉螺越冬，减少死亡率，缩短冬眠期，从而提高钉螺的密度。实验研究表明，温度变化对阳性钉螺尾蚴的逸出影响较大，20℃—25℃为尾蚴逸出适宜温度，当环境温度下降到 3.24℃ 以下时，钉螺将不能被血吸虫毛蚴感染。[②] 气候变暖可增强尾蚴的活性，使尾蚴逸出量增多，钉螺感染尾蚴的概率增高，人畜感染尾蚴的季节相对延长，从而加重血吸虫病疫情。

第二，气候变暖增大了钉螺向北扩散的可能性。随着气候变暖，能满足钉螺越冬的气候条件的区域将向北扩大。我国血吸虫病流行于 1 月份平均气温 0℃ 以上地区，主要原因是钉螺在冬季北方低温下，不能正常越冬，导致无法繁殖下一代。冬季温度变暖，以前制约钉螺生存繁殖的不利条件将会减弱，有可能导致钉螺向北扩散以及钉螺生存繁殖空间扩大。若钉螺扩散，且适宜钉螺滋生的其他条件满足，则存在钉螺北移的风险。因此，若干年后，全球气候变暖对钉螺的分布和血吸虫病的防治将带来挑战。

第三，气候变暖所引起的降雨量变化，也势必会影响到血吸虫病的传播。由于气候变暖，降雨量增加，水域面积增大，疫水面积也因之扩大。降雨量增加可促使血吸虫感染钉螺的机会及尾蚴逸出数量增多，使原血吸虫病流行区的流行范围和流行程度相应扩大和加重，从而对血吸虫病传播产生潜在影响。

上述情况为鄱阳湖区血吸虫病的传播历史所证实。根据已有研究成果[③]：1970—2008 年间，江西省年均温平均为 18℃，整体呈现上升的趋势；1970—2008 年江西省年均降水平均值 1626.14 毫米，整体亦呈

[①] 毛守白：《血吸虫生物学与血吸虫病的防治》，人民卫生出版社 1991 年版，第 299—300 页。

[②] 孙乐平等：《全球气候变暖对中国血吸虫病传播影响的研究》，《中国血吸虫病防治杂志》2003 年第 3 期。

[③] 余心乐：《基于气候变化鄱阳湖区钉螺时空分布特征研究》，硕士论文，江西师范大学，2011 年。

上升趋势，较年均温上升大。1995 年血吸虫病流行村人口数 394.8 万人，2008 年为 477.2 万人，流行村人口数与江西年均温、年降水相关性系数为 0.798582，湖区北面疫区的感染率较南面疫区的感染率上升趋势更迅速。这充分说明：鄱阳湖区血吸虫病传播与气候变暖呈现正相关性，气候变暖更适应血吸虫病中间宿主——钉螺生存发育，更适应血吸虫病的传播。

三 气候变暖导致水灾与血吸虫病扩散

正如上所述，进入 21 世纪以来，鄱阳湖流域气温逐年升高，降水量显著增加且集中在夏季。据研究 1991—2003 年的夏季平均暴雨量比 1961—1990 年的夏季平均暴雨量高出约 107.81 毫米。[①] 这种降雨情况，往往在夏季引发水灾。20 世纪 90 年代与 50 年代相比，洪涝灾害发生的频率显著增加。大的洪涝灾害在 90 年代就发生 3 次，即 1995 年、1996 年和 1998 年。1948—1998 年的 51 年内，年最高水位超过 21 米的共出现 5 次，其中 3 次出现在 90 年代；1988—1998 的 11 年间，鄱阳湖最高水位每年都在警戒水位 19 米以上；1992—1998 年的 7 年内，年最高水位超过 20 米的就有 5 年，比历史上任何时段都更为频繁。[②] 而 2003 年以后鄱阳湖夏季水灾更是频频发生：

2005 年 6 月 17 日至 22 日，江西省自北向南出现大范围连续暴雨、大暴雨天气，抚河流域和赣江中上游出现较严重的洪涝灾害。[③]

2006 年湖区附近 18 个县 161 个乡镇受夏季暴雨袭击，受灾人口 98 万人，倒塌房屋 566 间，农作物受灾面积 47 千公顷，成灾面积 23 千公顷，绝收面积 3.8 千公顷，直接经济损失 3.48 亿元。[④]

2007 年 6 月上旬，江西出现持续强降雨过程，强降雨使近百万人受灾，造成经济损失 2.4 亿元，8 人在洪灾中不幸遇难。[⑤]

---

① 郭华等：《1961—2003 年间鄱阳湖流域气候变化趋势及突变分析》，《湖泊科学》2006 年第 5 期。

② 闵骞：《20 世纪 90 年代鄱阳湖洪水特征的分析》，《湖泊科学》2002 年第 4 期。

③ 《江西日报》2006 年 1 月 20 日。

④ 《江西日报》2006 年 8 月 13 日。

⑤ 今视网，2007 年 6 月 13 日。

2008 年夏季强降雨主要在赣东北地区和南昌市。全省 22 县 186 个乡镇 41 万人受灾，直接经济损失 2.5 亿元。① 饶河发生 10 年来最大洪水，受灾 200 余万人。②

2009 年江西严重暴雨洪灾。截至 7 月 4 日 8 时，全省 390.4 万人受灾，倒塌房屋 5614 间，损坏房屋 8974 间；因灾直接经济损失 9.75 亿元。③

2010 年 8 月江西遭遇历史罕见暴雨洪水袭击，共有 1871 万人遭受洪灾，因灾死亡 26 人，直接经济损失超过 500 亿元人民币。④

很显然，1990 年代以来鄱阳湖夏季水灾频发与气候变暖、水循环加快引发的气候和水文过程变化有密切关系。

夏季水灾频发对鄱阳湖区血吸虫病流行产生三方面的潜在影响：

1. 造成钉螺扩散。洪水条件下，水流有可能将钉螺带到远离其原来滋生的地区，并在新的适宜环境中定居下来。因而，洪涝灾害常常造成钉螺和血吸虫病的分布区域明显扩大。水的涨落，提供了钉螺生长繁殖的良好条件，洪水的淹没，促进了螺卵的发育和孵出。洪水期间因堤垸溃决而导致钉螺扩散的情况屡见不鲜。洪水过后，大量泥沙沉积在某些湖段，使原有江滩面积不断扩大而成新涨洲滩，钉螺附着漂浮物借水流扩散，迁入新涨洲滩，繁衍成新螺区。当洪水淹没江滩易感地带时，钉螺久旱逢水活动频繁，大量释放尾蚴，水体范围变大，感染性最高，江滩感染性钉螺面积骤增。特大洪水溃堤后能够使溃破地区疫区迅速扩大，疫情持续加重。

2. 粪便污染加重，疫水范围扩大。得了血吸虫病的人畜，每次大便排出的虫卵当以万计，这些虫卵在粪便中的最低存活时间，夏季为 14 天左右，一旦进入淡水其存活期可以延长至 180 天左右。如天气温暖，虫卵遇水几小时内即可孵出毛蚴，钻入钉螺体内，经过两代无性繁殖，生成数千只尾蚴，脱离钉螺进入水中，伺机感染人畜。洪水期间，

① 大江网，2008 年 6 月 10 日。
② 中国新闻网，2008 年 6 月 11 日。
③ 温学松：《江西赣州市"2009.7.3"特大洪灾回顾与思考》，《中国防汛抗旱》2010年第 4 期。
④ 中国新闻网，2010 年 8 月 8 日。

水涨到家门口，许多人直接把大小便排泄到水里，或者用马桶大小便，然后在水中洗马桶，加上农村粪坑十分简陋，洪水期间容易被水淹没，一遇暴雨洪水，粪水漫溢，造成粪便中的虫卵入水，感染沟港中的钉螺。湖区有使用生粪肥田习惯，洪灾时往往又是农作物生长关键时期，为了抢农时，生粪入田数量较平时更多。由于生粪育秧肥田流行，因此水稻田以及靠近水稻田的河渠成为最易感染血吸虫病的地方。

3. 增加感染机会。在鄱阳湖地区，每年汛期基本上与双抢重合，人畜此时下水被感染的机会极高。洪水到来时，湖水上涨淹没田地，因抢割滩上田地里的水稻、油菜，或打湖草、捕鱼捞虾等活动，还会造成大批急性感染机会。灾后自救、抢种二晚、修补圩堤等活动，也增加了接触疫水机会。洪水期间居民又居住在被洪水所包围村庄，夏季天气热，居民生活用水及游泳消暑等接触疫水方式感染血吸虫病也非常严重。防洪抢险、生产自救使流动人口增加，加剧了血吸虫病的流行。尤其是居民点附近的一些钉螺密度较高、人畜活动频繁及污染较重的湖滩与草洲地区，是血吸虫病的易感地带。

21 世纪出现的这些环境问题，对鄱阳湖区血吸虫病流行会产生极大的影响，我们必须高度关注。

第九章

历史的经验、教训与未来战略

新中国成立以来鄱阳湖区人民在党和政府的领导下，历经 60 余年的积极防治，血防成绩卓著，但湖区血吸虫病也多次出现大规模的反弹，至今仍未得到有效控制，作为血吸虫病疫区的生态环境没有得到根本性改观，依然存在着血吸虫病感染、传播的危险性。我们必须在总结湖区血防历史经验教训的基础上，结合当前湖区血防的实际情况，探讨出科学合理的湖区血防未来战略。

第一节　新中国成立以来鄱阳湖区血防成就与经验

新中国成立以来鄱阳湖区血防工作大致经历了三个阶段：新中国成立初期至 20 世纪 80 年代是以"灭螺为主"的血防阶段；1985 年至 2004 年是以"人、畜同步化疗为主"的血防阶段；2004 年以来是以"控制传染源为主的防治"的血防阶段。三个阶段的发展演替，反映出党和政府在防治血吸虫病过程中对待自然环境态度的转变：从"征服"环境—向环境"妥协"—主动"尊重"环境的转变，表明党和政府对血吸虫病的防治策略越来越科学化。过去的 60 多年，鄱阳湖地区血防工作形成了许多成功做法，取得了举世瞩目的成就，积累了丰富的防治经验。

一　新中国成立以来鄱阳湖地区血防的三个阶段

新中国成立初期至 20 世纪 80 年代，鄱阳湖地区血吸虫病防治采取以灭螺为主的综合防治措施。因为钉螺是血吸虫的唯一中间宿主，消灭了钉螺，血吸虫的生活循环就被阻断，传播也就停止了。再者当时针对控制病源传播和防止人、畜接触疫水这两个环节没有更好的方法，治疗血吸虫病也没有安全、低廉和有效的药物，因此，要减轻血吸虫病的危害，只有发动群众灭螺。当时以"灭螺为主"的血防措施，大体可归纳为四种：一是大范围、大规模开展以水利和农田基本建设为主的灭螺措施；二是大面积药物灭螺；三是大规模开展查治病人、病畜；四是管水和管粪，个体防护和宣传教育等。这一阶段鄱阳湖地区血吸虫病防治取得了巨大成绩，表现为疫区面积大为缩小，病情显著减轻，尤其是在钉螺滋生面积比较局限、经济比较发达、人口密度较高的九江浔阳区、南昌市郊区等地，通过以灭螺为主，结合其他防治措施，达到了消灭血吸虫病的标准，有效地阻断了血吸虫病的传播。① 但是，消灭钉螺不仅耗资巨大，需要长期、反复进行防治，而且药物灭螺还会造成环境污染。这在钉螺分布广泛、滋生环境复杂、水位难以控制的鄱阳湖许多地方，在环境没有得到彻底改造之前，采取上述措施，要达到彻底阻断血吸虫病传播的目标十分困难。

　　1985 年世界卫生组织考虑了当时现实的情况，并根据已出现的新的安全有效治疗药物——吡喹酮，以及血吸虫病诊断技术和方法的发展和对血吸虫病生态学、流行病学的重新认识，提出了新的防治目标即以疾病控制代替以往的传播阻断，并提出了"以化疗为主"的血吸虫病控制策略。当时提出的防治策略重点着眼于人及人的行为。世界卫生组织专家提出引起血吸虫病传播的是人，而不是媒介钉螺，是人通过日常活动接触含有血吸虫尾蚴的水而获得感染的。因此，只有着眼于人及人的行为，才能防止水源污染和减少人与疫水的接触，从而达到预防和减少感染的目的。为此，世界卫生组织建议把血防工作的重点放在人的健康及健康教育上，重视人的作用和人畜的同步治疗。将防治血吸虫病分为三个循序渐进、逐步实施的阶段：（1）减少重症病人数；（2）降低感染率和感染度；（3）控制和阻断传播。随着全国血吸虫病防治策略的调整，鄱阳湖地区血吸虫病的防治措施也发生了很大变化。血吸虫病防治措施由过去的"以消灭钉螺为主"调整为"以人畜同步化疗为主，消

---

① 中共江西省委党史资料征集委员会：《江西党史资料——江西血吸虫病防治》第 37 辑，中央文献出版社 1996 年版，第 287 页。

灭易感地带钉螺和加强健康教育为辅"。防治目标也由过去"阻断传播"改为"控制疾病"，主要做法是综合治理、科学防治，引进世行贷款并鼓励全社会积极参与。这一防治策略的调整使鄱阳湖广大疫区的血吸虫病疫情得到进一步控制，血吸虫感染人数下降幅度十分明显。但以化疗为主的血吸虫病控制措施，虽然可迅速控制血吸虫病疫情，却难以控制再感染，无法巩固防治效果。主要原因是湖区生活习惯和生产方式，决定了人们不可能不再次接触疫水，从而造成重复感染。因此2004年前后，鄱阳湖地区血吸虫病疫情出现明显回升。①

　　21世纪以来，全球控制血吸虫病的总策略是减少疾病的危害，而不是消灭。2004年国务院制定了《全国预防控制血吸虫病中长期规划纲要》。纲要提出要把血吸虫病防治的重点由过去"以化疗为主"转移到"以控制传染源为主的策略"上来。在坚持"预防为主、科学防治、突出重点、分类指导"的原则下，根据不同的疫区环境和疫情特点，确定不同的防治目标，实施不同的综合治理措施。2004年江西省制定了《江西省预防控制血吸虫病中长期规划纲要（2004—2015年）》，之后鄱阳湖地区实施了"以控制传染源为主"的血防策略，其主要措施包括：（1）"封洲禁牧"，禁止人们上草洲活动，禁止在草洲放牧，目的在于切断草洲上的传染源，净化草洲；（2）实施"以机代牛"措施，提高农村劳动生产力与实现农业机械化相结合，逐步取代耕牛；（3）通过调整农业产业结构，将高位农田和荒地改造成适应市场需求的果园或其他生态经济林木，将低位农田改造成包括养殖珍珠在内的水产、水禽基地，以此扩大资源利用率，提高单位面积产值，同时减少耕牛数量及其在传播疾病中的比重；（4）通过实施矮围蓄水、养鱼、网箱养鳝等灭螺工程，消灭养殖区的钉螺，形成较好的隔离带；（5）通过"兴林抑螺"措施，在水位高的洲滩，大面积种植生态林，在低水位洲滩种植牧草，同时对不能改造的洲滩实施封洲禁牧，控制耕牛污染及钉螺滋生；（6）实施堤防灌排区的硬化，河道的整治，改水、改厕及建设沼气池等措施，改善居民的生活环境，降低感染血吸虫病的概率，阻断钉螺的滋生；（7）继续坚持人畜同步化疗，查病治病，降低急性

---

① 赵世龙：《调查中国——新闻背后的故事》，中国方正出版社2004年版，第338页。

感染率；（8）开展健康教育，增强居民血防知识，提高防病意识。目前"以控制传染源为主的策略"还在实施之中，这一策略的实施，对减轻疫情无疑起到了积极作用，但也只能减少疾病的危害，而不能消灭湖区的血吸虫病。

二 鄱阳湖地区血防成就

新中国成立以来，面对复杂的血防形势，鄱阳湖地区的人民，在党和政府的领导下，在查治病人病畜、压缩钉螺面积、控制传染源等多方面都取得了显而易见的成就，不仅总体上控制了血吸虫病的流行，而且每个阶段都能克服上一阶段的局限，取得新的血防进展。虽然至今鄱阳湖地区还未彻底消灭血吸虫病，但总的来说，新中国成立以来鄱阳湖地区血防工作的成就是巨大的。

1. "以灭螺为主"阶段的血防成就。鄱阳湖区钉螺滋生的洲滩面积辽阔，历史有螺面积14亿余平方米，疫区范围曾遍及沿湖16个县市284个乡（镇），患病人数34万，受血吸虫感染威胁的人数达250余万人。[①] 据新中国成立初期调查，近湖村民粪检阳性率大多超过30%，高的可达80%以上，每年有4万—5万人感染血吸虫病，其中，急感占3%—5%，耕牛、猪、羊等家畜感染率一般高于或接近当地居民。[②] 新中国成立以后，在省委和省政府的正确领导下，鄱阳湖区的血防工作，一直被疫区各级政府视为重中之重。通过1950年代的大规模调查摸底和积极查治，1960年代结合农业开发大面积围垦和堵汊灭螺，1970年代的大区域飞机药杀灭螺，以及1980年代的易感地带灭螺，至1992年底，全省共出动了1.2亿个劳务工投入查螺灭螺工作，全省的钉螺总面积由新中国成立初的14亿余平方米压缩到107.9万亩，共对2616万人进行了查病，查出病人192万人次，治疗174万人次，全省病人总数下降到27万人。已有余江等14个县市达到了消灭血吸虫病的标准，广丰等8个县市达到了基本消灭血吸虫病的标准。[③]

---

① 张绍基：《鄱阳湖区的血吸虫病问题》，《江西医药》1991年第4期。
② 张绍基：《中国鄱阳湖区血吸虫病今昔》，《中国血吸虫病防治杂志》1999年第4期。
③ 江西省地方志编纂委员会：《江西省卫生志》，黄山书社1997年版，第112页。

2. "以人、畜同步化疗为主"阶段血防的成就。1985 年开始，鄱阳湖区实施"以人、畜同步化疗为主"的血防策略。1993 年启动的世行血防贷款项目与国家"八五"、"九五"规划合轨并进，使鄱阳湖区的血防成就得到进一步巩固和发展。湖区血吸虫病疫情在 1993 年后的短短 5 年内发生了历史性的巨变。据 1997 年统计，血吸虫病感染率≥15% 的"一层村"，在 5 年内减少 51.1%，感染率介于 3%—15% 的"二层村"，减少了 35.7%，而感染率≤3% 的"三层村"，增加了 48.8%，一、二层村的人群平均感染率，分别从 1992 年的 16.6% 和 4.8%，下降至 1997 年的 5.8% 和 1.6%，降幅分别为 82% 和 63%，三层村从 1993 年开始，已无粪检阳性病例发现；耕牛感染率和洲滩感染性钉螺密度也有显著下降；疫区居民患病状况明显改善，即使在感染率降幅不大的疫区村，巨肝和巨脾的出现率，在实施吡喹酮化疗后也呈剧降趋势。[①]

但是，1998 年长江中下游特大洪水灾害后，国家开始实施"退田还湖、平垸行洪、移民建镇"等措施，使过去许多靠围垦消灭了钉螺的地区因为"平垸"和"退田"，而重新变为适合钉螺滋生之地；世行贷款项目的停止，使血防物资和资金严重短缺；另外受人口流动、种植和养殖业结构调整等因素的影响，21 世纪头几年，鄱阳湖区血吸虫病出现了反弹扩散的趋势，一些已经达到血吸虫病控制标准的地区开始出现疫情并呈上升趋势，有螺面积持续上升，血吸虫病人有增无减。[②] 这说明血防工作具有长期性和艰巨性。

3. "控制传染源为主"阶段的血防成就。针对上述情况，2004 年国务院制定了《全国预防控制血吸虫病中长期规划纲要》。据此江西省制定了《江西省预防控制血吸虫病中长期规划纲要（2004—2015年）》，这标志着江西省血防策略进入以控制传染源为主的血防阶段。在各有关部门和地方各级政府的共同努力下，湖区以控制传染源为主的血吸虫病防治工作取得显著成效。主要表现为：疫情降至历史最低水平；

①　林丹丹等：《鄱阳湖大区域控制血吸虫病的质量控制与策略调变》，《南昌大学学报》（理科版）1998 年第 6 期。

②　何加芬等：《"平垸行洪　退田还湖　移民建镇"对长江流域血吸虫病传播的影响》，《国际医学寄生虫病杂志》2006 年第 4 期。

传染源控制措施初见成效。例如鄱阳湖区血吸虫病重度流行区进贤县三里乡爱国村、新和村和光辉村，在 2004 年后，三村全面实施以机代牛、封洲禁牧、改水改厕和人居环境改造等传染源控制措施，辅以人畜化疗和健康教育。省防疫部门连续 4 年定期监测三个村庄的人群血吸虫感染情况、钉螺感染情况、虫卵对环境污染变化情况。定期监测结果表明，综合防治措施实施 4 年后，人群血吸虫感染率显著下降，原属一类疫区的爱国村其感染率由试点前 2004 年的 11.35%，下降至 2008 年的 0.18%，下降幅度为 98.41%；二类疫区的新和村和三类疫区的光辉村均下降至 0。虫卵对环境的污染明显减轻，试点区草洲感染螺点数 2004 年为 49 个，2008 年无感染螺点，感染螺平均密度、钉螺感染率、感染螺点数均呈大幅度下降趋势。[①]

新中国成立以来，随着血防工作的深入开展，流行区面貌发生了巨大变化。大批血吸虫病人经过治疗康复，重新投入生产劳动，许多生命垂危患者获得了新生，广大青少年的体质一代比一代强。疫区原来的有螺荒地、荒滩，经过灭螺改造环境，大多变成了良田沃土，有不少成为我国重要的商品粮和加工业生产基地，被誉为鄱阳湖上一颗明珠的共青城，就是一个典型。

三　鄱阳湖地区血防的成功做法

鄱阳湖地区在 60 年血防实践中，围绕灭螺、传染源控制和防止人畜接触疫水三大血防关键环节，形成了一系列有针对性的血防措施。这些措施在以往的血防工作中，都发挥了巨大的积极作用，值得今后我们在血防工作中有选择地借鉴和运用。这些措施主要包括：

1. 消灭钉螺的控制措施。消灭钉螺是防治血吸虫病的主要措施之一，是阻断血吸虫病传染中间环节的关键措施。灭螺在消灭血吸虫病中的作用，已毋庸置疑，实践表明，凡彻底消灭了钉螺的疫区，就能彻底地消灭血吸虫病，血防成果也能得到巩固。过去成功的灭螺的方法主要有 4 类，即物理灭螺或环境改造灭螺、化学或药物灭螺、生物灭螺及生

---

① 陈红根等：《鄱阳湖区以传染源控制为主的血吸虫病综合防治策略研究》，《中国血吸虫病防治杂志》2009 年第 4 期。

态灭螺。物理灭螺，即根据钉螺的生态特性，营造不适宜钉螺生长和繁殖的环境，包括土埋、沟渠改造、围垦及水改旱灭螺等方式。化学或药物灭螺，是利用对钉螺有毒的化学药物或野生植物来杀灭钉螺。生物灭螺，即利用能杀死钉螺或控制其繁殖的生物来灭螺。生态灭螺，就是在湖区有螺洲滩上，实施一系列的配套技术措施，彻底改变原洲滩的生态条件，使重新建立的生态系统朝着不利于钉螺滋生传播的方向变化。

2. 传染源的控制措施。没有传染源，就没有血吸虫病传播；没有血吸虫卵入水，就没有疫水，也就没有血吸虫病流行。传染源控制是从源头控制血吸虫病流行的根本性措施。在这方面湖区的成功做法主要有：（1）建立一个严密的血吸虫病防控网络。湖区各县在过去的血防工作中，都建立起了血防领导机构，加强了组织领导，建立了血防专业机构和血防医疗网络，动员和组织医务人员和人民群众参加防治工作，采取领导、技术人员、群众三结合的办法进行防治工作。实践证明，这种做法对血防工作非常重要，如果人人都能自觉地防止血吸虫卵入水，就能切断血吸虫病传播的源头。（2）实施"以防为主，防治结合"的方针，发现血吸虫病患者和病畜，要及时进行治疗，尽量减少传染源的数量；进贤、余干等地，多年来实施"分类指导、分层防治"的原则，大规模开展人、畜同步化疗，把湖区分为高度流行区、中度流行区和低度流行区，从人、畜、螺三个层面开展不同形式的化疗，对控制传染源发挥了重要作用。（3）积极开展管粪管水工作。在这方面20世纪50—60年代余江县的做法非常成功。具体的做法是针对不同的地区采取不同的管粪管水办法，包括粪缸厕所迁移、三缸轮用、合厕分肥、建立公厕、修建粪池、堆肥灭卵、水上粪管、家畜圈养等，这些办法对杀死人畜粪便中的血吸虫卵、消灭传染源、避免包含有血吸虫卵粪便入水、阻断血吸虫病的传播作用非常明显，曾被当作成功经验在全省加以推广。

3. 防止人、畜接触疫水的措施。这方面成功的做法有二：（1）加强血防教育。主要做法是根据不同的人群采取不同的教育方式。重点抓住中小学生血防教育，组织力量，编写血防教材，实施血防知识进课堂；在易感地带树立禁止下水的标牌等。（2）实施封洲禁牧，以机耕代牛。主要做法是，禁止在有螺草洲放养牛、羊、马等易感家畜；建立封洲禁牧长效机制，成立封洲禁牧执法队；实行家畜淘汰；进行产业调整，大力发展水产养殖业等。

综上所述，鄱阳湖地区过去 60 多年采取的血防措施与生态学的结合点甚多，很多方面体现了社会血防、综合血防和生态血防的要求，鄱阳湖地区过去 60 多年血防之所以能够取得已有成就，同湖区血防实行社会血防、综合血防、生态血防的措施息息相关。这些措施，有些虽然因时代的发展已经过时，有些则值得我们结合当前湖区血吸虫病流行特点，加以利用和借鉴。

四 鄱阳湖地区血防的历史经验

60 多年来，江西省血防工作不仅取得了巨大的成就，而且在实践中积累了不少成功经验，这些经验概括地说就是：湖区血防必须走社会血防、综合血防和生态血防之路。

1. 防治血吸虫病必须走社会血防之路。历史经验证明，血吸虫病是一种由自然和社会等环境因素影响而引起的传染病，仅仅依靠单纯的医疗卫生技术，无法实现控制和阻断血吸虫病流行与传播的目标。血吸虫病防治实践表明，人们的社会行为对血吸虫病的传播与流行起重要作用，而社会经济因素又是影响人们社会行为，进而影响血吸虫病传播与流行的决定因素。一方面血吸虫病是一种社会性很强的传染性疾病，它的传播、蔓延、危害乃至控制均与社会经济和社会进步水平密切相关。另一方面血吸虫病防治及其成效，取决于社会经济、文化教育以及医学的发展水平，各种灭螺、化疗和控制传染源的防治措施能否落实，与社会经济发展水平、人们的思想文化、教育及卫生知识水平，特别是人们的生活及生产习惯密切相关。在湖区社会经济没有较大发展之前，要真正做到以机代牛、封洲禁牧、切断病源、净化草洲、群众不和有螺水体接触等都是不可能的。湖区血防最终寄希望于全湖区人民的物质文明和精神文明的提高，群众富了，文化、生活水平提高了，血防意识增强了，自我防护的能力加强了，机耕代替牛耕了，草洲病源少了，新感染和再感染少了，血吸虫病也就慢慢地被控制了。

2. 防治血吸虫病必须贯彻综合防治的方针。60 多年的血防实践，充分说明血防工作单靠治病、灭螺、控制传染源等措施中的任何一项都是不可能达到消灭血吸虫病目的的，血防必须采取综合治理办法。在鄱阳湖地区，血吸虫病传播受环境、水位的影响很大，同时与社会经济活动密切相连。从理论上讲，只要阻断血吸虫病传播中的任何一个环节，均可阻断血吸虫病的传播。但由于技术条件和社会经济因素的影响，无论哪一项措施在执行中均不能达到 100% 的防治效果。总体来说，60 多年来我国血吸虫病防治坚持了综合防治策略。包括 1950—1980 年代的药物灭螺与环境改造灭螺相结合、1980 年至 2004 年的扩大化疗与易感地带灭螺相结合以及 2004 年以来的传染源控制与综合治理相结合，都体现综合防治的原则，即将查治病人病畜、粪便管理、消灭钉螺、个人防护和宣传教育等各项措施同时实施，在不同阶段、不同地区某些措施可有所侧重。60 年来我国血防之所以取得前述成就，在很大程度上还是得益于防治策略在不同时期的优化组合。综合防治是今后血防工作必须坚持的一个方向。

3. 防治血吸虫病必须采取生态血防办法。众所周知，血吸虫病不仅是一种"人类病"，更是一种"环境病"。以余江县为例，新中国成立前余江血吸虫病之所以大规模流行就是因为有螺环境遍布各地和卫生环境太差，使人、畜极易受到血吸虫感染。如果这种生态环境不改变，将会导致血吸虫病在更大范围内流行，从而进一步恶化生态环境。民国年间由于血吸虫病的流行，余江生态环境受到严重的污染和破坏，变成了"绿水青山枉自多，华佗无奈小虫何"，"千村薜荔人遗矢，万户萧疏鬼唱歌"的人间地狱。新中国成立后，湖区人民"天连五岭银锄落，地动三河铁臂摇"，主要是通过改善生态环境的办法，以阻断血吸虫病的传播。现在我们去余江做调查可以看到，经过防治血吸虫病运动整治后的原疫区生态环境，发生了翻天覆地的变化。昔日泥沙淤积、野草丛生、钉螺密布的白塔渠，变成了用水泥浆砌成的防渗底和护坡堤的笔直流畅的清水渠；昔日的"棺材田"变成了绿树掩映的美丽村庄；昔日的疫区，村村建起了新水井；一排排整齐的集体厕所、猪栏、牛栏集中地建在村外，彻底改变了历史上人畜共居的现象，处处呈现一片人寿年丰、欣欣向荣的新气象。防治血吸虫病必须保护生态环境，而不能以牺牲环境为代价。

第二节　新中国成立以来鄱阳湖区血防工作的反思

新中国成立以来鄱阳湖区采取的血防措施，虽然在一定程度上和一定范围内有效果，但都未能达到消灭血吸虫病的目的。由于湖区生态环境复杂，钉螺分布区域辽阔，人畜暴露感染难以控制，疫情往往在降低至一定程度后便停滞徘徊，一旦防治力度稍有放松，疫情即很快反弹，防治成果难以巩固，亟须有效的防治策略，这种情况使我们不得不对未来湖区的血防战略进行重新思考。

一　必须放弃以破坏环境为代价的灭螺措施

长期以来我国湖区血防，一直是把阻断血吸虫病传播的重点放在消灭钉螺上。使用的灭螺方法主要有四类：环境改造灭螺、药物灭螺、农业、水利工程灭螺、物理灭螺等。从环境史角度看，每种方法都具有很大的缺陷，尤其是鄱阳湖的面积如此之大，地形地貌如此复杂，湖区草洲各种灭螺措施都具有很大的局限性，使得所有的灭螺方法都无法发挥最佳作用。

1. "围垦"是鄱阳湖地区最主要的环境改造灭螺措施，[1] 但它带来了严重的环境问题。据有关研究成果"围垦使鄱阳湖天然水域在1954—1984 年间缩小了 1011.57 平方公里"。[2] 湖域面积缩小，直接造成了鄱阳湖调洪蓄水功能降低和洪涝灾害增加，已严重影响湖区的生态平衡。据有关研究成果，新中国成立以来鄱阳湖地区水灾频繁与围垦灭螺有直接关系，而洪灾的发生，又会造成钉螺面积扩大，血吸虫病的流行。[3] 正因为如此，1998 年特大洪灾以后，国家出台了"平垸行洪，退田还湖，移民建镇"政策，地势低洼、万亩以内的围堤实行拆除，围

---

① 江西省档案馆编：《鄱阳湖开发历史进程及生态建设》，中国档案出版社 2010 年版，第 652 页。
② 《鄱阳湖研究》编委会：《鄱阳湖研究》，上海科学技术出版社 1998 年版，第 266 页。
③ 程林滚等：《1998 年洪灾对星子县血吸虫病疫情影响分析》，《中国血吸虫病防治杂志》2000 年第 5 期。

堤内村庄实行拆除，并为移民异地搬迁或就地迁高提供资金和场地。可以说这是对当年"盲目"围垦的"拨乱反正"。

2. 药物灭螺造成了严重的水体污染。目前我国常用的有效化学灭螺药物有多种，不仅费用较高，而且对湖水中的鱼等生物有较大毒性，对环境生态造成了不利影响。鄱阳湖区为了防治血吸虫病，常在湖滩草洲的浸水区施洒五氯酚钠以杀灭血吸虫的中间寄主——钉螺。五氯酚钠对水生动物的毒性很大，研究表明，白鲢对五氯酚钠喷洒液忍受限值，5—7 厘米的鱼种在 27℃ 水温时为 0.198 毫克/升，鱼苗在 22.5℃—23.5℃ 水温时为 0.48 毫克/升。超此限度就会死亡。[1] "家畜五氯酚钠的致死量为 0.1 克/公斤体重"。[2] 由于不合理的施药，鄱阳湖区渔业资源遭到严重的破坏。[3] 为了杀灭钉螺以预防血吸虫病，1971—1972 年鄱阳湖区用飞机向湖中洒下 4000 吨五氯酸钠，致使湖中水生生物大批量死亡，使鄱阳湖 1972 年渔获量降低到历史最低水平 9570 吨。[4] 由于广泛使用五氯酚钠防治血吸虫病，鄱阳湖水体和底沉积物中有机氯的污染已经十分严重。[5] 如果继续使用药物进行杀螺的话，将会造成严重的生态问题。

3. 农业工程、水利工程灭螺达不到理想的灭螺效果。一方面，大范围、大规模开展以农业和水利工程为主的灭螺项目，不仅耗资巨大，且需要长期、反复进行防治，才会有效果。在血防经费紧张、钉螺分布广泛、滋生环境复杂、水域面积广大、水位难以控制的鄱阳湖区，要靠农业、水利工程全覆盖灭螺，是无此财力的。另一方面，仅靠几个工程要达到阻断传播血吸虫病的目标也不可能。钉螺是地球上的一个生物种群，从它分布地理范围的广阔性、分布群落的分散性来看，它是一个古老的有着亿万年历史的种群，从它水陆两栖、冬眠夏蛰、忍饥耐渴的生活习性来看，它是一个能适应各种环境、生命力极强的物种，在大范围

① 《鄱阳湖研究》编委会：《鄱阳湖研究》，上海科学技术出版社 1998 年版，第 372 页。
② 何尚英：《五氯酚钠杀灭钉螺的实验》，载卫生部医学科学研究委员会血吸虫病专题委员会编《血吸虫研究资料汇编 1956 年》，上海科技卫生出版社 1957 年版，第 86 页。
③ 《鄱阳湖研究》编委会：《鄱阳湖研究》，上海科学技术出版社 1998 年版，第 372 页。
④ 朱海虹、张本等：《鄱阳湖水文·生物·沉积·湿地·开发整治》，中国科学技术大学出版社 1997 年版，第 165 页。
⑤ 《鄱阳湖研究》编委会：《鄱阳湖研究》，上海科学技术出版社 1998 年版，第 42 页。

内消灭它是困难的。特别是大湖区，由于江河湖水系相连，且有季节性的水涨水落和洪涝灾害的特点，钉螺扩散回升的速度快。洪水期间，大水体保护幼螺生长、发育；枯水季节，草洲植被、土壤裂隙、泥洞等，又为钉螺提供了越冬的环境，给灭螺工作造成了极大的困难。钉螺繁殖力很快，一对钉螺在适宜的条件下，经过 3 年之后，便可形成 3 万—5 万只以上的群体。在幼螺和成螺阶段，都可借水流、风吹、附着物及其他方式向异地扩散繁殖，稍不注意防范，就可能造成大面积的扩散和回升。

4. 物理灭螺措施破坏环境，得不偿失。各地实行的灭螺方法还有：翻耕法，凡是发现有钉螺的地方，冬天用拖拉机冬耕翻田，种上萝卜菜、油菜和红花草等。三光法，在有钉螺的地方，做到草皮铲光、禾兜拔光、杂草烧光、防止钉螺越冬滋生。改变地形法，主要是把水田改造为旱地，使血吸虫的虫卵不能孵化出毛蚴，钉螺不能长久生存，更不能繁殖。火烧法，在洼地草滩多草地区，选择地面干燥的季节，将杂草全部齐根割下，把草放平，使厚度相等，从四面同时烧起，可以烧死地面上全部钉螺。物理灭螺措施有一定效果，但对环境破坏严重，得不偿失。比如放火烧草的灭螺方法，草洲上的芦苇、藜蒿等，是一笔宝贵的财富，烧了非常可惜。翻耕法、填埋旧湖旧塘、铲除江河湖岸的杂草，对消灭钉螺、控制血吸虫病流行的确发挥了作用，但也带来水土流失、河道堵塞、湖泊面积缩小等问题。

灭病不一定要灭螺，灭螺不一定要破坏自然环境。在我国许多与人、畜有关的寄生虫病，如疟疾、黑热病现已被基本控制了，但疟疾、黑热病的传播媒介蚊子和白蛉并未被消灭，蚊子和白蛉的生存环境也未受到多大破坏。钉螺是血吸虫的中间宿主，只有感染性钉螺才对人、畜有害，没有被血吸虫感染的钉螺，对人畜无害。我国已发现了许多地方有螺无病区，因此灭病不一定要灭螺，灭螺不一定要破坏自然环境。我们应该闯出一条既能不消灭钉螺，又能有效地防控血吸虫病，或者需要灭螺，但又能保护生态环境的新路子。

二 单纯的医学措施并不能消灭血吸虫病

1985 年世界卫生组织提出了以"人畜同步化疗为主"的血吸虫病

控制策略，鄱阳湖区的血吸虫病防治措施也由过去的"以消灭钉螺为主"调整为"以人畜同步化疗为主，化疗与灭螺相结合"。1980年代末出台的《鄱阳湖区大区域控制血吸虫病总体规划》，经江西省政府决策咨询委员会可行性论证通过，标志着江西省血防策略由以灭螺为主向人、畜同步化疗与灭螺相结合的转变。

"人畜同步化疗"措施实行的根据主要有以下几点：第一，吡喹酮对人畜血吸虫病治愈率高，副作用小，而且经济，便于大面积覆盖。第二，化疗的对象非常明确。湖区的主要传染源是病牛，其次是病人，这也就是化疗的对象。第三，含有血吸虫病卵的钉螺，其寿命大多只为一年，且具有更新换代的生态特点。故在4、5月份新螺尚未出现之前普治，使上草洲的人、畜不带虫卵，就可中止新螺感染，随着老感染钉螺的死亡，便可达到净化草洲的目的，从而做到有螺无虫，这样也就达到了控制血吸虫病流行的目的。

然而，防治实践证实，化疗措施只能减少人群血吸虫感染率，而不能阻断血吸虫病的传播和再感染的发生。第一，人、畜同步化疗，虽能治疗人、畜的血吸虫病，但很容易发生再次感染，治疗效果并不理想。这是因为血吸虫宿主种类众多，除人外，还有40多种家畜和野生哺乳动物均可传播，消灭传染源十分困难。人、畜同步化疗只是针对本地患病的人和畜，并没有考虑外来的人和畜，外来的传染源和本地的钉螺相结合，随时都可引发血吸虫病反弹。由于江湖洲滩人、畜活动的时空幅度很大，流行因素复杂，防治力度有限。人、畜同步化疗，尽管时间同步，扩大化疗甚至采用普治，1年1次或2次，也只能在短期内降低人、畜的感染率，而不能阻止人、畜的新感染和再感染，更没有阻断病源继续向湖洲传播。加上洪涝灾害的影响，洪水带来长江上游的泥土在中下游形成淤积，这里面可能有血吸虫卵和感染性钉螺；新生滩地不断形成，也可成为新的钉螺滋生地。钉螺随洪水向内陆扩散，使许多非疫区地带变为疫区。第二，"以人畜同步化疗为主，化疗与灭螺相结合"只是在灭螺基础上重点强调化疗。但血吸虫病不仅是一种人类疾病，它还是一种环境病、社会病。社会经济是血吸虫病传播与流行的决定性因素，血吸虫病的蔓延流行与人口发展、产业结构、人们的生产方式以及生活习惯，特别是社会经济发展水平及人们的文化知识水平密切相关。

因此，仅仅依靠单一药物或单纯的卫生技术，而不考虑社会因素、生态环境因素等，无法实现控制和阻断血吸虫病流行与传播的目标。

据有关试验：连年在一个小区域实施覆盖面达 95% 以上的人、畜同步化疗，也未能达到传播控制的标准，有些地方甚至连疫情控制的标准也未达到，化疗中止几年后便恢复原状。因此，我国著名血防专家袁鸿昌一针见血地指出："人畜同步化疗未击中要害。"① 根据人、畜同步化疗实施 20 年后的 2003 年统计，江西全省仍有 39 个血吸虫病流行县（市、区），流行村 2318 个，流行村总人口 442.66 万人，全省有血吸虫病人约 13 万人，晚期血吸虫病人 5154 人，急性血吸虫病人 126 例。② 事实证明：化疗确实可以治好人体内的血吸虫病，而且在短期内确实可以取得疫情控制的效果，但无法控制疾病的传播以及重复感染的发生。

总之，以人、畜化疗为主的血吸虫病综合防治策略，只能清除已有的感染，不能控制血吸虫再感染的发生，因此，以灭螺为主或以化疗为主的措施均只能控制疫情降低到一定水平，却难以解决人畜再感染的问题，无法阻断血吸虫病传播链。

三　以控制传染源为主的防治策略也有漏洞

众所周知，在血吸虫病传播链中有两个重要环节：一是宿主排出血吸虫虫卵入水体；二是孵出的血吸虫毛蚴钻入钉螺体内，发育成大量尾蚴。钉螺是一种生物，要完全消灭它，尤其是在环境复杂、水域范围辽阔的湖沼地区无法实现。而人、畜同步化疗只能清除已有的感染，不能控制血吸虫再感染的发生。因此，禁止人、畜粪便中的血吸虫虫卵进入水体，阻断人、畜与疫水接触，就成为继人、畜同步化疗之后湖区血防的必然选择路径。

正是在上述背景下，2004 年国务院制定了《全国预防控制血吸虫病中长期规划纲要》。纲要提出在坚持"预防为主、科学防治、突出重点、分类指导"的原则下，根据不同的疫区环境和疫情特点，确定不

---

① 袁鸿昌等：《血吸虫病防治理论与实践》，复旦大学出版社 2003 年版，第 1—22 页。
② 《2004 年江西省血吸虫病抽样调查工作报告》，载卫生部疾病预防控制司、中国疾病预防控制中心《中国血吸虫病流行状况——2004 年全国抽样调查》，上海科学技术文献出版社 2006 年版。

同的防治目标，实施不同的治理措施。据此江西省制定了《江西省预防控制血吸虫病中长期规划纲要（2004—2015 年）》，标志着江西省血防策略进入以控制传染源为主的血吸虫病防治的血防阶段。控制传染源的关键技术措施主要是以机代牛、封洲禁牧、家畜圈养等，目的在于减少和阻断血吸虫虫卵排放污染有螺洲滩，从而达到消灭感染性钉螺，阻断血吸虫病的传播链以控制血吸虫病流行的目的。

但是，对照《2004 年重点项目规划纲要》确定的工作目标，许多既定的防治任务并没有完成。当前，我国血防工作形势仍然十分严峻，突出表现在：一是部分地区疫情依然较重。截至 2008 年，鄱阳湖流域的血吸虫病疫情呈扩散趋势，疫区主要分布于湖区沿岸 8 县 160 个乡镇，受感染威胁的人口仍达 400 余万。[①] 鄱阳湖区 6 个县钉螺感染率在 2005—2008 年间呈升高趋势，感染螺环境出现率维持在 29.25% —38.78%的较高水平，其中新建县昌邑乡的个别地带钉螺感染率甚至高达 14.98%。[②] 二是有螺地带封洲禁牧和以机代牛工作未能有效落实。江湖洲滩面积巨大，植被茂盛，牧草资源丰富，因此既是钉螺的主要滋生地，又是家畜的天然牧场。在江湖洲滩上，农民素有利用洲滩这一天然牧场放牧饲养牛羊等家畜的习惯，并成为当地农民发展经济、获得收益致富的一种手段，尤其在一些贫困地区还是农民的主要收入来源之一。由于在湖洲上放养牛羊成本和技术含量均较低，因此农民在有螺草洲上放牧饲养牛、羊等家畜现象呈现出不断增多趋势。《血吸虫病防治条例》中明确规定禁止在有螺地带放牧和以机代牛，但由于群众的养殖习惯和生产习惯在短时间内难以改变、部分领导干部对封洲禁牧和以机代牛工作有畏难情绪、群众对有螺洲滩禁牧意见大、家畜实施圈养成本高、农民难以承受等原因，大部分地区的封洲禁牧和以机代牛工作未能得到有效落实，致使有螺洲滩受血吸虫虫卵污染现象仍较严重。三是传染源仍未得到全面控制。由于封洲禁牧和以机代牛、改厕建沼气池、家畜圈养等传染源控制项目在各地的覆盖率不平衡，部分地区的综合治

---

① 胡飞等：《鄱阳湖区环境因素对血吸虫病时空分布格局影响的研究》，《中国血吸虫病防治杂志》2012 年第 4 期。

② 郝阳等：《江西省鄱阳湖区血吸虫病传播风险及其原因分析》，《中国血吸虫病防治杂志》2009 年第 5 期。

理措施尚未形成合力，家畜传染源未得到有效控制。随着农村经济发展，农村流动人口急剧增加。血吸虫病疫区的有螺草洲滩地围垦土地较多，往往对外出租承包经营。近年来有很多外来人员到血吸虫病疫区承包田地和水面，他们有的来自血吸虫病疫区，有的来自非疫区，成为重要的传染源。另外，疫区水上作业人员包括渔民、船民和其他从事水上作业人员，他们流动性大，对他们进行监测、管理很难，收集、管理粪便更难。四是健康教育虽是最具成本效益的预防手段，但疫区环境未得到根本改善，群众因生产、生活需要，不可避免地还要接触疫水，以致造成重复感染。由于血吸虫病治疗药物疗效显著，服用方便，疫区群众对血吸虫病的危害性有所忽视，放松了自我防范意识。五是血防经费投入严重不足。世行贷款项目结束后，由于缺少项目的支撑，血防经费投入相应减少。农村税费改革实施后，疫区血防义务工的使用受到一定影响。经费短缺制约了灭螺、血防机构建设、传染源的查治、血防工程等各项工作的开展。如果不加大血防经费投入力度，前期所取得的防治成果有可能功亏一篑，疫情将会死灰复燃。事实说明以控制传染源为主防控策略，也有漏洞，也不可能从根本上消灭血吸虫病。

上述情况说明，以控制传染源为主的防治策略虽然具有针对性，但血防工作是一个复杂的生态系统工程，血吸虫病的流行，特别是湖沼型疫区，受社会、经济、自然和生态等多方面因素影响，往往会因某一环节工作的放松便可促使血吸虫病的大流行。在当前条件下，湖区血防工作必须另辟蹊径，才能真正达到防治目的。

第三节　未来战略：生态血防

通过对新中国成立以来鄱阳湖区血防工作的反思，我们明显地可以看到，鄱阳湖区已有的种种通过改造环境的灭螺措施不仅难以达到阻断血吸虫病传播的目标，而且造成了严重的环境破坏；"以人畜同步化疗为主，化疗与灭螺相结合"的策略，只能减少人群血吸感染率，而不能阻断血吸虫病的传播和再感染的发生；即使是以控制传染源为主的血吸虫病综合防治策略，也不可能面面俱到，依然达不到完全控制血吸病传播的目标。目前鄱阳湖区血防工作必须另辟蹊径。

那么，我国鄱阳湖区血防工作的路在何方？新中国成立以来鄱阳湖区血防历史的经验告诉我们：湖区血防能够取得现有成就，重要原因就在于坚持了社会血防、综合血防和生态血防。新中国成立以来鄱阳湖区血防的历史教训则说明，由于血吸虫病的传播、蔓延，不仅与自然生态环境有关，而且与社会生态环境密切相关，血吸虫病的防治是一项涉及自然生态、社会生态的复杂的系统工程，湖区血防必须走社会血防、综合血防和生态血防之路。

所谓生态血防，就是要用生态学的观点来解决人类社会和生存环境之间的复杂关系，协调人类社会与自然环境之间和谐发展，力求保持生态平衡，是把血防工作与生态环境保护、社会经济发展紧密地结合在一起，也就是说，在消灭血吸虫病的同时，要保护好人类本身的生存环境，达到人类健康、环境优美、经济发展良性循环，使血防工作由灭螺、化疗治病、管理传染源为重点转向以提高血防保健意识、美化生态环境、发展社会经济为重点，使血防工作向着人类健康—环境美化—社会经济发展三结合的方向发展。它是在借鉴湖区以往血防的成功做法、克服其不足的基础上提出来的，体现了社会血防、综合血防和生态血防的统一。

一　疫苗的研制

疫苗是使人类得以免除或减轻许多传染病危害的关键性干预措施。血吸虫疫苗是既能不破坏生态环境，又能有效地防控血吸虫病传播的最佳措施。但血吸虫是蠕虫，是多细胞生物，其结构和生活史均较复杂，在自然感染状态下血吸虫仅能诱导人畜机体产生较弱的获得性免疫，同时，血吸虫与人畜经过长期寄生与反寄生斗争，产生了"免疫逃避"功能，以适应其种族的延续。因此，血吸虫病疫苗的研制较病毒和细菌性疾病的疫苗研制更为困难，这是迄今为止血吸虫病疫苗还没有研制成功的主要原因之一。近年来，随着流行病学、免疫学和分子生物学理论和技术的发展，专业人员深化了对血吸虫生物学、免疫学的认识，同时验证、分析、制备及至生产血吸虫特定抗原的技术已具备。为此，各国科学家普遍认为，发展血吸虫病疫苗是可行的。我国的血吸虫基因工程研究工作始于 20 世纪 80 年代后期，并获得了国家高技术计划的资助。2004 年，卫生部还设立了"总理预备基金"资助的血吸虫疫苗专项研究课题。经过多年的努力，血吸虫候选疫苗抗原分子的筛选和研究工作取得了长足的进步。现已克隆了大多数已知的血吸虫病疫苗候选抗原分子，有的还进行了多种动物实验。尤其是基因技术的发展，为我国血吸虫病疫苗研究提供更多的具有独立知识产权的疫苗候选分子。近年来开展的血吸虫疫苗研制工作有可能制备出适合于人类的有效疫苗。可以相信，在不久的将来，实用性的兽用或人用血吸虫病疫苗将会研制成功。

二 控湖工程

控湖工程是既能消灭钉螺，又能保护生态环境的措施之一。研究表明，洪水淹没超过 8 个月时间或完全没有水的地方钉螺都会自然死亡。鄱阳湖区钉螺分布有一定的高程，密螺带在吴淞高程 14—16 米一线，这里湖水涨落不定，极有利于钉螺生存。控湖工程目的在于将湖水控制在一定的水位，使湖水涨落变小，使环境不利于控湖水位线以上或以下钉螺的生存。实施控湖工程，草洲被水淹没的面积加大，草洲面积减少，人畜上草洲及草洲上的人畜粪便必然相应减少，因此，草洲上血吸虫虫卵也随之减少，血吸虫病这一传播环节就受到了一定的限制。由于控湖工程实施后，草洲露出水面的面积减少，因此，人群上洲打湖草、放牧、种湖田、捕鱼虾等活动也会减少，这就减少了人群因上洲而感染血吸虫病的机会。控湖工程实施后，湖内水位变幅必定减少，低高程淹水时间可延长，能起到蓄水浸杀钉螺的作用。高程较高未浸水地带，长期不浸水钉螺也可自然灭亡，都有利于抑制钉螺生长。

三 生态灭螺、化疗和传染源控制三管齐下

没有钉螺，就不会有血吸虫病，因此只要不破坏生态环境的灭螺措施都应该积极探索。生态灭螺措施包括生物竞争、微生物灭螺、人工生态林灭螺、天敌控制钉螺等方法。生物竞争意为利用其他种类的钉螺同血吸虫中间宿主钉螺进行食物、空间竞争，从而达到减少感染血吸虫钉螺的数量和面积的目的。微生物用于防治钉螺，亦可达到杀灭钉螺的目的，如黄色杆菌本身无害，却能破坏钉螺体内的组织，使钉螺产生能量

代谢障碍，最终导致钉螺的死亡。① 营造滩地灭螺林，对滩地的原有生态进行改变，造成不适合钉螺生存的新生态系统，可杀灭钉螺。应用钉螺在自然界的天敌生物进行生物防治，现有的钉螺天敌有许多，包括鸟类、家禽、鳖虾、乌龟等，如能通过一定方式规模化应用，也能既杀灭了钉螺，又优化了环境。人、畜化疗，不仅是保护人群健康的关键，也是控制病源传播、做好预防工作的关键，在控制传播的初期，应加大查治力度，重流行区，在感染性钉螺的密度未降低之前，对下疫水的居民及牛群应先进行一次普治，以后应根据感染情况进行选择性化疗。目前化疗的关键在于普治人和畜、扩大化疗的覆盖面、建立大区域易感地带化疗协调机制，防止挂一漏万。尤其是要高度重视外来传染源的及时查治，尽量减少外来传染源。实践证明传染源控制是血防的有效措施之一，目前之所以不能充分发挥效益，主要是因为控制传染源的社会、经济条件还不完全具备。各地在实施传染源控制措施时，应最大限度地发挥其防治效益。第一，加强对耕牛等主要家畜传染源的控制和管理，在湖区尤其是人畜感染率较高的流行村，确保封洲禁牧、以机代牛、家畜圈养舍饲等防控措施的有效落实。第二，结合新农村建设，大力推广改水改厕或沼气池建设。第三，加强对水上流动人群特别是渔、船民的粪便管理。第四，继续加强人畜血吸虫病的查治工作。只要生态灭螺、化疗和传染源控制齐头并进，三者互相补充，就能发挥各自的优势而避免各自的不足。

四　管粪管水，搞好农村环境卫生

人畜粪便的管理必须严格按照卫生部门规定的三格灭卵粪池的要求建造卫生厕所，同时将各种野粪投入其内，让其发酵杀卵，确保对粪便进行无害化处理。渔民、船民是湖区防控工作中的难点，他们流动性大，接触疫水的机会多，粪便直接流入湖中，因此，粪管的重点是要通过船只改建有底厕所，并对收集的粪便进行集中无害化处理。生活用水应改用机井水或自来水，防止因生活用水而发病。管粪管水措施应与文明新村、文明船队的建设结合起来，以利于持久进行。沼气池建设是粪

---

① 肖瑞芬：《两种微生物灭螺效果及机理的研究》，硕士论文，湖北大学，2005年。

便无害化处理、防止粪便污染环境的有效措施。沼气池建设的关键是要做到三废入池。三废是指人畜粪尿、垃圾及厨房废水。三废一并入沼气池，血吸虫卵在池中废物发酵过程会自然死亡，沼气可为生活提供能源，沼液、沼渣则成为农作物的有机肥，因此，沼气池建设不仅对消灭血吸虫卵具有重要意义，而且还是一种可持续发展的民生工程。

五　血防教育

在多数情况下，血吸虫病感染是由人们的不卫生行为和缺乏血防常识所致，这些行为包括通过各种方式接触疫水、随地大小便、没有参加血吸虫病检查或患病后未能及时治疗等等。血防教育的核心问题是要促使疫区人们血防知识的普遍增长，引导个体或群体改变不健康的生产、生活习惯或行为方式，以预防血吸虫病或减少感染的危险性，或在患病后主动及时地到医院治疗，防止病情发展和传播。另外，要实现血吸虫病防控目标，也需要全社会积极参与。血防工作是一项群众性工作，群众不支持不可能达到防控目标，只有全社会积极参与，血防工作才能取得成效。通过血防教育，能提高人们对血防工作重要性的认识，使他们感到，血防工作是与他们的切身利益密切相关的，从而调动人们参与血防活动的积极性。血防教育是一项低投入、高产出、高效益的重要血防措施，因此，健康教育必须置于高度优先的地位。各级政府应充分发挥主导作用，对血防教育从人员、机构、经费等各方面给予大力支持。血防教育应采取声像教育、文字教育等多种方法，以青壮年劳动力、中小学生和妇女群众为主要教育对象，把血防知识、卫生行为、提高保健意识等作为教育的主要内容。要充分利用广播、电影、电视、戏剧、报刊、宣传画册、板报、标语等多种形式宣传血吸虫病防治知识，使之家喻户晓，妇孺皆知。

六　社会血防

血吸虫病作为一种传染病，不是病人个人的事，而是整个社会的事，必须依靠全社会的力量进行血防。因为，每个人都有传染和被传染瘟疫的可能，都有引发整个社会灾难的危险。人们必须共同组成一个严密的防控网络，才有可能把瘟神的危害降到最低程度。目前关键的是要建立一个"政府主导、社会参与，领导、群众、专业人员三结合"的工作机制。

首先，血防必须充分发挥政府的主导作用。疫区各级党委和政府必须进一步提高认识，切实加强领导，要从实际出发，制定好防治工作规划，提出切实可行的措施，并认真组织实施。要切实加强血防机构建设，血防工作一定要有专门机构抓，有专人管。各地要尽快建立健全血防领导小组及其办事机构。各地、市、县委血防办公室所需的人员编制，应由各地自行调剂解决。各地、市、县财政都要安排地方病防治专项经费。要把控制血吸虫病的工作作为地方社会经济发展的一项重要任务抓紧抓好。

其次，战胜瘟疫最终要靠医学的力量，因此，必须加大防治专业机构的建设，大力培养各级血防专业人才，以科技为先导，依靠科技进步加快血防进程。要将血防科学研究列入国家重大科技攻关项目，积极引进和推广最新血防科技成果，加快控制血吸虫病的进程。要加强专业队伍建设，切实解决血防人员的实际困难，不断提高血防队伍的战斗力。加强技术指导、做好监测评估是综合防治策略取得实效的技术保障。

最后，群众参与是综合防治策略顺利开展的基础。要发动群众首先必须耐心做群众的思想、教育工作，必须把防治知识和防治技术交给群众，使技术变为群众的力量。由于血防工作与社会经济因素息息相关，因此，必须贯彻"治病与治穷致富相结合，治虫与治山治水相结合"的方针，把血防工作与农民增收致富、社会主义新农村建设、社会主义和谐社会构建紧密结合起来，着力在转变农村生产方式、培育新产业、推进农业开发、增加农民收入等方面下功夫。要把血防工作纳入法制管理的轨道，各级政府可在本级政府权限范围内结合本地的实际情况，制定和发布相应的血防条令和规定。同时要强化行政管理手段和经济手段，注意发挥乡规民约的作用，由群众监督执行。努力形成领导、群众、专业人员三结合、良性互动的工作局面，力争建立一张严密的瘟神防控网络，从而达到阻断血吸虫病传播的目的。

七　综合血防

由于鄱阳湖流域血吸虫病流行区域广，流行因素复杂，传染源尚未得到有效控制，感染与再感染严重，控制难度大，需进一步加大综合治理的力度。综合血防的关键是要结合鄱阳湖生态经济区建设，通过综合血防项目的实施，形成多部门配合的群防群控的工作机制，做到血防与经济发展相结合、与环境保护相结合、与和谐社会建设相结合，从而达到有效控制和阻断血吸虫病流行的目的。

农业血防项目。农业部门应根据疫区的特点，因地制宜促进当地经济发展，结合农业结构调整、新村建设、美化生态环境等工作，优先安排环改灭螺工程。大力推行家畜圈养、以机代牛、户厕改造、建沼气池、非易感动物养殖、种植旱作等血防措施。

水利血防项目。继续实施河流湖泊治理工程，对于疫情和螺情严重、影响范围大且对血防具有较大影响的河段，采取护坡、河岸硬化、涵闸改造、抬洲降滩等血防措施，加大治理力度。结合全国农村饮水安全工程规划，优先安排农村饮水安全工程建设项目，尽量消除生活接触疫水的问题，确保血吸虫病疫区农村饮水安全。对规划灌区内有螺环境开展整治，将沟渠硬化、涵闸改造等血防措施纳入灌区改造内容。

林业血防项目。继续做好抑螺防病林项目实施，通过在滩地和"四旁"（村旁、路旁、水旁、宅旁）种植适生树种，结合翻耕套种，改变滩地以及人畜活动频繁区域的生态环境，减少钉螺滋生，减少人畜粪便对草洲滩地的污染。结合湿地保护与恢复工程、野生动植物保护及自然保护区建设工程，加强自然保护区疫情监测，建设防止钉螺扩散设施，加强管理，构建减少人畜感染屏障。

国土资源血防项目。加强农田生态环境保护，改良土壤，改变钉螺滋生环境，改善农田生态环境。在有螺地带，对地形复杂的有螺沟渠、药物灭螺难以解决的地方，结合田间渠系涝渍改良工程，进行环境改造，彻底改变钉螺滋生环境。对一些疫情严重、村庄附近螺情复杂、钉螺难以消灭的地方，优先安排迁村腾地工程，选择安全地带建村。

渔业血防项目。对宜渔低洼地实施基础改造工程，引导渔民"弃渔上岸"，开展多种水产养殖，积极配合卫生部门开展渔民查病、治病工作。

交通运输血防项目。做好水上运输船只粪便无害化处理的管理工作，配合卫生部门在船闸、码头、港口等船舶集中停靠地开展船员查病治病和粪便收集工作，优先安排有钉螺分布的航道综合治理项目。

卫生血防项目。卫生部门应对不同流行程度疫区，采取分层防治的策略，强化对重疫区易感人群的查、治，加强对晚期病人的治疗。加强疫情监测，及时了解和掌握疫情动态和各项防控措施落实情况，提高预警预报和应急处置能力。开展血防科学研究，重点支持高效、安全灭螺、防治药物和疫苗等能显著提高血防工作效益的重大课题的研究，最大限度地发挥血防科研的作用，通过科技血防降低人畜感染率，有效控制疫情。

必须指出：血吸虫病防治是一个长期而艰巨的任务，不能指望采取某一两项措施就彻底解决问题，也不能指望打一两个战役就一劳永逸。血防需要多项措施齐头并进，实施综合防治战略，要坚持长期性、经常性、科学性。剩下来的问题将有待于科学技术的进步，有待于社会经济文化的发展。

第十章

结　论

　　历史上鄱阳湖区虫、人关系经历了一个由相对平衡到虫取得优势再到人取得优势的发展历程，由此决定湖区的生态环境也经历了一个由基本平衡，到严重破坏，再到逐渐优化并存在隐患的演变历程。通过以上研究我们可以得出以下几点结论：

一　鄱阳湖区存在"虫、人、环境"构成的"生态系统"

　　鄱阳湖区的血吸虫病流行，是湖区各种生态环境因素相互作用的产物，是一种环境病。鄱阳湖地区存在一个适宜血吸虫滋生繁殖和血吸虫病流行传播的"生态系统"。在这一生态系统中，有机环境与无机环境、生物与生物之间存在相互依存和竞争关系。无机环境是这一生态系统的基础，其条件的好坏直接决定血吸虫、钉螺是否具有生态场所。植被和钉螺是低等有机环境，适宜的植被为钉螺滋生繁殖提供条件，而钉螺的存在又为血吸虫提供"中间宿主"，血吸虫通过钉螺和水等无机环境逸出尾蚴感染人畜，在人畜体内完成由幼虫到成虫转变并大量产卵。病人、病畜排出的粪便含有血吸虫虫卵，通过水等无机环境孵化成幼虫，寄生在钉螺体内，由此血吸虫便完成了它的生命循环。有机环境要素之间存在竞争关系，其中血吸虫和人是这一生态环境系统的主动因素，血吸虫、人都在利用鄱阳湖地区自然生态资源争夺生存空间，虫、人之间竞争不断。有机生物之间的互动，反作用于无机环境，尤其是血吸虫和人类之间的互动深刻影响了生态系统的运转。当各种流行因素具备时，血吸虫病就会大规模流行，并造成人畜大量患病和死亡；当生产力水平和医学水平发展到一定程度时，人类必然会采取措施控制血吸虫甚至消灭血吸虫。在人、虫互动的过程中，无论是虫还是人都必须通过环境因素影响对方，都会在较大程度上引起生态环境的变化。因此，人、虫之争在很大程度上决定鄱阳湖地区生态环境的演变进程。

二 民国以前湖区"生态系统"基本平衡和稳定

民国以前，在"人、虫、自然环境"构成的鄱阳湖生态系统中，血吸虫对人类造成的危害不大。从文献资料看，民国以前鄱阳湖区域的血吸虫病流行情况并不严重，还未严重到引起官方系统和地方社会高度重视的程度。从人口发展情况看，民国以前血吸虫病并没有给鄱阳湖地区人口发展产生大的影响，说明此时血吸虫病流行的危害没有民国时期那么大。民国以前，由于医学水平低下，鄱阳湖区人们对血吸虫还缺乏认识，还无法对血吸虫造成致命的威胁，更谈不到通过改造环境来消灭血吸虫。普通民众对"血吸虫病"缺乏认识，防治"瘟神"的主要措施是求神拜佛。传统中医对"血吸虫病"处于"无知"状态，对"瘟神"无可奈何。防治"蛊毒"方法，主要是针对病人本身，并未涉及改造环境，因此其防治"蛊毒"的种种方法，对血吸虫病的防治效果并不大，对自然生态环境也不会造成任何影响。民国以前，鄱阳湖区生产力水平低下，生产动力完全依靠人力和畜力。在这样的生产力水平下，要对自然环境施加大的干预和影响是不可能的，人与自然的关系只能处于"听天由命"状态。此时，鄱阳湖生态环境虽然出现了一些失衡现象，但并未受虫、人关系影响，生态系统基本上是按自身规律演化，还未出现严重失衡现象。从这个意义上说，民国以前，在鄱阳湖区人、虫、自然环境构成的生态系统中，各生态要素基本处于平衡和稳定状态。

三 民国年间血吸虫病对湖区生态环境的破坏

民国时期，由于水灾、战争、人口流动等因素加入，在虫—人—环境构成的鄱阳湖"生态系统"中，血吸虫取得明显优势，造成环湖地区血吸虫病大规模流行，对湖区环境造成了严重污染和破坏：传染源、疫水和疫区比比皆是；土、草、田、地受到严重污染；血吸虫也严重危害人类的生命、生长、生育、生活、生趣和生产；"绝户村"、"寡妇村"、"棺材地"纷纷出现。湖区成了"绿水青山枉自多，华佗无奈小虫何！千村薜荔人遗矢，万户萧疏鬼唱歌"的人间地狱。在血吸虫病的荼毒下，疫区出现严重荒凉景象。在血吸虫污染环境严重的地方，人们不仅要承受失去亲人的痛苦，还要继续生活在被感染的恐惧之中，因为厄运随时都有可能降临在他们自己的头上。血吸虫病不仅会夺去一个人的生命，而且它导致的生活环境恶化，会造成一个社区对未来生活的恐慌，这个社区就会变成一个让人恐惧的地方，社会心理负担十分沉重，极不利于人类生存。

四 新中国成立后血防与湖区生态环境优化与恶化

新中国成立以后，随着国家统一、社会安定、生产力和医学水平提高，在人、虫、环境构成的生态系统中，人逐渐占据了主导地位。通过60多年的血防工作，鄱阳湖区有螺草洲原有210余万亩，占全省有螺面积的80%以上。20世纪50年代以后，经围垦和堵汊消灭钉螺的草洲约有90万亩，经水田改旱地灭螺的约20万亩，通过药杀、除草等方法消灭钉螺的约有20万亩，至1981年时实际有螺面积只有60余万亩。[①]经过努力，湖区传染源大为减少，如1990—1994年就累计治疗病人94.2万人次，治疗耕牛17.9万头次，灭螺2.9亿平方米。[②] 继1958年5月余江县率先在全国消灭血吸虫病，之后又有南昌、武宁等17个县市取得消灭血吸虫病，湖口、德安等7个县市取得基本消灭血吸虫病的胜利。[③] 广大城乡卫生面貌焕然一新，许多村建起了新水井，整修了旧水井，保证了饮水清洁卫生。一排排整齐的猪栏、牛栏集中地建在村外，彻底改变了历史上人畜共居的现象。村前村后积水洼地填得平平整整，屋前屋后杂草铲得干干净净，人居环境得到了改善，民众健康水平大为提高。大批血吸虫病人经过治疗康复，重新投入生产劳动，原来的有螺荒地、荒滩，经过灭螺改造环境，大多变成了良田沃土，有不少成为我国重要的商品粮和加工业生产基地。

---

① 江西省血吸虫病研究会委员会编：《血吸虫病防治研究（1956—1985）》，1986年编印，第30页。

② 中共江西省委党史资料征集委员会：《江西党史资料——江西血吸虫病防治》第37辑，中央文献出版社1996年版，第160页。

③ 同上书，第281—290页。

但是从环境史的角度看，传统的消灭血吸虫病办法，付出了沉重的环境代价，得不偿失。药杀灭螺的做法，由于鄱阳湖面积很大，水系多，地形复杂，加上长江水倒流，药杀效果有限，而且在药灭钉螺的同时，会污染水质，药杀水中大部分生物，导致湖区渔业等资源锐减。放火烧草的灭螺方法也有问题，比如草洲上的芦苇、藜蒿等，是一笔宝贵的财富，烧了非常可惜。围湖造田、填埋旧湖旧塘、铲除江河湖岸的杂草，对消灭钉螺、控制血吸虫病流行的确发挥了作用，但也带来水土流失、河道堵塞、湖泊面积缩小等问题。所以，阻断血吸虫病传播必须另辟蹊径。

五　历史的启示

从鄱阳湖区虫、人关系演变及其引起的湖区生态环境变化的历史中，我们可以看到迄今鄱阳湖区一直把改变钉螺生存的环境作为防治血吸虫病的有效手段。但是，钉螺是地球上的一个古老的生物种群，它是一个能适应各种环境、生命力极强的物种，通过改造环境在大范围内消灭它是困难的，特别是大湖地区难度更大。事实上通过多年的灭螺运动，鄱阳湖地区的钉螺并没有被消灭，血吸虫病流行也没有被阻断，甚至多次出现大规模的反弹。流行病学有关理论启示我们，灭病不一定要消灭传播媒介；消灭传播媒介，也不一定要改变其生存环境。我国许多与人、畜有关的寄生虫病，如疟疾、黑热病现已被基本控制，但传播媒介蚊子和白蛉并未被消灭，蚊子和白蛉的生存环境也并未受到多大破坏。历史启示我们：今后湖区血防必须另辟蹊径，走一条既能有效地防控血吸虫病，又能保护生态环境的"生态血防"新路子。

参考文献

一 方志类

[1]《江西省卫生志》，黄山书社 1997 年版。

[2]《江西省行政区划志》，方志出版社 2005 年版。

[3]《江西省水利志》，江西科技出版社 1995 年版。

[4]《江西省统计志》，方志出版社 2002 年版。

[5]《上饶地区志》，方志出版社 1997 年版。

[6]《吉安市志》，珠海出版社 1997 年版。

[7]《上饶地区卫生志》，黄山书社 1994 年版。

[8]《宜春地区卫生志》，新华出版社 1993 年版。

[9]《新建县志》，江西人民出版社 1991 年版。

[10]《南昌县志》，南海出版公司 1990 年版。

[11]《九江县志》，新华出版社 1996 年版。

[12]《武宁县志》，江西人民出版社 1990 年版。

[13]《鹰潭市志》，方志出版社 2003 年版。

[14]《余江县志》，江西人民出版社 1993 年版。

[15]《上饶县志》，中共中央党校出版社 1993 年版。

[16]《玉山县志》，江西人民出版社 1985 年版。

[17]《星子县志》，江西人民出版社 1990 年版。

[18]《泰和县志》，中共中央党校出版社 1993 年版。

[19]《湖口县志》，江西人民出版社 1992 年版。

[20]《贵溪县志》，中国科学技术出版社 1996 年版。

[21]《德安县志》，上海古籍出版社 1991 年版。

[22]《万安县志》，合肥黄山出版社 1996 年版。

［23］《都昌县志》，新华出版社 1993 年版。

［24］《上高县志》，南海出版公司 1990 年版。

［25］《丰城县志》，上海人民出版社 1989 年版。

［26］《高安县志》，江西人民出版社 1988 年版。

［27］《上犹县志》，江西内部出版（江西省上犹印刷厂）1992 年版。

［28］《南昌市志》，方志出版社 1997 年版。

［29］《浮梁县志》，方志出版社 1999 年版。

［30］《广丰县志》，方志出版社 1987 年版。

［31］《波阳县志》，江西人民出版社 1989 年版。

［32］《余干县志》，新华出版社 1991 年版。

［33］《瑞昌县志》，新华出版社 1990 年版。

［34］《德兴县志》，光明日报出版社 1993 年版。

［35］《奉新县志》，南海出版公司 1991 年版。

［36］《婺源县志》，档案出版社 1993 年版。

［37］《万年县志》，方志出版社 2000 年版。

［38］《进贤县志》，江西人民出版社 1989 年版。

［39］《安义县志》，南海出版公司 1990 年版。

［40］《永修县志》，江西人民出版社 1987 年版。

［41］《彭泽县志》，新华出版社 1992 年版。

［42］《九江市志》，凤凰出版社 2004 年版。

二　文史资料类

［1］《江西文史资料》第 43 辑，江西省委党校印制，1992 年。

［2］《上犹文史资料》第 3 辑，1994 年。

［3］《湖口文史资料选辑》第 1 辑，1985 年。

［4］《婺源县文史资料》第 2 辑，1987 年。

［5］《波阳文史资料》第 5 辑，1989 年。

［6］《永修文史资料》第 5 辑，1996 年。

［7］《九江县文史资料选辑》第 1 辑，1985 年。

［8］《九江市文史资料选辑》第 5 辑，1989 年。

［9］《德安文史资料》第 3 辑，1989 年。

［10］《余干文史资料》第 2 辑，1986 年。

［11］《余干文史资料》第 11 辑，1994 年。

三　著作类

［1］余新忠：《清代江南的瘟疫与社会》，中国人民大学出版社 2003 年版。

［2］张义芳、高淑芬：《中国地方病防治四十年》，中国环境科学出版社 1990 年版。

［3］中共余江县委宣传部：《蓝田春秋》，江西人民出版社 1978 年版。

［4］江西省档案局：《鄱阳湖开发历史进程及生态建设（下）》，中国档案出版社 2010 年版。

［5］黄铭新：《血吸虫及血吸虫病》，人民出版社 1957 年版。

［6］毛守白：《血吸虫病学》，人民卫生出版社 1963 年版。

［7］钱信忠：《中华人民共和国血吸虫病地图集》，中华地图学社 1987 年版。

［8］江西省中医药研究所：《“六经”分类治疗晚期血吸虫病经验选辑》，江西人民出版社 1960 年版。

［9］黄树则、林士笑：《当代中国的卫生事业（上、下）》，中国社会科学出版社 1986 年版。

［10］郑庆斯、郑江：《社会医学与血吸虫病》，天津科学技术出版社 2000 年版。

［11］赵慰先、高淑芬：《实用血吸虫病学》，人民卫生出版社 1996 年版。

［12］中共湖南省委血防领导小组办公室：《血吸虫病防治技术》，湖南科学技术出版社 1979 年版。

［13］卫生部医学科学研究委员会血吸虫病研究委员会编辑小组：《血吸虫病防治研究文集》，上海科学技术出版社 1960 年版。

［14］江西省血吸虫病研究会委员会：《血吸虫病防治研究（1956—1985）》，中央文献出版社 1996 年版。

［15］卫生部医学科学研究委员会血吸虫病研究委员会编辑小组：《血吸虫病研究文摘（1950—1958）》，上海科学技术出版社 1959

年版。

　　［16］江苏省革委会卫生局：《一定要消灭血吸虫病（1、2）》，江苏省革委会出版发行局1970年版。

　　［17］江西省中医实验院：《中医治疗血吸虫病资料选集》，人民卫生出版社1957年版。

四　报刊类

　　［1］《民国江西日报》。

　　［2］《江西日报》。

　　［3］《江西卫生报》。

　　［4］《健康报》。

　　［5］《江西中医药》。

　　［6］《江西医药》。

五　档案及资料汇编类

　　［1］中共江西省委除七害灭六病总指挥部办公室：《江西省防治血吸虫病工作资料汇编》，1958年。

　　［2］全国血吸虫病研究委员会：《血吸虫病治疗会议资料汇编》，科技卫生出版社1958年版。

　　［3］中共江西省委除七害灭六病总指挥部办公室：《江西省防治血吸虫病资料汇编（1952—1958）》，1959年。

　　［4］医学部医学科研究委员会：《血吸虫病防治研究文集》，上海科学技术大学出版社1960年版。

　　［5］中华人民共和国卫生部：《血吸虫病研究资料汇编1958》，上海科技出版社1961年版。

　　［6］江西省卫生厅：《1963年江西省血吸虫病研究工作总结》，1963年。

　　［7］《防治血吸虫病经验汇编》，人民卫生出版社1974年版。

　　［8］《江西党史资料——江西血吸虫病防治》第37辑，中央文献出版社1996年版。

　　［9］江西省档案馆：《中央防治血吸虫病九人小组关于召开防治血

吸虫病会议的报告》。

［10］《中央防治血吸虫病九人小组关于召开防治血吸虫病会议的报告》，江西省档案馆藏，X001-1-271-180。

［11］《防治血吸虫病五人小组关于江西省血吸虫病工作五年规划》，江西省档案馆藏，X001-1-348-001。

［12］《防治血吸虫病五人小组关于几个月来防治血吸虫病工作的请示报告》，江西省档案馆藏，X001-1-348-042。

［13］《省防治血吸虫病五人小组关于血吸虫病防治会议的报告》，江西省档案馆藏，X001-1-348-063。

［14］《关于鄱阳、余干县血吸虫病防治工作的综合检查报告》，江西省档案馆藏，X035-4-800-145。

［15］《为分配一九六五年血吸虫病防治训练费会议费控制数的函》，江西省档案馆藏，X039-1-393-065。

［16］《江西省人民委员会关于批准成立江西省卫生厅血吸虫病防治处及其人员编制问题的批复》，江西省档案馆藏，X039-3-374-003。

［17］《江西省编制委员会关于我省血吸虫病防治机构编制问题的批复》，江西省档案馆藏，X039-3-379-040。

［18］《上饶专区血吸虫病防治委员会关于八月份上半月的血吸虫病防治工作简报》，江西省档案馆藏，X035-4-802-191。

［19］《上饶专区血吸虫病防治委员会关于八月份下半月血防工作的简报》，江西省档案馆藏，X035-4-802-194。

［20］《上饶专区血吸虫病防治委员会关于九月份上半月血防工作的简报》，江西省档案馆藏，X035-4-802-196。

［21］《上饶专区血吸虫病防治委员会关于十月上半月的血防工作的简报》，江西省档案馆藏，X035-4-802-191。

［22］《上饶专区血吸虫病防治委员会关于十月下半月的血防工作的简报》，江西省档案馆藏，X035-4-802-201。

［23］《上饶专区血吸虫病防治委员会关于十一月上半月血防工作简报》，江西省档案馆藏，X035-4-802-204。

［24］《上饶专区血吸虫病防治委员会关于十一月下半月血防工作简报》，江西省档案馆藏，X035-4-802-204。

［25］《方志纯同志在省委血防五人小组第三次扩大会议上的讲话》，江西省档案馆藏，X001-1-404-040。

［26］《血吸虫病防治工作资料汇编1957年》，江西省档案馆藏，X111-2-269。

［27］《关于防治血吸虫病七月份工作的报告》，江西省档案馆藏，X009-1-010-010。

［28］《关于检查余江等十县血吸虫病防治工作的报告》，江西省档案馆藏，X009-1-010-014。

［29］《关于江西省血吸虫病防治机构编制进行调整的方案的报告》，江西省档案馆藏，X035-6-207-021。

［30］《江西省1957年第一季度血吸虫病防治工作总结》，江西省档案馆藏，X009-1-010-020。

［31］《"八大"以来关于血吸虫病的防治工作情况和今后的工作意见》，江西省档案馆藏，X009-1-010-040。

［32］《江西省1957年1—6月防治血吸虫病总结及下半年度工作意见》，江西省档案馆藏，X009-1-010-024。

［33］《中共江西省委血防五人小组关于1958年全省血防工作计划报告》，江西省档案馆藏，X001-1-533-005。

［34］《中共江西省委血防五人小组关于1957年防治血吸虫病工作总结》，江西省档案馆藏，X001-1-533-008 。

［35］《中共江西省委血防五人小组关于开展消灭血吸虫病工作的评比竞赛的办法》，江西省档案馆藏，X001-1-533-053。

［36］《中共江西省委血防五人小组关于一九五八年全省防治血吸虫病工作报告》，江西省档案馆藏，X001-1-533-105。

［37］《方志纯同志在全省第五次防治血吸虫病扩大会议上总结报告》，江西省档案馆藏，X001-4-042-002。

［38］《中共八届二次会议发言稿——跃进的春天　沸腾的干劲　防治血吸虫病战线上的新胜利》，江西省档案馆藏，X001-5-004-008。

［39］《省第二届人民代表大会第一次会议各代表发言稿——关于上饶地区防治血吸虫病工作的发言》，江西省档案馆藏，X035-6-375-108。

［40］《牛血吸虫病的研究》，江西省档案馆藏，X035-6-525-173。

［41］《江西省1958年群众不脱产血防员训练计划》，江西省档案馆藏，X039-3-492-015。

［42］《修改1958年群众血防员训练计划》，江西省档案馆藏，X039-3-492-017。

［43］《关于继续进行应用农业技术消灭钉螺试验的通知》，江西省档案馆藏，X097-1-456-055。

［44］《中华人民共和国农业部畜牧局请派员参加血吸虫病讲习会的通知、家畜血吸虫病讲习会计划》，江西省档案馆藏，X097-1-462-175。

［45］《广丰县1957年防治血吸虫病工作的总结》，江西省档案馆藏，X099-2-331-021。

［46］《江西省11个月来防治血吸虫病的工作报告》，江西省档案馆藏，X099-335-061。

［47］《防治血吸虫病工作资料汇编1958》，江西省档案馆藏，X111-2-300。

［48］《家畜血吸虫病的危害及其防治对策》，江西省档案馆藏，X035-6-689-041。

［49］《关于加速消灭家畜血吸虫病的联合通知》，江西省档案馆藏，X097-1-504-092。

［50］《打破常规　大胆跃近》，江西省档案馆藏，X106-2-054-170。

［51］《江西省编制委员会关于血防机构编制的复函》，江西省档案馆藏，X045-1-094-139。

［52］《省委除害灭病总指挥部办公室关于波阳两县发生大批急性血吸虫病的报告》，江西省档案馆藏，X001-2-110-165。

［53］《运用"六经分类辨证治疗"晚期血吸虫病172例疗效观察初步总结报告》，江西省档案馆藏，X035-6-888-118。

［54］《全国血吸虫病研究委员会资料选辑》，江西省档案馆藏，X111-2-373。

［55］《江西省编制委员会卫生厅关于全省血防机构编制的问题》，江西省档案馆藏，X045-1-103-293。

［56］《锑钾各种短程疗法治疗牛血吸虫病的研究》，江西省档案馆藏，X035-5-262-053。

［57］《中共江西省委除害灭病总指挥部办公室关于当前血防工作几个主要问题的调查报告》，江西省档案馆藏，X035-5-265-128。

［58］《1961年全省防治血吸虫病工作总结和1962年工作计划》，江西省档案馆藏，X099-2-493-002。

［59］《魏文伯同志在第九次防治血吸虫病工作会议上的讲话》，江西省档案馆藏，X001-2-533-304。

［60］《关于培训今年分配至血防、防疫系统的医学院校毕业生的报告》，江西省档案馆藏，X003-2-115-067。

［61］《1963年江西省血吸虫病研究工作总结》，江西省档案馆藏，X106-2-267-010。

［62］《关于划拨血吸虫病防治经费的同志》，江西省档案馆藏，X035-5-461-047。

［63］《血吸虫病防治工作综合调查报告（初稿）》，江西省档案馆藏，X106-1-210-082。

［64］《关于血吸虫病检查和治疗免费的通知》，江西省档案馆藏，X035-5-539-003。

［65］《关于抽调医务人员参加第四期血吸虫病防治干部进修班学习的通知》，江西省档案馆藏，X097-1-173-084。

［66］《卫生部血吸虫病防治局关于第五届血吸虫病防治干部进修班开学的通知》，江西省档案馆藏，X098-2-704-013。

［67］《江西省卫生厅请选送人员参加第五届血防干部进修学习的通知》，江西省档案馆藏，X098-2-704-016。

［68］中共江西省余江县委员会：《防治血吸虫病经验汇编》，人民卫生出版社1974年版。

［69］卫生部血吸病防治局：《血吸虫病治疗会议资料汇编》，科技卫生出版社1958年版。

六　论文类

［1］万振凡、万心：《环境史视野下的20世纪鄱阳湖区血吸虫病史

研究》，《江西财经大学学报》2011 年第 3 期。

　　［2］戴小兵：《1950—1955 年湖南洞庭湖区血吸虫病防治历史研究》，《湘潭师范学院学报》（社会科学版）2009 年第 3 期。

　　［3］施亚利：《新中国成立初期中共中央对血防工作的重视与领导》，《党史文苑》2011 年第 4 期。

　　［4］李向东：《建国初期政治隐喻下的血吸虫病防治——兼评〈长江中游地区的血吸虫病灾害与应对〉》，《许昌学院学报》2012 年第 6 期。

　　［5］王冠中：《新中国公共卫生事件应对中的中西医协调——以 20 世纪 50 年代的血吸虫病防治为例》，《安徽史学》2012 年第 3 期。

　　［6］王冠中：《20 世纪 50 年代中共整合组织资源防控血吸虫病的实践及启示》，《党史研究与教学》2011 年第 3 期。

　　［7］明勇军：《1949—1965 年湖南血吸虫病流行原因探究》，《邵阳学院学报》（社会科学版）2009 年第 4 期。

　　［8］王小军：《血吸虫病与长江中游地区的社会变迁（1905—1978 年）》，博士学位论文，华中师范大学，2008 年。

　　［9］刘双清：《1966—1978 年湖南洞庭湖区血吸虫病防治对策研究》，硕士论文，湖南科技大学，2009 年。

　　［10］肖建文：《江西的血吸虫病与地方社会》，硕士论文，江西师范大学，2006 年。

　　［11］余新忠：《咸同之际江南瘟疫探略》，《近代史研究》2002 年第 5 期。

　　［12］余新忠：《嘉道之际江南大疫的前前后后——基于近世社会变迁的考察》，《清史研究》2001 年第 2 期。

　　［13］余新忠：《从社会到生命——中国疾病、医疗史探索的过去、现实与可能》，《历史研究》2003 年第 4 期。

　　［14］曹树基：《鼠疫流行与华北社会变迁（1580—1644）》，《历史研究》1997 年第 1 期。

　　［15］李玉尚、曹树基：《咸同年间的鼠疫流行和云南人口死亡》，《清史研究》2001 年第 2 期。

　　［16］张绍基、林丹丹等：《中国鄱阳湖区血吸虫病今昔——庆祝建

国 50 周年血防成就回顾》，《中国血吸虫病防治杂志》1999 年第 11 卷第 4 期。

　　［17］万心、万振凡：《1950 年代中共领导余江血防工作的历史经验》，《江西师范大学学报》（哲学社会科学版）2013 年第 2 期。

　　［18］万振凡：《民国血吸虫病流行时期鄱阳湖疫区社会生态探析》，《历史教学问题》2013 年第 4 期。